Degen/Stolzenberger

Praktische Prüfungsvorbereitung für Köche

5. Auflage

PFANNEBERG

Best.-Nr.: 04410

Autoren:

Bernd Degen, Schwarzgrub
Küchenmeister, Hotelmeister, Serviermeister und Fachlehrer i. R.

Peter Stolzenberger, Bernried
Küchenmeister und Fachlehrer

Verlagslektorat:
Benno Buir

5. Auflage 2009

Druck 5 4 3 2 1

Alle Drucke derselben Auflage sind parallel einsetzbar, da sie bis auf die Behebung von Druckfehlern untereinander unverändert sind.

ISBN 978-3-8057-0585-1

http://www.pfanneberg.de

Umschlaggestaltung: braunwerbeagentur, 42477 Radevormwald

Satz: Satz & Layout Werkstatt Kluth GmbH, 50374 Erftstadt

Druck: B.o.s.s Druck und Medien GmbH, 47574 Goch

Vorwort

Dieses Buch hat die Aufgabe, *Auszubildenden im Beruf des Kochs/der Köchin* Sicherheit für die anstehende praktische Prüfung zu geben. Gerade in Prüfungen, sowohl in Gehilfen- als auch bei den Meisterprüfungen, haben die Prüflinge im praktischen Arbeitsteil immer die größten Schwierigkeiten.

Beide Autoren sind Küchenmeister. Herr Stolzenberger arbeitet als Fachlehrer an der staatlichen Hotelberufsschule in Viechtach. Die praktischen Erkenntnisse aus vieljähriger Erfahrung in der Lehrtätigkeit und allen Prüfungssituationen schlagen sich in diesem Buch nieder. Es soll jungen Köchen/Köchinnen helfen, mit mehr Sicherheit in die Prüfungen zu gehen, um bessere Ergebnisse zu erzielen.

Mit der *5. Auflage* wurde das Buch grundlegend überarbeitet. Im neuen *Kapitel 1 Hinführung zur praktischen Prüfung* finden sich ausführliche und wertvolle Hinweise für das erfolgreiche Bestehen der praktischen Prüfung, vor allem Beispiele, wie man aus den Warenkörben Arbeitsablaufpläne und Menüfolgen erarbeitet. *Kapitel 2 Materialanforderung und Wareneinsatzberechnung* enthält Listen und Übersichten, die für die Menüplanung wichtig sind: Wareneinsatz, Materialanforderungen, Gewichtsverluste und Vergleichsbeispiele. In *Kapitel 3 Gerichte: Materialanforderung und Arbeitsweise in Einzelschritten* wird die Zubereitung vieler Gerichte Schritt für Schritt, meist bebildert, erklärt. Die 300 Fotos wurden neu erstellt oder bearbeitet, viele Gerichte wurden ausgetauscht. *Kapitel 4 Anhang* enthält klassische Garnituren in Text und Bild.

Die dargestellten Arbeitstechniken orientieren sich an den bundeseinheitlichen Ausbildungsrichtlinien der Industrie- und Handelskammern, an denen beide Autoren maßgeblich mitgearbeitet haben. So kann der Koch/die Köchin die einzelnen Arbeitsabläufe leicht nachvollziehen, sich diese aneignen und in Übungen perfektionieren.

Autoren und Verlag — Im Sommer 2009

1 Hinführung zur praktischen Prüfung

Die Gastgeberfunktion ist ein wesentlicher Bestandteil in der gesamten Ausbildungszeit. Gästeerwartungen und Gästebedürfnisse zu erkennen sind wichtige Bausteine, die von den Lehrlingen im Ausbildungsbereich Küche gemäß betrieblicher Zielsetzungen erlernt werden müssen. „Gastorientiertes Handeln" ist das wichtigste Ausbildungsziel, das im Rahmen der praktischen Prüfung neben der Fertigkeitsprüfung besonders durch das gastorientierte Gespräch von den Prüflingen verlangt wird.

Aufgaben der praktischen Prüfung

Die praktische Prüfung unterteilt sich in drei Bereiche:

- Erstellung, Zubereitung und Präsentation eines 3-Gang-Menüs für 6 Personen aus einem vorgegebenen Warenkorb.
  → ab S. 11
- Erstellen eines Arbeitsablaufplanes für das erstellte Menü.
  → ab S. 14
- Gastorientiertes Gespräch nach der Fertigstellung und Ausgabe des Menüs.
  → ab S. 18

1.1 Erstellung, Zubereitung und Präsentation eines Menüs

Als Prüfling bekommen Sie ca. 4 Wochen vor der Prüfung einen Warenkorb von der zuständigen Industrie- und Handelskammer zugeschickt. Daraus erstellen Sie nach den Regeln der Menükunde Ihr Menü.

Folgende Punkte sollten Sie dabei beachten:

- Aufbau nach der klassischen Speisenfolge
- Hauptgericht steht im Mittelpunkt
- Richtig formulierte Reihenfolge auch innerhalb des Ganges
- Regionale Gerichte/Zubereitungen bevorzugen
- Ausgewogene, vollwertige Gerichte mit entsprechendem Sättigungswert berücksichtigen
- Keine Wiederholungen der Rohstoffe und des Materials
- Keine Wiederholungen der Zubereitungsarten
- Keine Wiederholungen im Farbenspiel
- Leichte Gerichte sollen sich mit schweren Gerichten abwechseln
- Keine unharmonischen Beilagen auswählen
- Betriebliche Möglichkeiten beachten, z.B. küchentechnische Ausstattung, räumliche Gegebenheiten, personelle Situation berücksichtigen
- Jahreszeit beachten: Fast alle Nahrungsmittel haben ihre typische Angebotszeit im Jahr, in der sie die beste Geschmacksentfaltung entwickelt haben
- Rechtschreibung und Grammatik beachten
- Sprachgemisch aus mehreren Sprachen, Fachausdrücke sowie Abkürzungen vermeiden
- Saubere Präsentation Ihres Menüs für die Abgabe bei der Prüfung.

Zum besseren Verständnis werden nachfolgend zwei unterschiedliche Warenkorbbeispiele dargestellt.

Beispiel 1

Arbeitsauftrag

Für die Zubereitung eines Menüs, bestehend aus ***Suppe, Hauptgang und Nachspeise*** für 6 Personen, stehen Ihnen die nachfolgend aufgeführten Lebensmittel zur Verfügung.

Anlässlich Ihrer praktischen Abschlussprüfung haben Sie die Aufgabe, aus diesem Warenkorb das geforderte Menü nach den Regeln der Menükunde zu gestalten, einen Arbeitsablaufplan zu erstellen und die Zubereitung durchzuführen.

Die mit einer Mengenangabe und/oder Stern (✶) versehenen Produkte ***müssen*** verarbeitet werden. Die Mengenangabe beschreibt die zu verwendende Höchstmenge, d. h., es können auch Teilmengen verwendet werden.

Fleisch/Fisch, Geflügel/Wild	**Gemüse/Kräuter Salate/Früchte**	**Sonstige Waren**
✶ 400 g Rinderwade, grob geschrotet	Karotten	✶ Eier
✶ Fleischbrühe	Lauch	✶ Milch
✶ 900 g Poulardenbrüste, ohne Knochen	Sellerie	✶ Gelatine
Kalbsfarce	Petersilienwurzeln	Zucker
Kochschinken	frische Kräuter	Sahne
Schweinenetz	Champignons	Vanilleschote
Räucherspeck	Paprikaschoten	Kuvertüre (hell/dunkel)
Kalbs-/Geflügelknochen	Brokkoli	Grieß
	Zucchini	Rundkornreis
	Tomaten	Butter
	Kartoffeln	Crème fraîche
	Zwiebeln	Mehl
	Himbeeren TK	Tomatenmark
	Waldbeeren TK	Weißwein/Rotwein
	Erdbeeren, frisch	brauner Grundfond
	Orangen	Eiklar, frisch
	Physalis	Crushed ice/Flockeneis
	Zitronen	Haselnüsse, gemahlen
	Kiwi	Mandelblätter
		Sherry
		Grand Marnier
		Minzblätter
		Trockengewürze

Als Grundausstattung vorhanden: Öle, Essig, Fette, Gewürze, Knoblauch, Safran, Senfprodukte, Langkornreis, Stärkemehl, Toastbrot, Puderzucker, Honig, Kokos, Pinienkerne, Trockenfrüchte, Spirituosen

Menüplanung

Erstellen Sie nach den fachlichen Regeln der Menükunde aus dem vorgegebenen Warenkorb ein 3-Gang-Menü für 6 Personen.

Verwenden Sie die gekennzeichneten Pflichtkomponenten innerhalb Ihres Menüs.

Schreiben Sie Ihr Menü in druckreifer Form (ohne Getränke und Preis) auf einen entsprechenden Vordruck.

Suppe	Hauptgang	Nachspeise
Rinderkraftbrühe mit Pfannkuchenroulade und Gemüserauten	Gefülltes Poulardenbrüstchen in Butter gebraten Sherryrahmsoße Brokkoliröschen mit Mandelbutter glasierte Karotten und Kartoffelplätzchen	Bayerische Krem mit Ragout von frischen Erdbeeren auf Waldbeerensoße und Orangenfilets

Alternative Menüs

Aus dem genannten Warenkorb können u. a. auch folgende Menüs erstellt werden:

Suppe	Hauptgang	Nachspeise
Rinderkraftbrühe mit Kalbfleischnocken und Schnittlauchröllchen	Gedünstete Poulardenbrüstchen auf Balsamico-Kräutersoße glasierte Paprikaschoten, Tomatenspalten und Champignons gebackene Kartoffelkrapfen	Grießflammeri auf Himbeersoße mit Waldbeerenragout

Suppe	Hauptgang	Nachspeise
Rinderkraftbrühe mit Safranfäden Schinkenbiskuit und Gemüseperlen	Gefüllte Poulardenbrust in Butterschmalz gebacken auf Zwiebel-Tomatenkonfit und Würfelkartoffeln	Zitronenkrem in der Hippenblüte auf Erdbeeren-Pfefferminzsalat

Arbeitsablaufplanung

Erstellen Sie stichpunktartig den Arbeitsablaufplan für die Zubereitung Ihres 3-Gang-Menüs. Beachten Sie dabei die zeitliche Vor- und Zubereitung, die Präsentation/Anrichteweise und die Ausgabe Ihres Menüs.

Berücksichtigen Sie die Grundregeln der persönlichen Hygiene sowie der Betriebs- und Produkthygiene.

Die einzelnen Menügänge werden vom Prüfungsausschuss im Abstand von ca. 15 bis 20 Minuten abgerufen.

- Beginn der praktischen Tätigkeit: 9:00 Uhr
- Servicebeginn – Suppe: 12:15 Uhr
- Servicebeginn – Hauptgang: 12:40 Uhr
- Servicebeginn – Dessert: 13:10 Uhr

Zeit	Beschreibung der Tätigkeit
9:00 – 9:20 Uhr	Ansatz der Kraftbrühe, anschließend köcheln lassen
9:20 – 9:50 Uhr	Herstellung der Bayerischen Krem, portionieren, kalt stellen
9:50 – 10:10 Uhr	Herstellung der Soße (Glasieren der Knochen, köcheln lassen)
10:10 – 10:30 Uhr	Blanchieren der Brokkoliröschen, Tournieren der Karotten, Kochen der Kartoffeln
10:30 – 10:45 Uhr	Füllen der Poulardenbrüste mit Farce, kalt stellen
10:45 – 10:50 Uhr	Reinigung/Desinfektion der Arbeitsfläche und der Geräte
10:50 – 11:00 Uhr	Kartoffelplätzchen herstellen
11:00 – 11:20 Uhr	Herstellung der Pfannkuchen, füllen, pochieren, auskühlen, Passieren der Kraftbrühe, abschmecken, warm stellen
11:20 – 11:30 Uhr	Schneiden der Gemüserauten, blanchieren
11:30 – 11:50 Uhr	Waldbeerensoße herstellen und Erdbeerragout zubereiten, Orangen filetieren
11:50 – 12:00 Uhr	Soße passieren und fertig stellen
12:00 – 12:05 Uhr	Posten und Arbeitsfläche reinigen
12:05 – 12:15 Uhr	Suppeneinlage erwärmen und Pfannkuchenroulade schneiden, Kräuter vorbereiten
12:15 – 12:40 Uhr	Suppe anrichten, zur Ausgabe geben, Poulardenbrüste braten und fertig stellen, Karotten glasieren, Mandelbutter herstellen, Brokkoli erwärmen, Kartoffelplätzchen braten
12:40 – 12:45 Uhr	Hauptgang anrichten, zur Ausgabe geben
12:45 – 13:10 Uhr	Arbeitsfläche reinigen, Dessert anrichten, Soßenspiegel auf Teller geben, Krem aus Förmchen stürzen (evtl. portionieren), mit Früchten entsprechend garnieren
13:10 – 13:30 Uhr	Zur Ausgabe geben, Posten, Arbeitsfläche und Geräte desinfizieren und reinigen

Beispiel 2

Arbeitsauftrag

Für die Zubereitung eines Menüs bestehend aus ***Vorspeise, Hauptgang und Nachspeise*** für 6 Personen stehen Ihnen die nachfolgend aufgeführten Lebensmittel zur Verfügung.

Anlässlich Ihrer praktischen Abschlussprüfung haben Sie die Aufgabe aus diesem Warenkorb das geforderte Menü nach den Regeln der Menükunde zu gestalten, einen Arbeitsablaufplan zu erstellen und die Zubereitung durchzuführen.

Die mit einem Stern (✶) versehenen Produkte ***müssen*** verarbeitet werden. Die mit einer Mengenangabe versehenen Produkte stehen für Ihre Menüplanung zur Verfügung, d. h., Sie können davon auch Teilmengen verwenden.

Vorspeise	Hauptgang	Nachspeise	Ergänzungsmaterial
✶ 400 g Riesengarnelenschwänze	✶ 1.200 g Schweinefilet, ohne Spitze	✶ 1.000 g Äpfel, säuerlich	Zucker
150 g Paprikaschoten	250 g Kalbsfarce	250 g Mehl	Mehl
200 g Tomaten	200 g Kochschinken	5 Eier	Eier
200 g Champignons	3 Schweinenetze	60 g Rosinen	Speisestärke
2 EL Kräuter (Dill, Kerbel usw.)	400 g Schweineknochen	50 g Haselnüsse, gemahlen	Pflanzenöl
Gewürze	250 g Wurzelgemüse	40 g Mandeln, gehobelt	Butter
Zitrone	2.000 g Kartoffeln	60 g Paniermehl	Weißwein/ Rotwein
Olivenöl	600 g Brokkoli	3 Zitronen	Spirituosen
Knoblauch	150 g Champignons	100 g Sauerrahm	Langkornreis
Salatauswahl für Garnitur (z. B. Feldsalat, Rucola, Eichblatt usw.)	300 g Zucchini	100 g Butter	Grieß
	350 g Karotten	0,5 l Milch	Sahne
	150 g Schalotten	1 Vanilleschote	Crème fraîche
	200 g Zuckerschoten		Himbeeren TK
	50 g Tomatenmark		Waldbeeren TK
	0,8 l braune Grundbrühe		Orangen
	50 g Pflanzenöl		Puderzucker
	100 g Butter		Minzblätter
	0,2 l Sahne		Trockengewürze
	2 EL gehackte Kräuter		Toastbrot
	4 Eier		Kuvertüre hell/ dunkel
			Pinienkerne

Menüplanung

Erstellen Sie nach den fachlichen Regeln der Menükunde aus dem vorgegebenen Warenkorb ein 3-Gang-Menü für 6 Personen.

Verwenden Sie die gekennzeichneten Pflichtkomponenten innerhalb Ihres Menüs.

Schreiben Sie Ihr Menü in druckreifer Form (ohne Getränke und Preis) auf einen entsprechenden Vordruck.

Vorspeise	Hauptgang	Nachspeise
Marinierte Riesengarnelenschwänze mit Gemüse und Salatbukett in pikantem Dressing geröstete Pinienkerne	Roulade vom Schweinefilet gefüllt mit Schinkenfarce in Butter gebraten Bratensoße Glasierte Zuckerschoten Karotten und Zucchini mit Herzoginkartoffeln	Wiener Apfelstrudel auf Vanillesoße und Waldbeeren

Alternative Menüs

Aus dem genannten Warenkorb können u. a. auch folgende Menüs erstellt werden:

Vorspeise	Hauptgang	Nachspeise
Gebratene Riesengarnelenschwänze auf marinierten Zuckerschoten und Tomatenspalten Feldsalatbukett und Kräutermarinade	Medaillons vom Schweinefilet, gebraten mit Champignonmus überbacken Brokkoliauflauf, Rotweinschalotten und Kartoffelnudeln	Halbgefrorenes vom Bratapfel auf Himbeersoße mit glasierten Orangenfilets

Vorspeise	Hauptgang	Nachspeise
Tatar von Riesengarnelen mit Paprika-Champignonsalat und Knoblauch-Kräuterkrem	Schweinefilet im Zucchinimantel, gebraten auf Schalottensaft Glasierte Zuckerschoten und Karotten Kartoffelnocken	Warmer Pudding von Äpfeln, Nüssen und Mandeln auf Cognacsoße und gerösteten Pinienkernen

Arbeitsablaufplanung

Erstellen Sie stichpunktartig den Arbeitsablaufplan für die Zubereitung Ihres 3-Gang-Menüs. Beachten Sie dabei die zeitliche Vor- und Zubereitung, die Präsentation/Anrichteweise und die Ausgabe Ihres Menüs.

Berücksichtigen Sie die Grundregeln der persönlichen Hygiene sowie der Betriebs- und Produkthygiene.

Die einzelnen Menügänge werden vom Prüfungsausschuss im Abstand von ca. 15 bis 20 Minuten abgerufen.

- Beginn der praktischen Tätigkeit: 9:00 Uhr
- Servicebeginn – Suppe: 12:15 Uhr
- Servicebeginn – Hauptgang: 12:40 Uhr
- Servicebeginn – Dessert: 13:10 Uhr

Zeit	Beschreibung der Tätigkeit
9:00 – 9:20 Uhr	Herstellung der Soße (Glasieren der Knochen, köcheln lassen)
9:20 – 9:30 Uhr	Strudelteig herstellen, ruhen lassen
9:30 – 10:00 Uhr	Fleisch plattieren, Farce für Füllung herstellen, Roulade füllen und in Schweinenetz einschlagen, kalt stellen
10:00 – 10:05 Uhr	Arbeitsfläche reinigen und desinfizieren
10:05 – 10:20 Uhr	Garnelen blanchieren, schälen, Gemüse für Vorspeise schneiden, Arbeitsfläche reinigen
10:20 – 10:40 Uhr	Kochen der Kartoffeln, Apfelmasse für Füllung vorbereiten
10:40 – 10:50 Uhr	Karotten, Zucchini tournieren, Zuckerschoten blanchieren
10:50 – 11:10 Uhr	Strudelteig ausziehen, Apfelmasse einfüllen und rollen, anschließend im Ofen backen
11:10 – 11:20 Uhr	Vanillesoße herstellen, Waldbeeren marinieren
11:20 – 11:30 Uhr	Herzoginkartoffeln herstellen
11:30 – 11:40 Uhr	Soße passieren und fertig stellen
11:40 – 12:00 Uhr	Salate putzen, Dressing herstellen, Garnelen und Gemüse marinieren, Pinienkerne rösten
12:00 – 12:05 Uhr	Arbeitsfläche reinigen, desinfizieren
12:05 – 12:15 Uhr	Vorspeise auf Teller anrichten, entsprechend garnieren, mit Dressing nappieren, zur Ausgabe geben
12:15 – 12:40 Uhr	Schweineroulade braten und fertig stellen, Karotten und Zucchini glasieren, Zuckerschoten anschwenken, Kartoffeln im Ofen backen, Hauptgang anrichten, zur Ausgabe geben
12:40 – 12:45 Uhr	Arbeitsfläche reinigen
12:45 – 13:10 Uhr	Dessert anrichten, Soßenspiegel auf Teller geben, Apfelstrudel portionieren, mit Beeren garnieren, zur Ausgabe geben
13:10 – 13:30 Uhr	Posten, Arbeitsfläche und Geräte reinigen und desinfizieren

1.2 Das gastorientierte Gespräch

Das gastorientierte Gespräch hat wegen seiner Beratungs- und Verkaufsinhalte große Bedeutung und ist ein wichtiger Ausbildungsbaustein.

Grundlage des gastorientierten Gespräches ist das vom Prüfling erstellte und zubereitete 3-Gang-Menü.

Der Prüfling erklärt seine Überlegungen zu Menügestaltung und Verkaufsfähigkeit nach dem Warenkorb und bietet eventuell Alternativen zur Zubereitung der Hauptkomponenten an.

Bei diesem Gespräch wird der Prüfling in praxisnahen Situationen erklären, wie er die Regeln der Menükunde beachtet hat, welche Rezepturen er verwendet hat und welche Arbeits- und Anrichteweisen bei seinem Menü er umgesetzt hat.

Die Gesprächsinhalte betreffen die Zubereitung, den Arbeitsablaufplan und die Präsentation der einzelnen Gänge des jeweiligen Menüs.

Die Bewertung des Gesprächs sollte sich auf die folgenden Inhalte beziehen:

- **Gesprächsführung**
- **Gastorientierung**
- **Fachkompetenz**

Nach diesen Faktoren wird das Gespräch bei der Prüfung bewertet.

Mögliche Fragestellungen für ein gastorientiertes Gespräch

- Warum glauben Sie, dass Ihre Gäste dieses Menü auswählen und vom Ergebnis begeistert sind?
- Welche Gerichte/Menügänge hätten Sie sonst noch aus dem Warenkorb anbieten können?
- Wie haben Sie saisonale und regionale Produkte in Ihrem Menü eingebracht?
- Warum legten Sie die einzelnen Arbeitsschritte in Ihrem Arbeitsablaufplan in dieser Reihenfolge fest?
- Warum wählten Sie diese Anrichteweise für Ihr Menü aus? (klassisch oder modern)

Hinweise zum gastorientierten Gespräch

Gesprächsführung

- Sie bauen eine angenehme Atmosphäre auf:
  - z. B. freundliche Begrüßung
  - Blickkontakt mit dem Gast/Prüfer
  - großes Engagement in der Gesprächsführung
- Sie drücken sich im Gespräch klar und verständlich aus.

Gastorientierung

- Sie hören dem Gast/Prüfer konzentriert zu.
- Sie stellen situationsbezogene Fragen zu den Wünschen des Gastes.
- Sie gehen auf die Gasterwartungen ein, schlagen entsprechende Angebote vor und bieten Alternativen an.
- Sie fassen die geäußerten Erwartungen des Gastes zusammen.

Fachkompetenz

- Sie präsentieren Ihr Menü dem Gast/Prüfer, indem Sie im Gespräch Ihre fachlichen Überlegungen darlegen.
- Sie verdeutlichen die Zusammenstellung der Menügänge und benennen die dafür verwendeten Bestandteile.
- Sie erklären die Zubereitungen und Fachausdrücke in Ihrem Menü.
- Sie stellen die Anrichteweise/Präsentation Ihres Menüs dem Gast/Prüfer vor.
- Sie wählen ein korrespondierendes Getränk für Ihre Speisenfolge aus.

Ablaufmöglichkeiten für ein gastorientiertes Gespräch

Situation zu Menü 1 (Seite 13)

Für ein Geschäftsessen sollten Sie ein 3-Gang-Menü erstellen. Der Veranstalter bespricht mit Ihnen die Speisenfolge und gibt Ihnen einige Produkte vor, die seine Gäste gerne essen würden. Bei diesem Gespräch möchte der Gast Sie kennen lernen, aber auch noch offene Fragen mit Ihnen klären.

Prüfling: Guten Tag, ich freue mich, dass Sie Ihr Geschäftsessen in unserem Betrieb durchführen wollen.

Gast (Prüfer): Guten Tag, es freut mich, dass Sie sich Zeit genommen haben, mir Ihr Menü vorzustellen. Ich habe aber noch einige Fragen zum Ablauf der Veranstaltung.

Prüfling: Sind Sie mit dem Menüvorschlag einverstanden?

Gast: Könnten Sie mir alternativ für das Hauptgericht noch eine andere Zubereitungsart empfehlen?

Prüfling: Ja, ich könnte den von Ihnen gewünschten Hauptbestandteil des Menüs, Poulardenbrust, auch in der/den Zubereitungsart/en ... (s. Beispiele auf der nächsten Seite) anbieten.

Gast: Könnten Sie mir kurz die Zubereitungsweise(n) beschreiben?

Prüfling: Aber selbstverständlich. Die Zubereitung(en) wäre(n) ... (s. Beispiele auf der nächsten Seite).

Gast: Für die Nachspeise hätte ich gerne etwas Leichteres mit weniger Kalorien für meine Gäste ausgewählt.

Prüfling: Auch das ist möglich. Ich würde Ihnen folgende Alternativen empfehlen ... (s. Beispiele auf der nächsten Seite).

Gast: Was können Sie mir als korrespondierende Getränke für das Menü anbieten?

Prüfling: Folgende Getränke für das ausgewählte Menü würde ich vorschlagen: ... (s. Beispiele auf der nächsten Seite).

Prüfling: Für die Durchführung Ihrer Veranstaltung wünsche ich Ihnen viel Erfolg und bedanke mich für das Gespräch.

Beispiele

Weitere Zubereitungsarten für die Poulardenbrust sind:

- Dünsten,
- Dämpfen,
- Frittieren,
- in Folie garen,
- Schmoren.

Beschreibungen der entsprechenden Zubereitungsarten:

- Dünsten: würzen, hell anbraten, in wenig Flüssigkeit zugedeckt auf dem Ofen garen
- Dämpfen: würzen, zugedeckt über Wasserdampf garen
- Frittieren: würzen, mit Panierung oder Teig umhüllen, schwimmend in heißem Fett bei 160 °C bis 180 °C ausbacken
- In Folie garen: würzen, in Alufolie einschlagen, fest verschließen, im Wasserdampf garen
- Schmoren: würzen, anbraten, mit Flüssigkeit auffüllen, zugedeckt im Ofen garen

Weitere Nachspeisenvorschläge:

- Grießflammeri (mit geschlagenem Eiklar)
- Reis Trauttmansdorff
- Zitronenkrem
- Krem mit/aus Früchten

Empfehlungen für korrespondierende Getränke:

- Weißwein: (Rebsorten)
  - Riesling
  - Silvaner
  - Weißburgunder
  - Kerner
- Roséweine/ Weißherbstweine:
  - Spätburgunder
  - Portugieser
- Biere:
  - Pilsener
  - Exportbier

1.3 Bewertung der praktischen Abschlussprüfung

Die praktische Abschlussprüfung wird von einem Prüfungsausschuss in paritätischer Besetzung bewertet. Die Bewertung erfolgt mit einem 100-Punkte-Schlüssel.

Beispiel für eine Bewertung

Kategorie	Inhalt der Bewertung
Menügestaltung	Umsetzung des Warenkorbes Gestaltung nach den Regeln der Menükunde Kreative Ausarbeitung des Menüs
Arbeitsablaufplan	Vollständige Arbeitsplanung Fehler im Zeitablauf/realistische Zeitplanung
Gastorientiertes Gespräch	Gesprächsführung Gastorientierung Fachkompetenz
Vorbereitungs-arbeiten/ Mise en place	Übereinstimmung mit dem Arbeitsablaufplan Entsprechende Bereitstellung der Materialien und Geräte
Hygiene	Produkthygiene Betriebshygiene (Arbeitshygiene) Personalhygiene
Material-verwertung/ Zeiteinteilung/ Arbeitsweise	Wirtschaftliche Materialverarbeitung Fachliche Materialverarbeitung Richtige, punktgenaue Zeiteinteilung Rationelle Arbeitsweise Fachliche, richtige Arbeitsweise
Geschmack	Ist der Eigengeschmack hervorgehoben? Harmonie der Gewürze zum jeweiligen Gericht Wurden geeignete Gewürze für die verschiedenen Rohstoffe ausgewählt?
Aussehen/ Anrichten/ Präsentation/ Gesamteindruck	Wurde eine ansprechende Anrichteweise ausgewählt (klassisch oder modern)? Sind Aussehen und die Präsentation appetitanregend? Ist die praktische Umsetzung des Menüs im Gesamteindruck identisch mit dem Menüvorschlag?

2 Materialanforderung und Wareneinsatzberechnung

2.1 Mengen und Maße zur Materialanforderung

Abkürzungen für Volumen und Gewichtsbezeichnungen

EL = Esslöffel	l = Liter
KL = Kaffeelöffel	ml = Milliliter
mg = Milligramm	125 ml = 1/8 Liter
g = Gramm	250 ml = 1/4 Liter
Pr = Prise = Menge, die zwischen zwei Fingern zu halten ist	375 ml = 3/8 Liter
	500 ml = 1/2 Liter
	750 ml = 3/4 Liter
Msp = Messerspitze	1.000 ml = 1 Liter
Pfund = 1/2 Kilogramm = 500 g	1 l = 100 cl = 1.000 ml

Mengenangaben für Speisen (pro Portion)
(Orientierungswerte für À-la-carte-Gerichte)

Suppe	Suppe in der Tasse	200 ml
	Suppe im Teller	250 ml
	Eintopf	500 ml
	Einlage pro Tasse	20 – 30 g
Eier	5 Eigelb	ca. 100 ml Eigelb = 0,1 l
	4 Eiweiß	ca. 100 ml Eiweiß = 0,1 l
	2 ganze Eier	ca. 100 ml Vollei = 0,1 l
	20 ganze Eier	ca. 1.000 ml Vollei = 1,0 l
	Eiergericht à la carte	ca. 3 Stück pro Person
	Eiergericht als Vorspeise	ca. 1 – 2 Stück pro Person
Soßen	Soße als Bestandteil eines Gerichtes	100 ml pro Person
	zerlassene Butter	40 g pro Person
	Sauce hollandaise	50 – 100 ml pro Person
Fisch (Rohgewicht)	À-la-carte	160 g – 200 g
	im Menü	100 g – 130 g
	Fischtranchen	200 g – 250 g
	Portionsfische	200 g – 300 g

Mengenangaben für Speisen (pro Portion) (Orientierungswerte für À-la-carte-Gerichte)		
Fleisch (Rohgewicht)	Chateaubriand Entrecôte double Tournedos (2 Stück) à 80 g Filetsteak Rumpsteak Medaillons von Filets (2 Stück) Wildsteaks Kotelett Schnitzel, natur Steak paniertes Schnitzel Bratenfleisch (ohne Knochen) Innereien Fleisch zum Schmoren und Kochen Fleischgewicht im Menü	350 g – 400 g für 2 Personen 350 g – 400 g für 2 Personen 160 g 160 g – 180 g 180 g – 200 g 160 g – 180 g 160 g 160 g – 180 g 140 g – 150 g 160 g – 180 g 100 g – 120 g 180 g – 200 g 120 g – 150 g 200 g ca. 20 g – 40 g weniger
Geflügel (Rohgewicht)	Hähnchenbrust (ohne Knochen) Hähnchenkeulen Entenbrust Hähnchen zum Braten vorbereitet Junge Ente zum Braten vorbereitet Gans zum Braten vorbereitet	150 g – 160 g 160 g – 180 g 150 g – 160 g 400 g – 450 g 400 g – 500 g 400 g – 500 g
Kaltes Fleisch	Wurstaufschnitt Kalter Braten Roastbeef, englisch gebraten Schinkenaufschnitt Brot mit Kochschinken	150 g – 180 g 160 g – 200 g 120 g – 150 g 140 g – 160 g 60 g – 80 g
Kartoffeln	roh, ungeschält servierfertig, z.B. gekocht	180 g – 250 g 130 g – 150 g
Teigwaren (Rohgewicht)	 Menübeilage	ca. 60 g – 80 g ca. 40 g – 60 g
Reis (Rohgewicht)	 Menübeilage	ca. 50 g – 60 g ca. 40 g – 50 g
Gemüse (Rohgewicht)	frisch, geputzt Tiefkühlkost	ca. 150 g – 200 g ca. 100 g – 150 g
Frischsalate	Salat, geputzt Blattsalat, geputzt	ca. 100 g – 120 g ca. 50 g – 60 g

Mengenangaben für Speisen (pro Portion)
(Orientierungswerte für À-la-carte-Gerichte)

Nasskonserven	1/1 Dose = 850 ml	4 – 6 Portionen 100 g – 120 g
Trockengemüse		10 g – 15 g
Käse	als Portion (Käseplatte) für Käsedessert	150 g – 200 g 100 g – 150 g
Fettverbrauch	Fleisch, gebraten Kartoffeln, gebraten Teigwaren	ca. 10 g ca. 15 g ca. 5 g

2.2 Gewichtsverluste bei verschiedenen Garmethoden

Rindfleisch, mager, gekocht	ca. 30 – 35 %
Rindfleisch, mager, geschmort	ca. 34 – 38 %
Rindfleisch, in Portionsstücken geschmort	ca. 26 – 29 %
Rindfleisch, blutig gebraten	ca. 16 – 20 %
Filet- und Rumpsteak, blutig gebraten	ca. 11 – 18 %
Kalbsschulter, gekocht	ca. 30 – 34 %
Kalbsschulter, geschmort	ca. 30 – 34 %
Kalbsschulter, gebraten	ca. 26 – 30 %
Kalbfleisch als Portionsstücke, gebraten	ca. 25 – 25 %
Kalbfleisch als Portionsstück, paniert und gebacken	ca. 6 – 10 %
Schweinefleisch, mager, gekocht	ca. 26 – 30 %
Schweinefleisch, mager, geschmort	ca. 28 – 30 %
Schweinefleisch, mager, gebraten	ca. 34 – 36 %
Schweinefleisch als Portionsstück, gebraten	ca. 23 – 28 %
Schweinefleisch als Portionsstück, paniert und gebacken	ca. 5 – 8 %
Hammelkeule, gekocht	ca. 28 – 32 %
Lammkeule, rosa gebraten	ca. 15 – 20 %
Hammelragout, geschmort	ca. 30 – 33 %

2.3 Mengen-Vergleiche bei der Ver- und Bearbeitung von Lebensmitteln

Kartoffeln

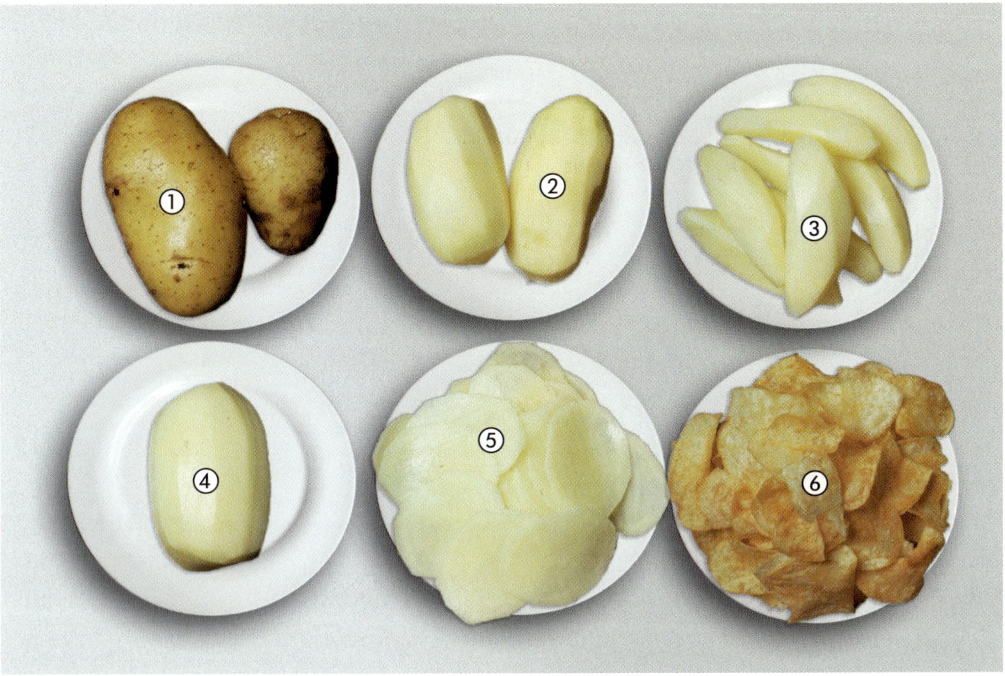

Kartoffeln, roh

①	Kartoffeln, roh mit Schale	320 g
②	Kartoffeln, roh ohne Schale	250 g
③	Kartoffeln, roh tourniert	210 g

Kartoffelmenge für 1 Portion

④	Kartoffeln, roh geschält	150 g
⑤	Kartoffeln, roh geschnitten	150 g
⑥	Kartoffeln, gebacken	60 g

Teigwaren – Reis

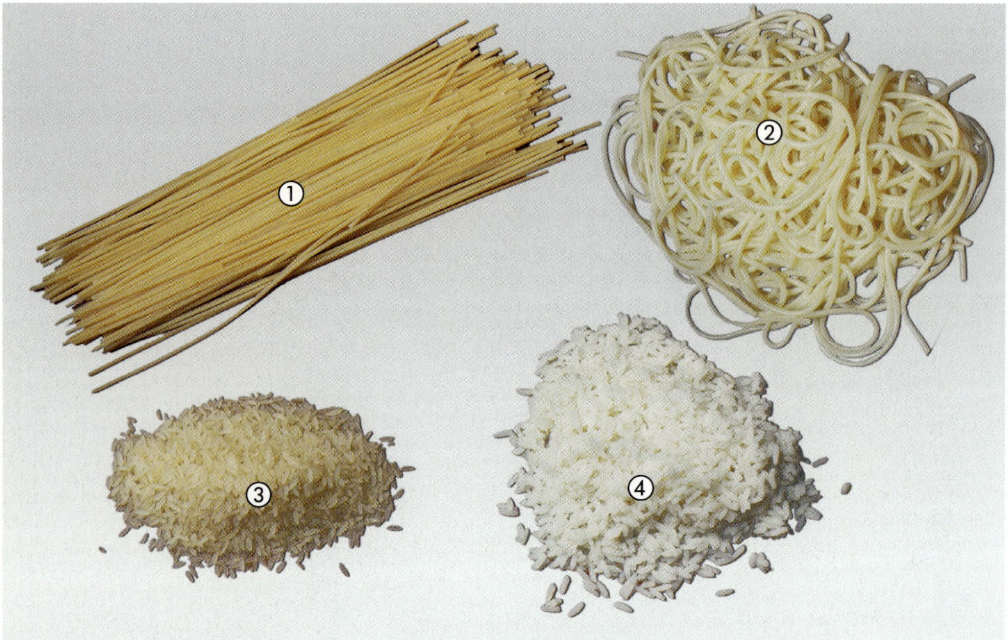

Eine Portion Spaghetti		Eine Portion Reis	
① Spaghetti, roh	80 g	③ Reis, roh	70 g
② Spaghetti, gekocht	210 g	④ Reis, gekocht	180 g

Wurzelgemüse

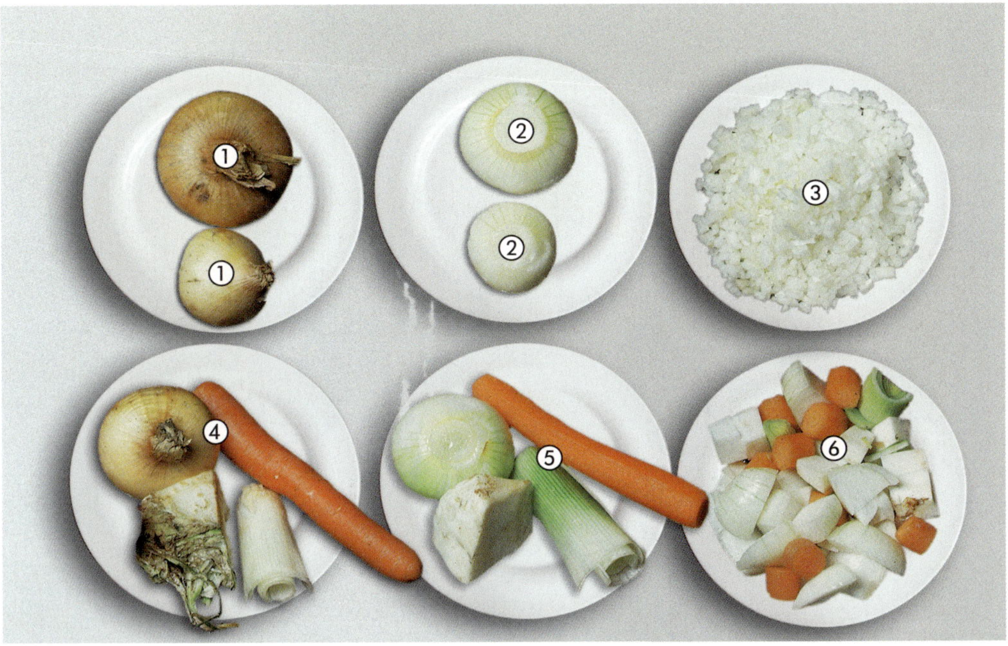

① Zwiebel groß, ungeschält	110 g
① Zwiebel klein, ungeschält	50 g
② Zwiebel groß, geschält	90 g
② Zwiebel klein, geschält	40 g
ergibt ③ Zwiebelbrunoise	130 g

④ Mirepoix, ungeschält	200 g
⑤ Mirepoix, geschält	150 g
⑥ Mirepoix, geschnitten	150 g

Kleinmengen: 1 Esslöffel

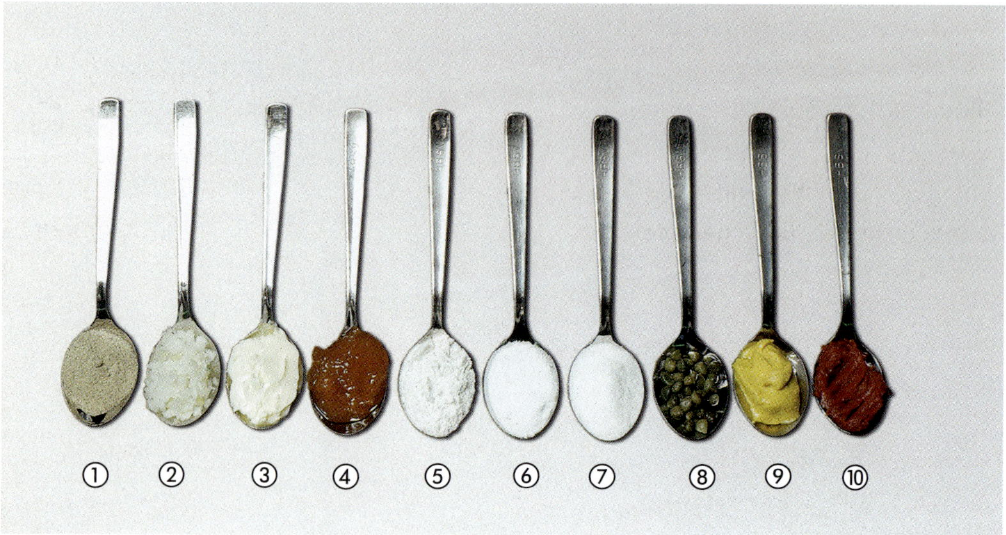

① Pfeffer	6 g	⑥ Salz	10 g
② Zwiebelbrunoise	10 g	⑦ Zucker	15 g
③ Butter	15 g	⑧ Kapern	10 g
④ Marmelade	30 g	⑨ Senf	20 g
⑤ Mehl	10 g	⑩ Tomatenmark	20 g

2.4 Durchschnittliche Garzeiten bei verschiedenen Garmethoden

Rostbeef, blutig gebraten	2,0 kg	30 – 40 Min.
Rinderfilet, rosa gebraten	2,0 kg	25 – 30 Min.
Lammkeule, rosa gebraten	2,5 kg	45 – 60 Min.
Schweinerücken, durchgebraten	2,0 kg	50 – 60 Min.
Rumpsteak, rosa gebraten	200 g	6 – 8 Min.
Entrecôte double, rosa gebraten	400 g	12 – 16 Min.
Filetsteak, rosa gebraten	180 g	6 – 8 Min.
Schweinekotelett, durchgebraten	180 g	8 – 10 Min.

2.5 Fleischkerntemperaturen bei verschiedenen Garstufen

Rindfleisch, stark blutig gebraten	ca. 40 – 45 °C
Rindfleisch, blutig gebraten	ca. 50 – 55 °C
Rindfleisch, rosa gebraten	ca. 60 °C
Lammfleisch, rosa gebraten	ca. 55 – 60 °C
Kalbfleisch, durchgebraten	ca. 75 – 80 °C
Schweinefleisch, durchgebraten	ca. 80 – 85 °C

2.6 Bratgrade am Beispiel eines Entrecôte double

deutsch	englisch	französisch
blau	rare	bleu
blutig	medium rare	saignant
rosa	medium	à point
durch	well done	bien cuit

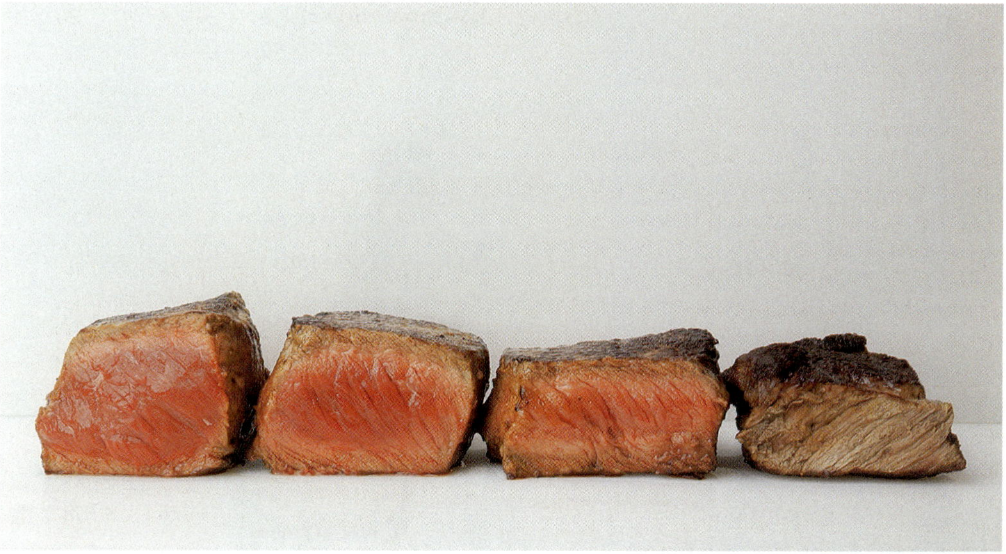

Steaks in verschiedenen Bratgraden von „blau“ bis „durchgebraten“

2.7 Ermittlung des Wareneinsatzes

Den Wareneinsatz, d.h. der Wert der Hauptrohstoffe (Fleisch, Fisch, Geflügel, Wild usw.), aber auch der Wert der eingesetzten Beilagen und Zutaten, die bei der Herstellung eines Menüs eingesetzt werden, muss der Koch möglichst genau ermitteln.

Da der Anteil der Fleischkosten am gesamten Wareneinsatz sehr hoch ist, soll dieser zuerst ermittelt werden. Dabei muss der Koch unbedingt die bei der Vor- und Zubereitung entstehenden Verluste (Verlust durch Lagerung, Schnittverlust, Brat- und Kochverlust usw.) in seine Wareneinsatzberechung einbeziehen (siehe auch vorhergehende Kapitel).

2.8 Berechnung des Wareneinsatzes

a) Materialkostenberechnung am Beispiel einer Tomatensuppe für 10 Portionen

Materialanforderung für 2 Liter Suppe, mit entsprechenden Einkaufs- und Materialpreisen

Menge	Material	Einkaufspreis	Materialpreis
200 g	Speckabschnitte	3,15 € pro kg	0,63 €
100 g	Fett/Öl	1,55 € pro kg	0,16 €
100 g	Zwiebeln	0,57 € pro kg	0,06 €
80 g	Karotten	1,40 € pro kg	0,11 €
60 g	Sellerie	1,50 € pro kg	0,09 €
80 g	Lauch	1,75 € pro kg	0,14 €
80 g	Mehl	0,47 € pro kg	0,04 €
100 g	Tomatenmark	1,00 € pro kg	0,10 €
600 g	Tomaten frisch	1,40 € pro kg	0,84 €
2,5 l	Fleischbrühe	0,55 € pro l	1,38 €
60 g	Butter (montieren)	4,90 € pro kg	0,29 €
	Gewürze: Salz, Pfeffer, Knoblauch, Zucker, Oregano, Essig, Basilikum, Kerbel		0,08 €
		Gesamtpreis	**3,92 €**
		Materialpreis für 1 Person	**0,39 €**

b) Materialkostenberechnung am Beispiel geschmorter Rinderrouladen für 5 Portionen

Wareneinsatzberechnung Rezeptnummer

Name des Gerichtes: Geschmorte Rinderrouladen

Anzahl der Portionen: 5 Portionen Anrichteweise: Tafelteller

Materialpreis: € Kalkulationsfaktor: Verkaufspreis: €

Material/Zutaten	Benötigte Menge	Einkaufs-preis netto in €	Material-preis in €	Portions-Material-preis in €
Rindfleisch/Oberschale	900 g	kg à 9,25	8,33	1,67
Senf	50 g	kg à 4,75	0,24	0,05
Zwiebeljulienne	250 g	kg à 0,55	0,14	0,03
Butter	40 g	kg à 4,00	0,16	0,03
Speck, geräuchert	200 g	kg à 4,75	0,95	0,19
Essiggurken	150 g	kg à 3,50	0,53	0,11
Fett/Öl	100 g	kg à 0,75	0,08	0,02
Mirepoix	300 g	kg à 1,75	0,53	0,11
Tomatenmark	60 g	kg à 3,15	0,19	0,04
Mehl	40 g	kg à 0,47	0,02	0,01
Rotwein	0,2 l	l à 2,75	0,55	0,11
Grandjus/braune Brühe	0,7 l	l à 0,75	0,53	0,11
Gewürze: Salz, Pfeffer, Piment, Lorbeer, Pfefferkörner, Thymian			0,10	0,02
			12,35	**2,47**

Materialpreis für eine Portion = 2,47 €

2.9 Kalkulation

Die Grundlagen der Kalkulation sind die Materialpreise. Nach unserem Muster ist auf der Basis der angegebenen Materialanforderungen die Kalkulation leicht durchzuführen.

Die Festlegung der Materialmengen fließt in die Rezepturen ein und bildet somit das Gerüst der Arbeitsweise.

Der errechnete Materialpreis einer Portion kann im Rahmen der Kalkulation mit den üblichen Aufschlägen versehen werden.

Am Ende steht der Portionspreis inklusive Bedienungsaufschlag und Mehrwertsteuer für die Speisekarte.

Kalkulationsschema nach einer Materialkostenberechnung

Stufenschema der Kalkulation

	Materialpreis (Rohstoffkosten)
+	Gemeinkosten (Energie, Pacht, Löhne usw.)
=	Selbstkosten
+	Gewinn
=	Kalkulierter Preis
+	Umsatzbeteiligung für Service
=	Nettoverkaufspreis
+	Mehrwertsteuer
=	Inklusivpreis (Verkaufspreis)

Beispiel einer Kalkulation

Die Materialkosten für eine gefüllte Rinderroulade betragen 2,47 € (siehe Materialanforderung).

Wie hoch ist der Inklusivpreis bei 80 % Gemeinkosten, 25 % Gewinn, 15 % Servicebeteiligung und 19 % Mehrwertsteuer?

	Materialkosten	100 %	2,47 €
+	Gemeinkosten	80 %	1,98 €
=	Selbstkosten	180 %	4,45 €
	Selbstkosten	100 %	4,45 €
+	Gewinn	25 %	1,11 €
=	Kalkulierter Preis	125 %	5,56 €
	Kalkulierter Preis	100 %	5,56 €
+	Umsatzbeteiligung für Service	15 %	0,83 €
=	Nettoverkaufspreis	115 %	6,39 €
	Nettoverkaufspreis	100 %	6,39 €
+	Mehrwertsteuer	19 %	1,21 €
=	**Inklusivpreis**	**119 %**	**7,60 €**

Der Inklusivpreis für die gefüllte Rinderroulade (ohne Beilagen) beträgt **7,60 €.**

③ Gerichte: Materialanforderung und Arbeitsweise in Einzelschritten

3.1 Vorspeisen

Auswahlmöglichkeiten für Vorspeisen

Vorspeisen von oder mit

- kombinierten Salaten (z. B. aus Fleisch, Geflügel, Fisch, Garnelen, Gemüse)
- Rohkost
- marinierten Pilzen
- Schweinefilet/Hirschfilet
- Poulardenbrust
- Räucherfischprodukten (z. B. Räucherlachs, Räucherforellen), Matjesfilet
- Krustentieren

Anrichten von Salaten

Um die Frische der Salate hervorzuheben, sind folgende Regeln beim Anrichten auf Salattellern zu beachten:

① Die einzelnen Salatsorten sollten einzeln gut erkennbar sein.
② Salate, besonders Blattsalate, hoch anrichten.
③ Den Tellerrand und die Vignette freilassen.
④ Auf das Farbenspiel der einzelnen Salate achten, gleiche Farben nicht nebeneinander platzieren.
⑤ Nicht zu viel Salatsoße verwenden. Salatsoße nur zum Überziehen, nicht zum Vermischen einsetzen.
⑥ Zu üppige Anrichteweise schlägt schnell ins Gegenteil um. Diese Salatteller wirken überladen.

Tomatenrose (Garnitur)

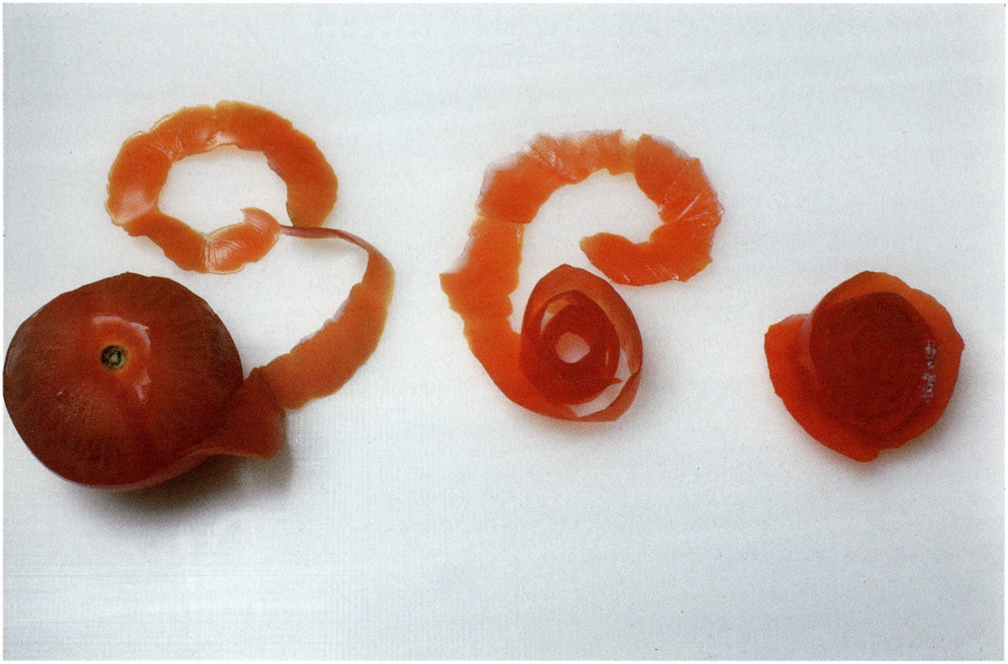

Tomatenrosen werden gerne als Garnitur für Kalte Platten verwendet. Da sie nicht essbar sind, ist ihre Verwendung etwas umstritten. Die Haut einer festen Tomate wird vorsichtig dünn abgeschält. Die Haut locker zu einer Rose zusammenrollen. Ist das Ergebnis nicht befriedigend, ist die Rose umzudrehen, meist ist sie dann auch auf diese Art gut verwendbar.

Salat mit Avocado und Edelpilzkäse

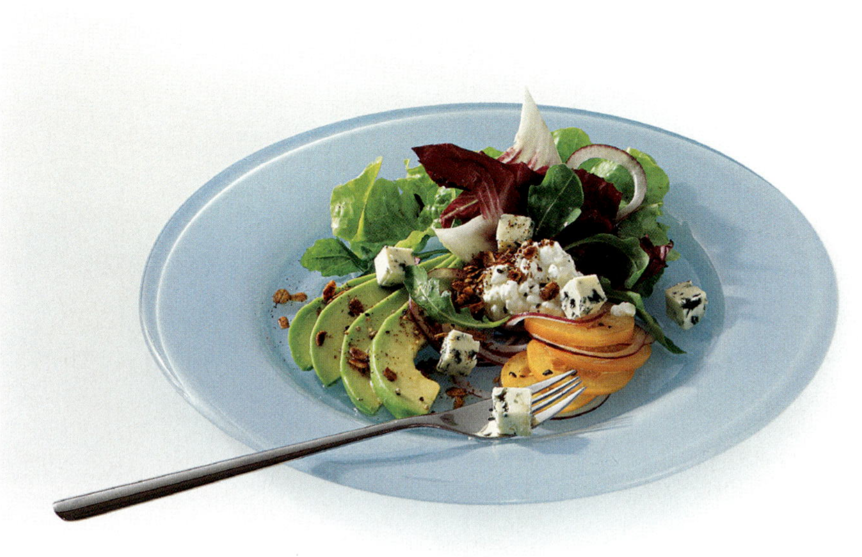

Materialanforderung für 6 Portionen

3 Stck.	Avocado
300 g	Tomaten
60 g	Feldsalat
40 g	Rucola, ohne Stängel
80 g	Radicchio
120 g	Fenchelknolle
60 g	Schalotten
Gewürze:	Salz, Pfeffer, Zucker, Zitronensaft, Olivenöl, frische Küchenkräuter
Garnitur:	geröstete Pinienkerne

Arbeitsweise

① Avocado halbieren, Kern entfernen, dünn schälen.
② Frische Salate vorbereiten.
③ Avocadohälften in Spalten zerteilen.
④ Fenchelknolle in Julienne schneiden (mit Zitronensaft marinieren).
⑤ Tomaten blanchieren, abziehen, vierteln, entkernen.
⑥ Salatsoße herstellen.
⑦ Salate, Tomaten, Avocadospalten und Fenchelstreifen auf einem Teller anrichten.
⑧ Dressing über die Salate geben, Edelpilzkäsewürfel auf dem Teller verteilen, mit Pinienkernen garnieren.

Chicoréesalat mit Cocktailsoße und Orangenfilets

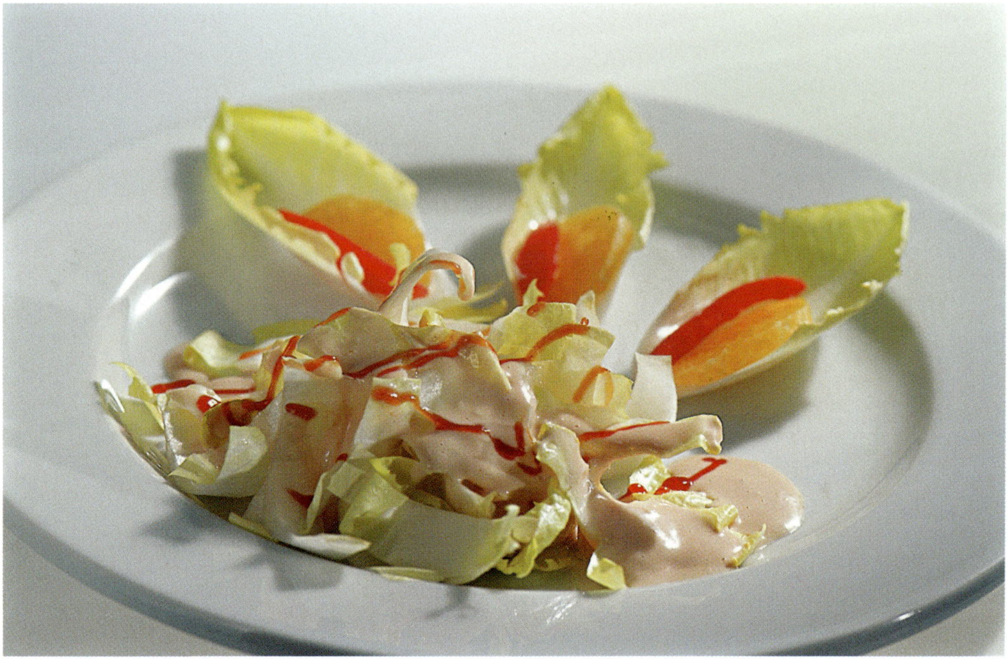

Materialanforderung für 6 Portionen

600 g	Chicorée
3 Stck.	Orangen
200 g	Cocktailtomaten
250 g	Mayonnaise
60 g	Tomatenketchup
Gewürze:	Salz, Pfeffer, Orangensaft, Weinbrand, Meerrettich
Garnitur:	abgezogene Tomatenwürfel

Arbeitsweise

① Chicorée putzen, Strunk entfernen, Blätter lauwarm waschen.
② Einige Blätter in Streifen schneiden.
③ Orangen schälen und filetieren, Cocktailtomaten halbieren.
④ Cocktailsoße herstellen.
⑤ Chicoréeblätter und Streifen auf einem Teller dekorativ verteilen.
⑥ Salatblätter mit Cocktailsoße überziehen, mit Orangenfilets und Cocktailtomaten garnieren, mit Tomatenwürfeln bestreuen.

Pikanter Artischockensalat mit Kräutern

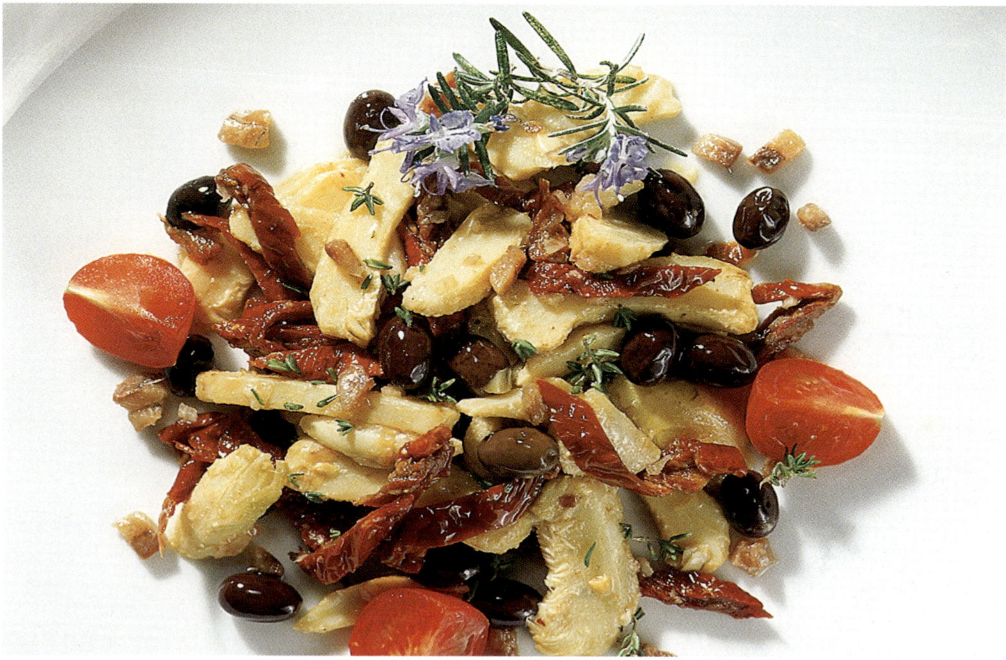

Materialanforderung für 6 Portionen

300 g	Artischockenherzen, eingelegt
300 g	Artischockenböden, eingelegt
300 g	Tomaten
60 g	Schalotten
100 g	Oliven schwarz und grün, ohne Steine
2 EL	Küchenkräuter (Petersilie, Kerbel, Thymian, Schnittlauch)
Gewürze:	Salz, Pfeffer, Zitronensaft, Olivenöl
Garnitur:	Cocktailtomaten, Kräuterblätter

Arbeitsweise

① Artischockenherzen halbieren, Artischockenböden vierteln.
② Tomaten blanchieren, vierteln, entkernen.
③ Schalotten in Brunoise schneiden, Oliven halbieren.
④ Alle Zutaten mit den Gewürzen und den zerkleinerten Kräutern vermengen, durchziehen lassen, nachschmecken.
⑤ Salat anrichten, mit Cocktailtomaten und Kräuterblättern garnieren.

Matjesfilet nach Hausfrauenart

Materialanforderung für 6 Portionen

600 g	Matjesfilet
150 g	Äpfel
120 g	Essiggurken
150 g	Zwiebeln
200 g	Sauerrahm
100 g	Mayonnaise
Gewürze:	Salz, weißer Pfeffer, Zitronensaft
Garnitur:	Zwiebelringe, Zitronenscheiben, Maiskölbchen, Dillzweige, Tomatenkrallen, kleines Salatbouquet

Arbeitsweise

① Matjesfilet säubern, evtl. Restgräten entfernen, wässern.
② Äpfel, Essiggurken und Zwiebeln in dünne Scheibchen schneiden.
③ Sauerrahm und Mayonnaise verrühren, abschmecken und unter die Zutaten geben.
④ Matjesfilets auf einem Teller oder einer Platte anrichten, mit der fertigen Soße überziehen und entsprechend garnieren.

Salat von Matjesfilets und grünen Bohnen

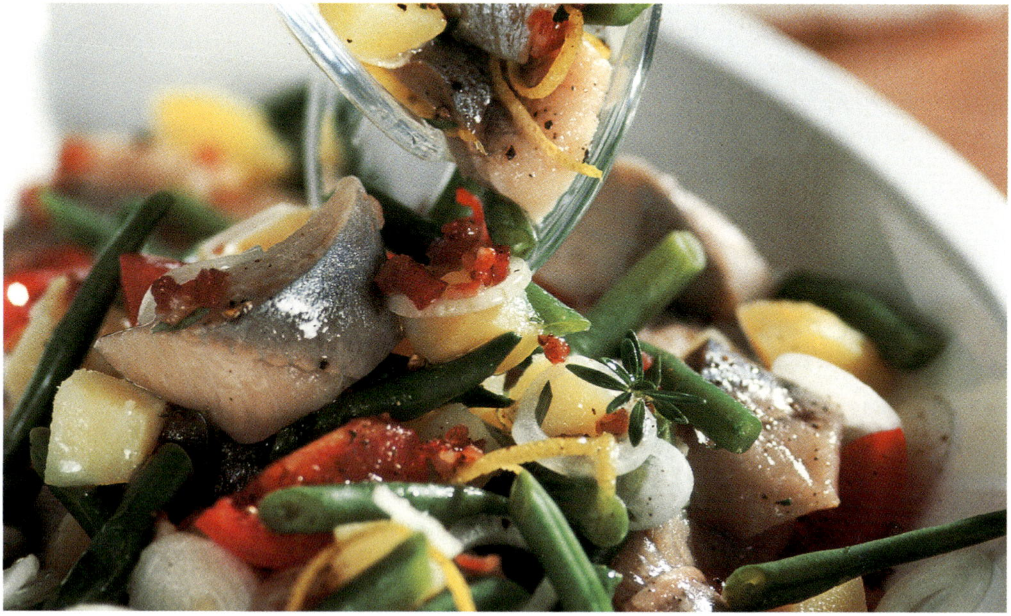

Materialanforderung für 6 Portionen

400 g	Matjesfilets, in Öl eingelegt
250 g	grüne Bohnen
300 g	Kartoffeln, gekocht
100 g	Zwiebeln
200 g	Tomaten
Gewürze:	Salz, Pfeffer, Weißweinessig, Zitronensaft, Olivenöl, frisches Bohnenkraut
Garnitur:	Zitronenzeste (Zitronenschale in feinen Streifen), frische Kräuter, geröstete Speckwürfel

Arbeitsweise

① Bohnen kochen, sofort in Eiswasser abschrecken.
② Gekochte Kartoffeln schälen, in Würfel schneiden (Salpikon).
③ Tomaten blanchieren, vierteln, entkernen, Tomatenviertel halbieren.
④ Matjesfilets in dicke Streifen schneiden, Bohnen quer halbieren.
⑤ Zwiebeln in Julienne schneiden.
⑥ Marinade herstellen.
⑦ Zutaten vermengen und mit Marinade begießen, durchziehen lassen, nachschmecken.
⑧ Salat anrichten mit Speckwürfeln, Kräutern und Zitronenzeste bestreuen.

Cocktail von Garnelen

Materialanforderung für 6 Portionen

180 g	Garnelen
120 g	Äpfel
60 g	Champignons
120 g	Spargel
120 g	Orangenfiletstücke
150 g	Mayonnaise
0,1 l	Sahne, geschlagen
Gewürze:	Salz, weißer Pfeffer, Zitronensaft, Meerrettich, Cognac, Tomatenketchup
Garnitur:	Garnelen, Spargelspitzen, Champignonkopf, Orangenfilets, Salatblätter oder Salatstreifen, Petersilie

Arbeitsweise

① Garnelen, Orangenfiletstücke, Äpfel-, Champignons- und Spargelwürfel vermengen.
② Hauptbestandteile mit den Gewürzen marinieren.
③ Füllmenge auf Salatstreifen (Chiffonade) in einem Cocktailglas oder mit einem Salatblatt in einer Schale anrichten.
④ Mayonnaise, Tomatenketchup und restliche Marinade sowie geschlagene Sahne zur Cocktailsoße verrühren.
⑤ Füllmenge im Glas mit der fertigen Soße überziehen.
⑥ Mit den Garniturbestandteilen entsprechend garnieren.

Cocktail von Garnelen mit Früchten unter der Curry-Joghurthaube

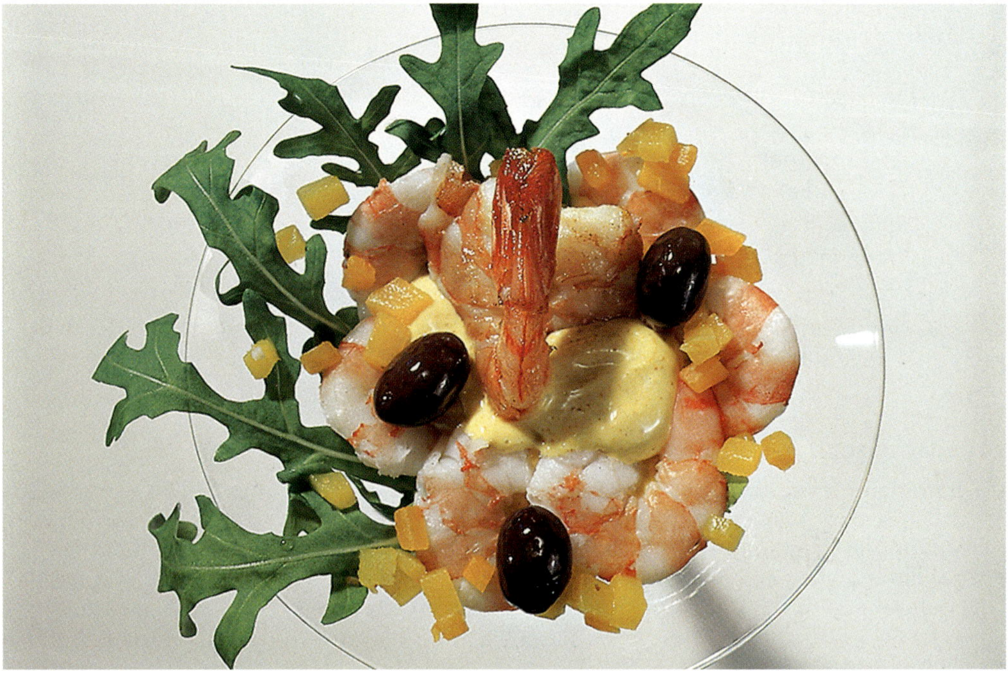

Materialanforderung für 6 Portionen

300 g	Garnelen
120 g	Äpfel
150 g	Orangenfilets
120 g	Mangofruchtfleisch
200 g	Naturjoghurt
50 g	Mayonnaise
2 El	geschlagene Sahne
2 El	Mango-Chutney

Gewürze: Salz, Pfeffer, Currypulver, Cognac, Zitronensaft

Garnitur: Garnelenschwänze, Salatblätter oder Salatstreifen, Orangenfilets, Oliven

Arbeitsweise

① Garnelen, Orangenfilets, Äpfel- und Mangofleischwürfel vermengen.
② Hauptbestandteile mit den Gewürzen marinieren, durchziehen lassen, nachschmecken.
③ Füllmenge auf Salatstreifen (Chiffonade) in einem Cocktailglas oder mit einem Salatblatt in einer Schale anrichten.
④ Soße aus Joghurt, Mayonnaise, geschlagener Sahne, Currypulver und der restlichen Marinade herstellen.
⑤ Füllmenge in Glas/Schale mit der fertigen Soße überziehen (nappieren).
⑥ Mit den Garniturbestandteilen entsprechend garnieren.

Garnelensalat

Materialanforderung für 6 Portionen

360 g	Garnelen
120 g	Äpfel
60 g	Champignons
60 g	Spargel
120 g	Orangenfilets
120 g	Mayonnaise
6 EL	Sahne, geschlagen
Gewürze:	Salz, weißer Pfeffer, Zitronensaft, Meerrettich, Cognac, Tomatenketchup
Garnitur:	Garnelen, Spargelspitzen, Champignonkopf, Orangenfilets, Salatblätter, Zitronenscheibe

Arbeitsweise

① Garnelen, Orangenfiletstücke, Äpfel-, Champignons- und Spargelwürfel vermengen.
② Hauptbestandteile mit den Gewürzen marinieren.
③ Mayonnaise mit Tomatenketchup, der Marinade von den Zutaten sowie der geschlagenen Sahne zu einer Soße verrühren.
④ Bestandteile mit der Soße vermengen, anrichten und entsprechend garnieren.

Anrichtemöglichkeiten

- Auf einer Platte, Schale oder Schüssel mit Salatblättern.
- In halbierten Avocados.
- In ausgehöhlten Orangenschalen.
- In kleinen Portionsschälchen.

Riesengarnelenschwänze, pikant, mit Gemüse

Materialanforderung für 6 Portionen

600 g	Riesengarnelenschwänze, ohne Schale
150 g	Paprikaschoten, bunt
150 g	Tomatenviertel, abgezogen, entkernt
100 g	Champignons
2 EL	Kräuter, gehackt (Petersilie, Dill, Kerbel)
3 Stck.	Knoblauchzehen
Gewürze:	Salz, Pfeffer, Öl, Zitronensaft
Garnitur:	Oliven, abgezogene, entkernte Tomatenspalten, Salatblätter, Zwiebelringe

Arbeitsweise

① Paprikaschoten in feine Streifen – Champignons in Scheiben schneiden.
② Tomaten blanchieren, abziehen, vierteln und entkernen.
③ Gekochte, geschälte Riesengarnelenschwänze vorsichtig mit den Zutaten vermengen.
④ Mit den Gewürzen, den Kräutern und den zerdrückten Knoblauchzehen marinieren, ca. 1 Std. ziehen lassen.
⑤ Garnelen mit der Einlage in einer Schale/auf einem Teller anrichten, mit den Garniturbestandteilen garnieren, mit Kräutern bestreuen.

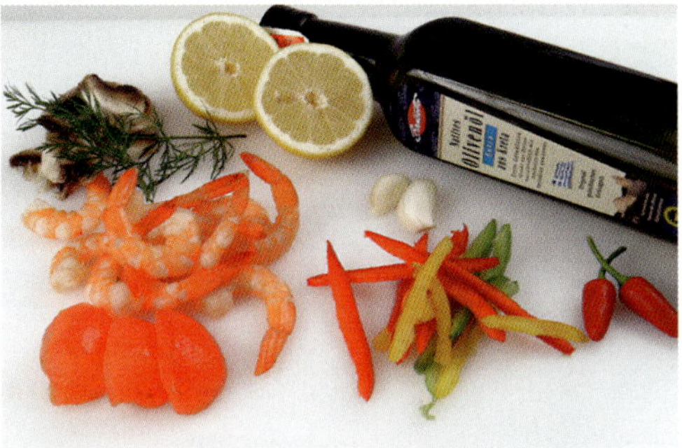

Vorbereitete Zutaten entsprechend zerkleinern und bereitstellen.

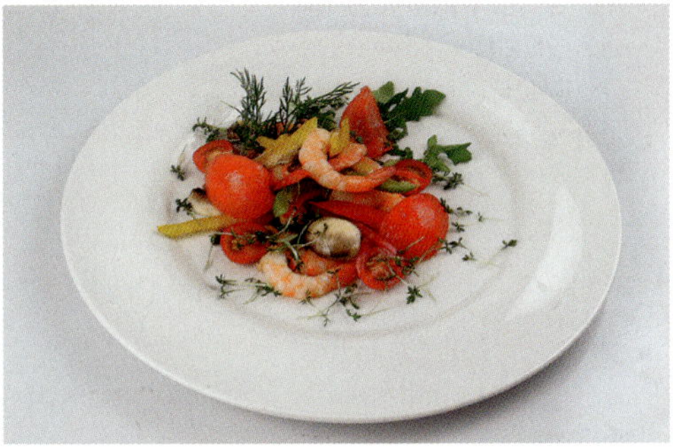

Salat auf einem Speiseteller oder in einer Schale anrichten und darauf achten, dass ein Garnelenschwanz obenauf liegt.

Riesengarnelenschwänze in Currysoße

Materialanforderung für 6 Portionen

600 g	Riesengarnelenschwänze, ohne Schale
100 g	Bananenwürfel
100 g	Äpfelwürfel
150 g	Abgezogene, entkernte Tomatenviertel
100 g	Feine Paprikawürfel
60 g	Mango Chutney, gehackt
50 g	Mandeln
150 g	Mayonnaise
0,1 l	Sahne, geschlagen
Gewürze:	Salz, Pfeffer, Zitronensaft, Cognac, Curry
Garnitur:	Früchte, Salatblätter, abgezogene, entkernte Tomatenecken, Mandeln gehobelt

Arbeitsweise

① Gekochte, geschälte Riesengarnelenschwänze mit den Gewürzen marinieren.
② Sahnemayonnaise mit Currypulver verrühren und die zerkleinerten Zutaten unterheben.
③ Garnelenschwänze in einer Schale/auf einem Teller anrichten, mit der Soße überziehen, entsprechend garnieren.

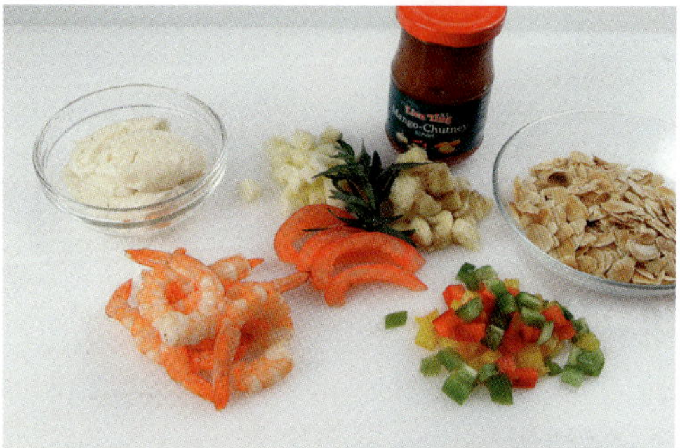

Vorbereitete Zutaten entsprechend zerkleinern und bereitstellen.

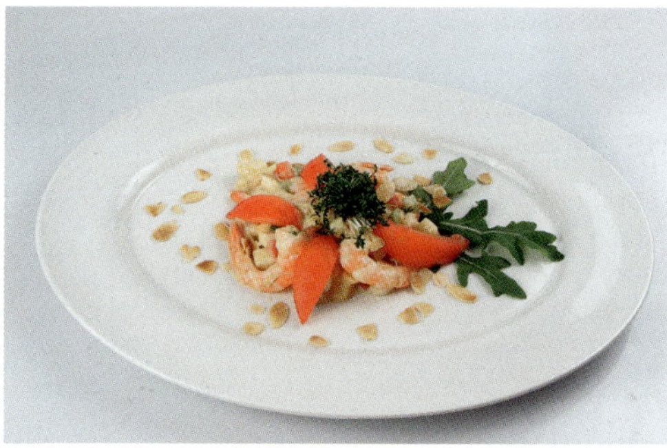

Salat auf einem Speiseteller oder in einer Schale anrichten und mit angerösteten Mandelblättchen garnieren.

Salat von Matjesheringen

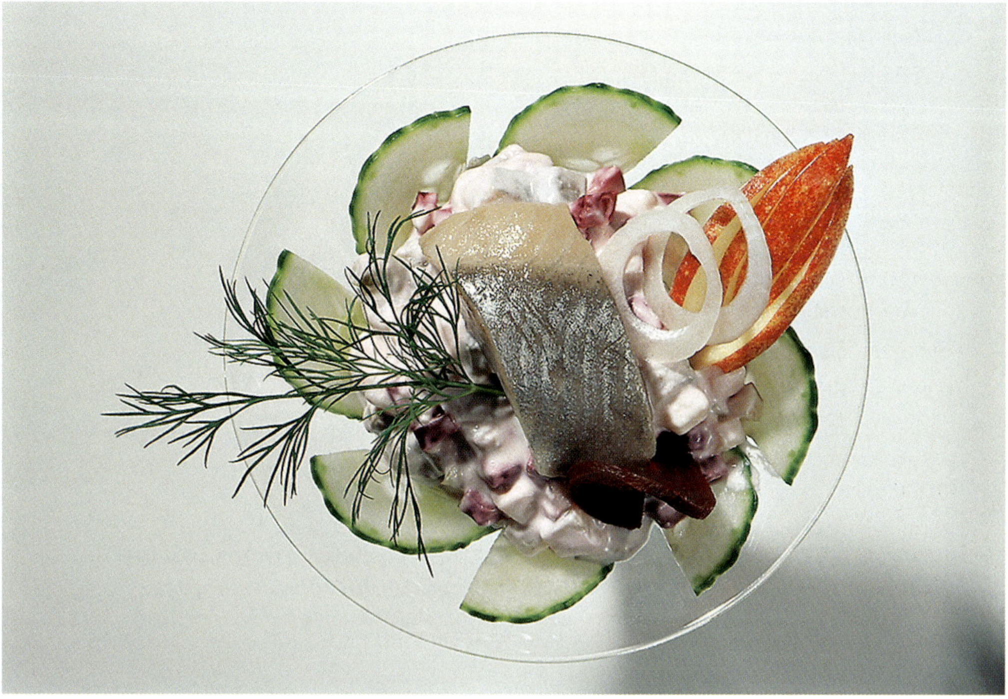

Materialanforderung für 6 Portionen

450 g Matjesfilet, in Öl eingelegt
150 g Essiggurken
150 g Äpfel
100 g Zwiebeln
100 g Rote Beete
150 g Mayonnaise
100 g Sauerrahm (Crème fraîche)

Gewürze: Salz, Pfeffer, Zitronensaft

Garnitur: Matjesfiletstücke, Salatblätter, Zwiebelringe, Salatgurke, Dillzweig

Arbeitsweise

① Matjesfilets in Streifen schneiden, Essiggurken und geschälte Äpfel in Würfel schneiden.
② Fein geschnittene Zwiebelbrunoise zu den Zutaten geben.
③ Mayonnaise und Sauerrahm mischen, abschmecken.
④ Soße unter die Zutaten geben.
⑤ Rote-Beete-Scheiben trocken tupfen, in kleine Würfel schneiden, dem Salat als Geschmacks- und Farbverbesserung beifügen.
⑥ Salat auf Teller/Glasschale mit den Garniturbestandteilen anrichten und entsprechend garnieren.

Geflügelsalat in Currysahne

Materialanforderung für 6 Portionen

360 g	Hühnerfleisch, gekocht
60 g	Bananenwürfel
120 g	Äpfelwürfel
120 g	Orangenfilets
60 g	Ananaswürfel
6 EL	Mango Chutney
6 EL	Mandeln, gehobelt
120 g	Mayonnaise
6 EL	Sahne, geschlagen
Gewürze:	Salz, weißer Pfeffer, Zitronensaft, Öl, Curry
Garnitur:	Früchte, Mandeln, Salatblätter

Arbeitsweise

① Gekochtes Hühnerfleisch, ohne Haut und Knochen, in Würfel schneiden.
② Hühnerfleisch und die Zutaten vermengen, mit den Gewürzen marinieren.
③ Salatbestandteile mit der angemachten Sahnemayonnaise vermengen.
④ Salat anrichten und mit den Garniturbestandteilen garnieren.

Salat von der Poularde

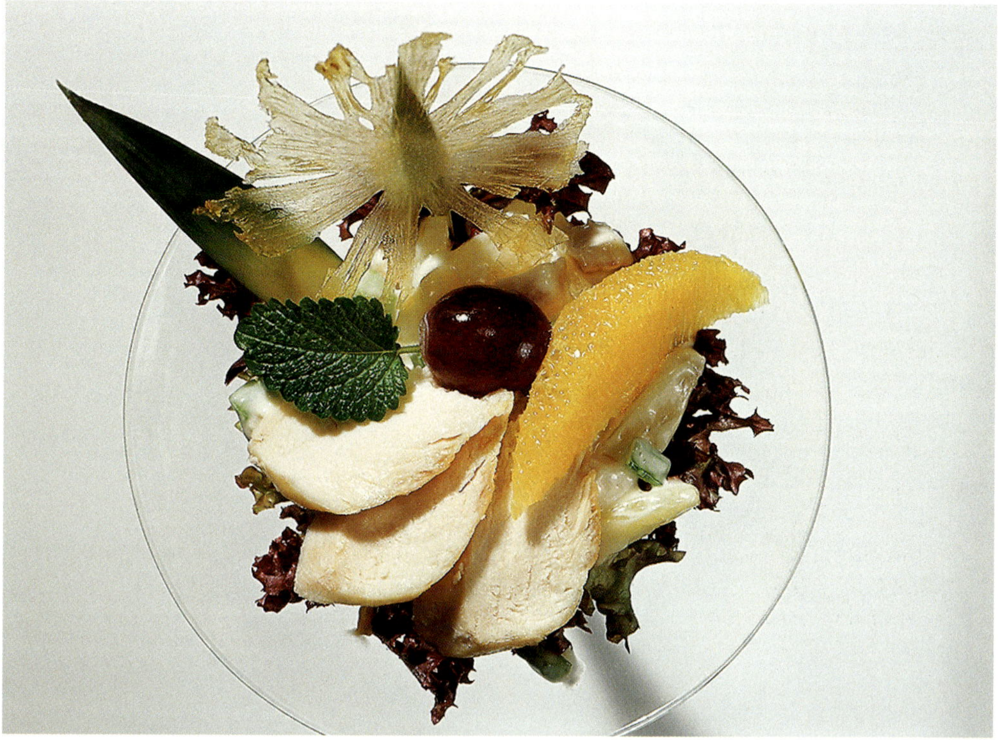

Materialanforderung für 6 Portionen

360 g	gekochtes Hühnerfleisch
100 g	Knollensellerie
150 g	Spargel
150 g	Ananas
150 g	Champignons
150 g	Äpfel
200 g	Mayonnaise
0,1 l	Sahne

Gewürze: Salz, weißer Pfeffer, Zitronensaft, Orangensaft, Öl

Garnitur: Hähnchenbrustscheiben, Trauben, Minzblätter

Arbeitsweise

① Gekochtes Hühnerfleisch in Würfel schneiden.
② Sellerie, Spargel, Champignons und Äpfel in kleine Würfel schneiden.
③ Mit den Gewürzen sowie dem Orangen- und Zitronensaft marinieren.
④ Mayonnaise mit angeschlagener Sahne vermengen und unter die marinierten Hauptzutaten heben.
⑤ Mit den Garniturbestandteilen garnieren.

Waldorfsalat

Materialanforderung für 6 Portionen

360 g	Äpfel (fest und säuerlich)
360 g	Knollensellerie
80 g	Walnusskerne
200 g	Mayonnaise
0,1 l	Sahne
Gewürze:	Salz, weißer Pfeffer, Zitronensaft
Garnitur:	Walnusskerne, Früchte

Arbeitsweise

① Geschälte Äpfel und Knollensellerie in feine Streifen (Julienne) schneiden.
② Mayonnaise mit angeschlagener Sahne vermengen, würzen.
③ Hauptzutaten mit der Mayonnaise binden.
④ Abgezogene, gehackte Walnusskerne unterheben.
⑤ Mit abgezogenen halben Walnusskernen und Früchten garnieren.

Bunter Nudelsalat

Materialanforderung für 6 Portionen

250 g	Bunte Bandnudeln, ungekocht
200 g	Paprikaschoten (rot, gelb, grün)
1 Stck.	Salatgurke
200 g	Tomaten
150 g	Champignons
100 g	Thunfisch in Öl
1 TL	Sardellen, gehackt
1 TL	Kapern
Gewürze:	Salz, Pfeffer, Knoblauch, Zitronensaft, Olivenöl, frische Kräuter
Garnitur:	Abgezogene, entkernte Tomatenviertel, Oliven, Salatblätter, Kräuter

Arbeitsweise

① Bandnudeln bissfest kochen (al dente), mit kaltem Wasser abspülen, abtropfen lassen.
② Salatgurke entkernen und in Streifen schneiden, Paprikaschoten in feine Streifen schneiden, Champignons in Scheiben schneiden.
③ Tomaten blanchieren, abziehen, entkernen und in Würfel schneiden.
④ Zutaten mit einer Soße aus Thunfisch, Sardellen, Kapern und den Gewürzen vermengen, gut durchziehen lassen (ca. 1 Std.).
⑤ Salat anrichten und mit den Garniturbestandteilen garnieren.

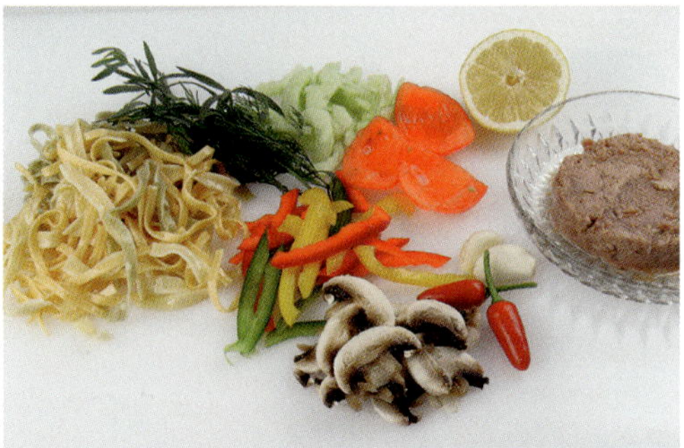

Vorbereitete Zutaten zerkleinern und bereitstellen.

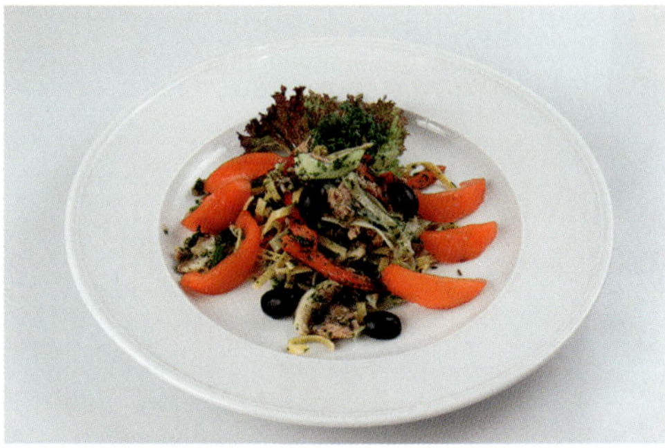

Salat auf Teller anrichten und garnieren.

Gefüllte Birne mit Walnuss- und Gorgonzolakrem

Materialanforderung für 6 Portionen

	Walnusskrem
6/2 Stck.	Kompottbirnen
120 g	Doppelrahmfrischkäse
30 g	fein gehackte Walnusskerne
0,1 l	Sahne
1 EL	Sherry
Gewürze:	Salz, Pfeffer, Ingwerpulver oder frischen Ingwer, fein gehackt
Garnitur:	Früchte, Walnusskerne

	Gorgonzolakrem
200 g	Gorgonzola oder andere Edelpilzkäse
75 g	Butter
1 EL	Sherry
Gewürze:	Salz, Pfeffer, Zitronensaft
Garnitur:	Früchte oder Radieschen, Petersilie, Paprikastreifen

Arbeitsweise (Walnusskrem)

① Frischkäse mit der Sahne und den Gewürzen verrühren.
② Walnusskerne fein hacken und unter die Krem heben.
③ Die Krem in die Birnenhälften spritzen und entsprechend garnieren.

Arbeitsweise (Gorgonzolakrem)

① Gorgonzola mit einer Gabel zerdrücken und durch ein Sieb streichen.
② Butter schaumig rühren und mit dem passierten Edelpilzkäse vermischen.
③ Mit Salz, geschrotetem Pfeffer und dem Sherry abschmecken.
④ Die Krem in die Birnenhälften spritzen und entsprechend garnieren.

Gefüllte Eier

Materialanforderung für 8 Eihälften

4 Stck.	Eier, gekocht
75 g	Frischkäse
	oder
50 g	Butter
Gewürze:	Salz, weißer Pfeffer, Cognac, evtl. scharfer Senf
Garnitür:	Oliven, Maiskölbchen, Petersilie, farbige, dünne Paprikastreifen

Arbeitsweise (für Grundmasse)

① Hart gekochte Eier (10 Minuten) werden geschält, der Länge nach halbiert.
② Das Eigelb wird herausgenommen und durch ein Sieb gestrichen.
③ Die Masse wird mit Frischkäse oder schaumig geschlagener Butter zu einer geschmeidigen Krem verrührt.
④ Mit Salz, Pfeffer und etwas Cognac abschmecken, Masse mit dem Spritzbeutel (Sterntülle) in die ausgewaschenen Eiweißhälften gleichmäßig einspritzen.
⑤ Mit den Garniturbestandteilen entsprechend garnieren.

Ableitungen

- **Kaviarfüllung:** Grundmasse mit etwas Crème fraîche verrühren, mit Zitronensaft würzen, Lachskaviar untermischen, Füllung in die Eiweißhälften spritzen, mit Lachskaviar garnieren.
- **Pastetenfüllung:** Grundmasse mit Leberpastete (Kalbsleberwurst) und Crème fraîche verrühren, mit Salz und Pfeffer abschmecken, Füllung in die Eiweißhälften spritzen, mit grobem Pfeffer bestreuen.

Rindfleischsalat (Teufelsalat)

Materialanforderung für 6 Portionen

350 g	Rindfleisch, gekocht
150 g	Paprikaschoten
120 g	Zwiebeln
120 g	Essiggurken
300 g	Tomatenketchup
Gewürze:	Salz, weißer Pfeffer, Öl, Meerrettich, Weinbrand, Tabasco
Garnitur:	Eiecken, Zwiebelringe, Oliven, Gurkenfächer, Maiskölbchen, abgezogene, entkernte Tomatenecken

Arbeitsweise

① Gekochtes Rindfleisch in Streifen schneiden.
② Paprikaschoten, Zwiebeln und Essiggurken in feine Streifen (Julienne) schneiden.
③ Den Salat mit einer aus Ketchup, Öl, Meerrettich und Weinbrand bestehenden Marinade und den Gewürzen vermengen und durchziehen lassen.
④ Nachschmecken, anrichten und entsprechend garnieren.

Stangenspargel mit Vinaigrette und Rohschinken

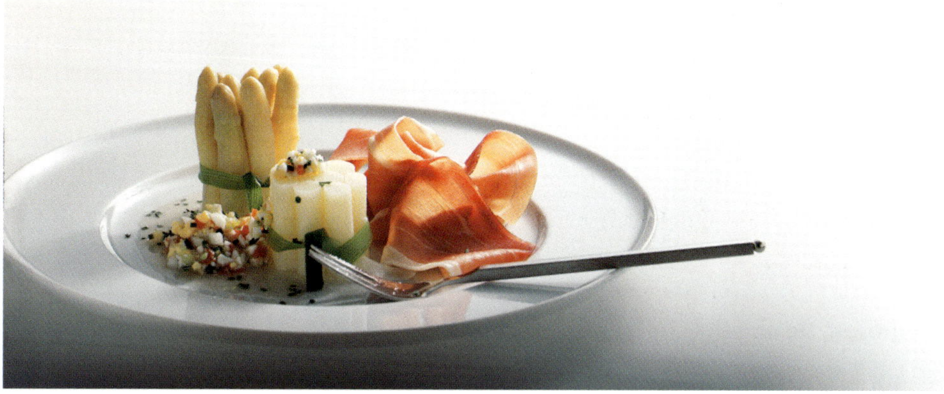

Materialanforderung für 6 Portionen

1.500 g	Stangenspargel, frisch
30 g	Butter

Gewürze zum Kochen: Salz, Zitronensaft, Zucker

Sauce Vinaigrette

0,2 l	Wasser
50 ml	Weißweinessig
150 ml	Olivenöl
80 g	abgezogene Tomatenwürfel
50 g	Zwiebelbrunoise
2	Eier gekocht, gehackt
3 El	gehackte Kräuter (Petersilie, Kerbel, Schnittlauch)
	Salz, Pfeffer, Zucker, Knoblauch
300 g	Rohschinken (z. B. Parmaschinken)
250 g	Lauchstange
Garnitur:	Kresse, Cocktailtomate

Arbeitsweise

① Stangenspargel schälen, in Portionsbündel binden, entsprechend garen (s. Seite 172), im Fond abkühlen lassen.
② Lauchblätter blanchieren, im Eiswasser abkühlen, in dünne lange Streifen schneiden.
③ Sauce vinaigrette herstellen.
④ Spargelbündel quer halbieren, mit Lauchstreifen binden, Endstücke ebenfalls binden.
⑤ Spargelbündel auf Teller anrichten, mit der Vinaigrette überziehen, Rohschinken lose auflegen, mit Kresse und halbierten Cocktailtomaten garnieren.

Dressings – Salatsoßen

Einfache Essig-Öl-Marinade (für Blattsalate)

- 1 Teil Essig
- 2 Teile Öl
- Salz, Pfeffer, eine Prise Zucker

French-Dressing

- 3 Teile Öl
- 1 Teil Essig
- Salz, Pfeffer, frz. Senf

Sauce vinaigrette (Essig-Öl-Kräutermarinade)

- 3 Teile Öl
- 1 Teil Essig
- Küchenkräuter (Petersilie, Schnittlauch, Kerbel)
- Salz, Pfeffer, etwas Knoblauch
- gehackte Zwiebeln
- abgezogene Tomatenwürfel
- eventuell 1 gehacktes Ei zur Garnitur

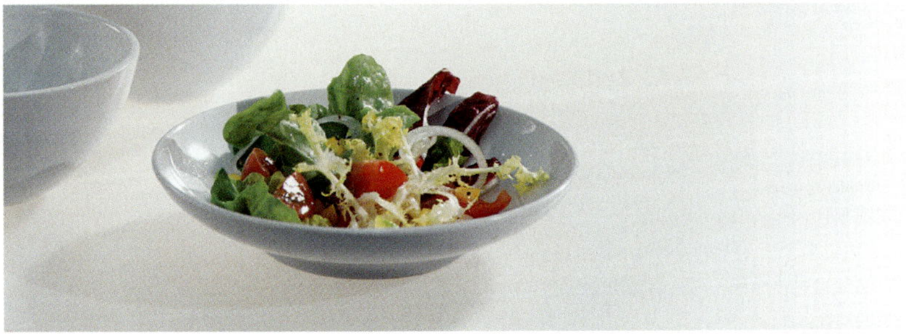

Roquefort-Dressing

- 100 g Roquefort Käse
- 1/4 l Süßrahm
- Salz, Pfeffer, etwas Essig (abschmecken), Kräuterzugabe oder
- 100 g Roquefort Käse (durch ein Sieb streichen und mit 1/4 l French Dressing verrühren)

Sahne-Kräuterdressing (Joghurtdressing wird ebenso hergestellt)

- 1/8 l Süßrahm (oder Sauerrahm)
- 1 EL Zitronensaft
- Salz, Pfeffer, Zucker
- viele gehackte Kräuter

Thousand Islands Dressing (Tausend-Inseln-Soße)

- 100 g Mayonnaise
- 10 g (1 EL) Chilisoße
- 2 EL klein gehackte Paprikawürfel Salz, Pfeffer, etwas Zucker

Tomatensalat mit Sauce vinaigrette

Materialanforderung für 6 Portionen

600 g	Tomaten
150 ml	Sauce vinaigrette
Garnitur:	Kräutersträußchen, Kresse

Arbeitsweise

① Tomaten waschen, Strunk entfernen, kreuzweise einschneiden.
② Im kochenden Wasser blanchieren, sofort im Eiswasser abkühlen.
③ Anschließend die Haut abziehen, in gleichmäßige Scheiben schneiden, gefächert auf einem Teller anrichten.
④ Tomatenscheiben mit Sauce vinaigrette überziehen, garnieren.

Weißkrautsalat

Materialanforderung für 6 Portionen

800 g	Weißkraut
100 g	Zwiebelbrunoise
100 g	Lauchjulienne
0,3 l	Fleischbrühe
Gewürze:	Salz, Pfeffer, Essig, Öl, Kümmel
Garnitur:	Tomatenkrallen, Lauchstreifen, gebratene Speckwürfel

Arbeitsweise

① Weißkraut ohne Strunk in feine Streifen schneiden.
② Geschnittenes Weißkraut mit Zwiebelbrunoise und Lauchstreifen vermengen.
③ Zutaten mit heißer Fleischbrühe und den Gewürzen vermengen, durchziehen lassen.
④ Salat nochmals abschmecken, anrichten, garnieren.

Rotkrautsalat mit gedünsteten Apfelspalten

Materialanforderung für 6 Portionen

600 g	Rotkraut
80 g	Zwiebelbrunoise
100 g	Äpfeljulienne
Gewürze:	Salz, Pfeffer, Zucker, Zimt, Öl, Zitronensaft, Essig, Rotwein
80 g	Äpfel für die Garnitur

Arbeitsweise

① Rotkraut in feine Streifen schneiden.
② Zwiebelbrunoise und Äpfelstreifen unter das geschnittene Rotkraut mischen.
③ Salat mit den Gewürzen vermischen und durchziehen lassen.
④ Für die Garnitur die Äpfel schälen, vierteln, entkernen und in Läuterzucker dünsten.
⑤ Salat nochmals abschmecken, anrichten und mit den Apfelspalten garnieren.

Speckkartoffelsalat

Materialanforderung für 6 Portionen

1.200 g	fest kochende Kartoffeln mit Schale
100 g	durchwachsener Speck
80 g	Zwiebelbrunoise
0,2 l	Fleischbrühe
Gewürze:	Salz, Pfeffer, Öl, Essig, gehackte Kräuter
Garnitur:	Tomatenkrallen, Petersilie, Kresse

Arbeitsweise

① Gekochte Pellkartoffeln schälen, in gleichmäßige Scheiben schneiden.
② Speckwürfel in der Pfanne anbraten.
③ Zwiebelbrunoise und gebratene Speckwürfel zu den geschnittenen Kartoffeln geben.
④ Zutaten mit heißer Fleischbrühe und den Gewürzen vermengen, durchziehen lassen.
⑤ Salat nochmals abschmecken, anrichten, garnieren.

3.2 Suppen

Auswahlmöglichkeiten für Suppen

Klare Suppen
- Bouillon mit Einlagen (Fleisch- und Knochenbrühe)
- Consommé (Kraftbrühe)

Gebundene Suppen
- Samtsuppen (Legierte Suppen)
- Rahmsuppen (Gebundene Suppen mit Sahne legiert)
- Püreesuppen (Pürierte Suppen)
- Gemüsesuppen (Suppen mit geschnittenem Gemüse)

Spezialsuppen
- Regionalsuppen (z. B. Leberknödelsuppe)
- Nationalsuppen (z. B. Französische Zwiebelsuppe)
- Kalte Suppen (z. B. Fruchtkaltschalen)

Rohstoffe für Suppeneinlagen
- Biskuit
- Grieß
- Mark
- Leber
- Brandteig
- Pfannkuchenteig
- Gemüse
- Eier
- Fleischfarce

Bouillon (Fleisch- und Knochenbrühe)

Materialanforderung für 10 Portionen (= 2 Liter Brühe)

4 l	Wasser
1.200 g	Rinderknochen
600 g	Rindfleisch (Brust, Beinscheibe)
150 g	Karotten
150 g	Lauch
100 g	Sellerie
100 g	Petersilienwurzeln
200 g	ungeschälte Zwiebeln
Gewürze:	Salz, Pfefferkörner, Piment, Muskat, Lorbeerblatt

Arbeitsweise

① Gehackte Rinderknochen blanchieren.
② Abgewaschenes Fleisch und Rinderknochen kalt aufsetzen.
③ Aufkochen und abschäumen.
④ Langsam weiterkochen (ca. 4 – 5 Std.), mehrmals entfetten (degraissieren).
⑤ 1 Stunde vor Kochende das Gemüsebündel (Bouquet garni) und Salz beigeben.
⑥ Fleisch und Gemüsebündel ausstechen, Bouillon durch ein Tuch (Etamin) mit den Gewürzen passieren.

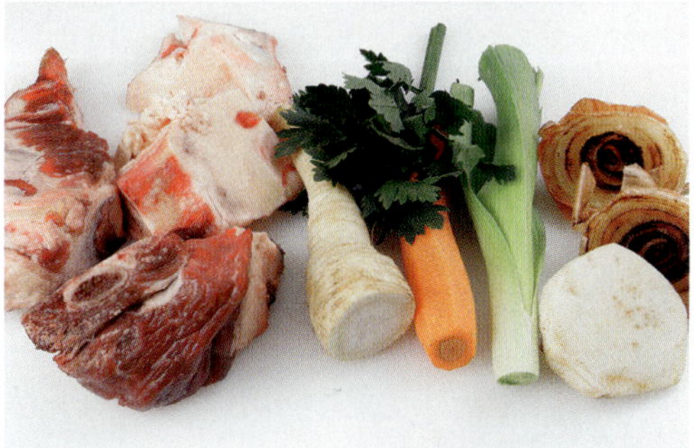

Zutaten bereitstellen.

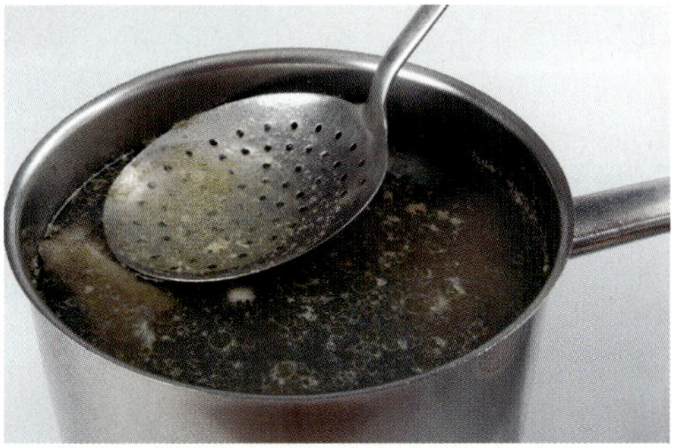

Nach dem Aufkochen Brühe abschäumen.

Consommé (Rinderkraftbrühe)

Materialanforderung für 10 Portionen (= 2 Liter Kraftbrühe)

2,5 l	Fleisch- und Knochenbrühe
500 g	Rinderwade
0,25 l	Wasser (Eiswürfel)
3 Stck.	Eiweiß
80 g	Karotten
100 g	Lauch
70 g	Knollensellerie
20 g	Petersilienwurzeln
Gewürze:	Salz, Muskat, Kerbel, Petersiliensträußchen

Arbeitsweise

① Hühnereiweiß mit kaltem Wasser (Eiswürfel) verrühren.
② Grob geschrotete Rinderwade mit Wurzelgemüsewürfel zugeben und vermengen.
③ Entfettete, kalte Fleisch- und Knochenbrühe (Bouillon) zugießen, gut verrühren.
④ Unter ständigem Rühren aufkochen.
⑤ 1 Stunde ziehen lassen, mehrmals entfetten.
⑥ Gewürze und Kräuter ins Passiertuch (Etamin) legen, Kraftbrühe passieren.
⑦ Nochmals aufkochen, entfetten und endgültig abschmecken.

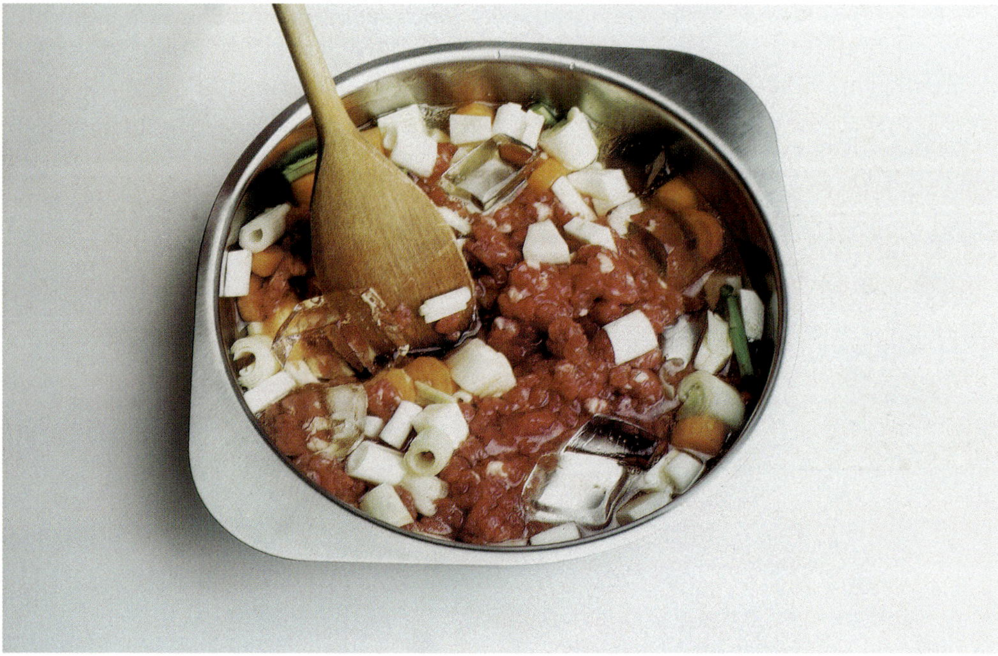

Zutaten in einer Schüssel mit Wasser mischen.

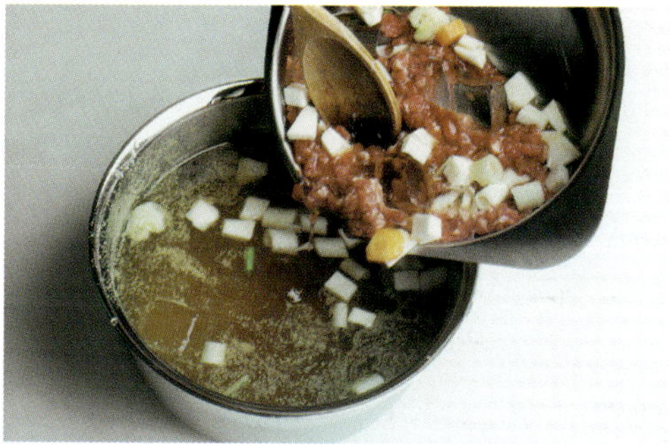

Mischung in die kalte Brühe rühren.

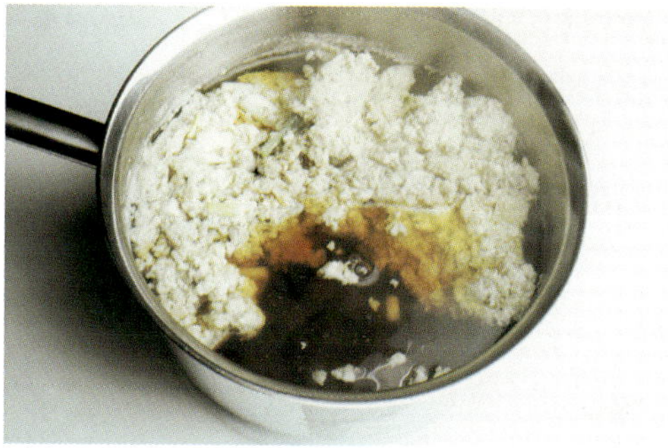

Langsam unter Rühren erhitzen.

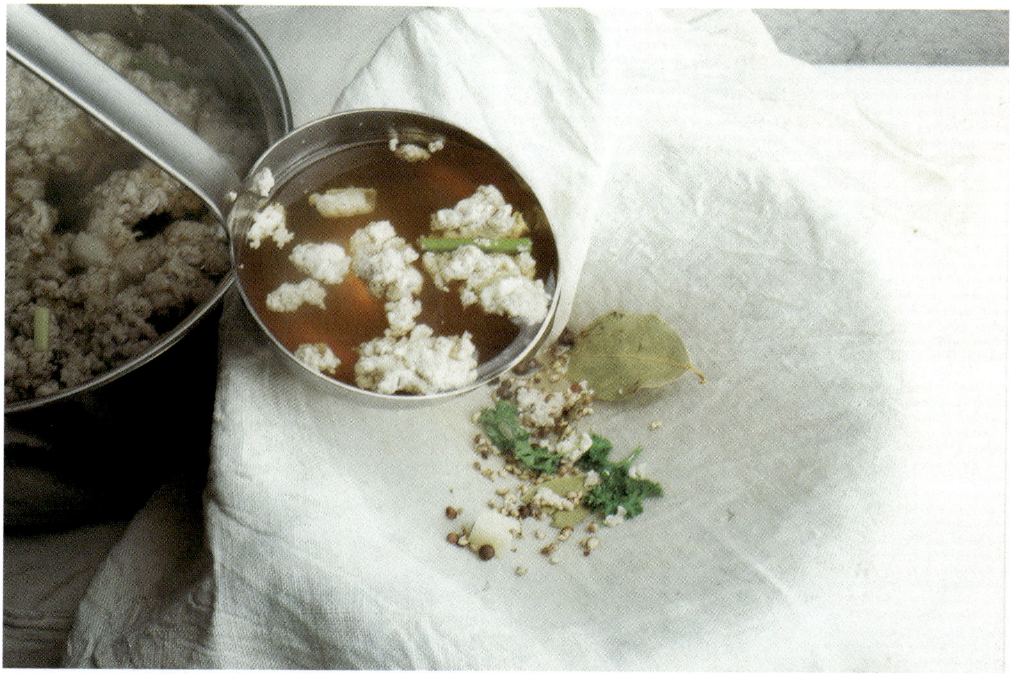

Nach ca. einer Stunde Ziehenlassen vorsichtig passieren.

Suppeneinlagen

Grießnockerl

Materialanforderung für 10 Portionen

1 Stck.	Ei (50 g)
50 g	Butter
100 g	Grieß
Gewürze:	Salz, Muskat, gehackte Petersilie

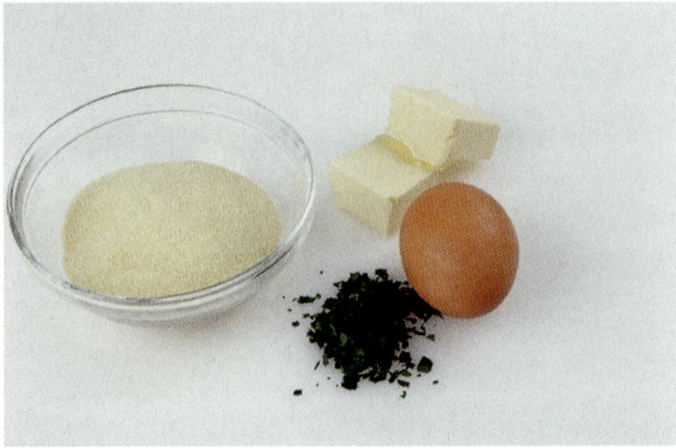

Zutaten bereitstellen.

Arbeitsweise

① Butter schaumig rühren.
② Ei und Grieß dazugeben, würzen.
③ Mit Kaffeelöffel Nockerl in siedendes Salzwasser abstechen.
④ 10 Minuten ohne Deckel kochen lassen.
⑤ Mit kaltem Wasser abschrecken und zugedeckt 10 Minuten, ohne Wärmezufuhr, ziehen lassen.
⑥ In Bouillon servieren.

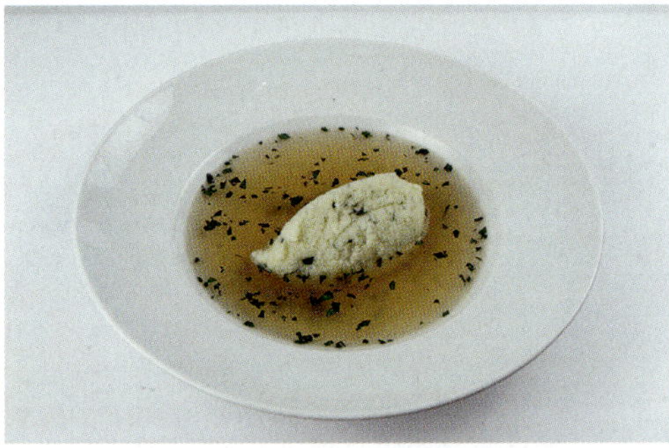

Grießnockerl in Bouillon anrichten.

Schinkenschöberl (Schinkenbiskuit)

Materialanforderung für 10 Portionen

5 Stck.	Eigelb
5 Stck.	Eiweiß
100 g	Mehl
60 g	Gekochter Schinken
Gewürze:	Salz, Muskat

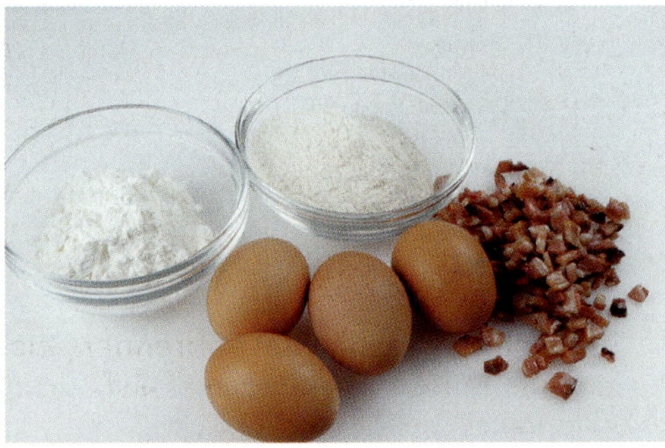

Zutaten für Suppenbiskuit bereitstellen.

Arbeitsweise

① Eigelb mit Salz und Muskat schaumig schlagen.
② Eiweiß zu Schnee schlagen.
③ Gesiebtes Mehl und Eiweiß abwechselnd unter die Eigelbmasse heben.
④ Fein geschnittene Schinkenwürfel unterziehen.
⑤ Sofort auf gefettetes Pergamentpapier streichen und bei 200 °C ca. 10 Minuten goldbraun backen.
⑥ Pergamentpapier abziehen, nach dem Erkalten in Rauten oder Würfel schneiden.

Profiteroles (Brandteigkrapfen)

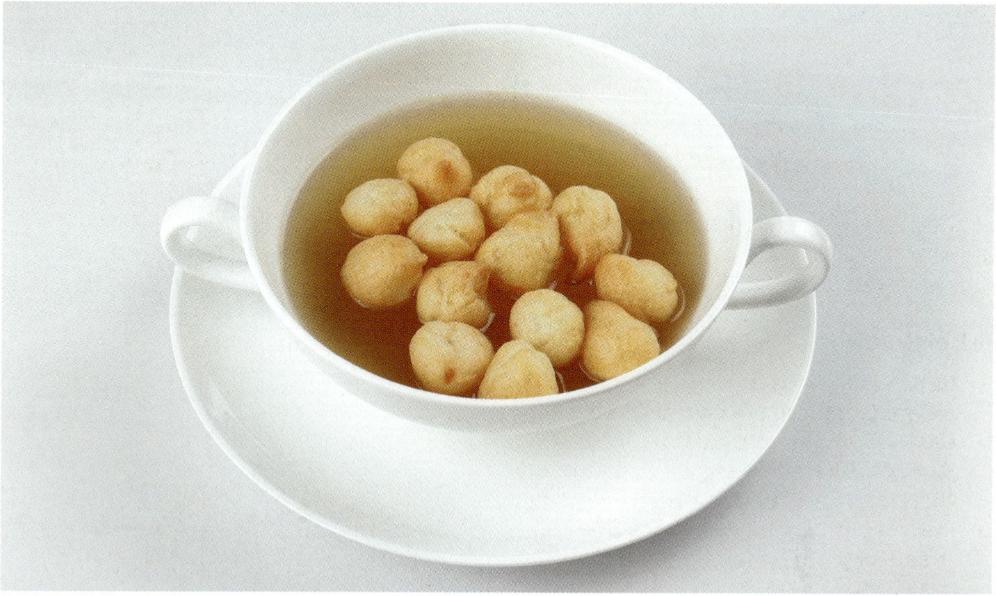

Materialanforderung für 10 Portionen

0,125 l	Wasser
30 g	Butter
75 g	Mehl
2 Stck.	Eier
Gewürze:	Salz

Arbeitsweise

① Wasser, Butter und Salz aufkochen.
② Gesiebtes Mehl im Sturz in die Flüssigkeit geben.
③ Mit einem Holzspachtel abbrennen, bis sich die Masse vom Geschirr löst.
④ In kaltes Geschirr umfüllen.
⑤ Eier einzeln unterarbeiten.
⑥ Brandteig in Erbsenform auf ein feuchtes Blech spritzen.
⑦ Bei 220 °C ca. 10 Minuten goldbraun backen.

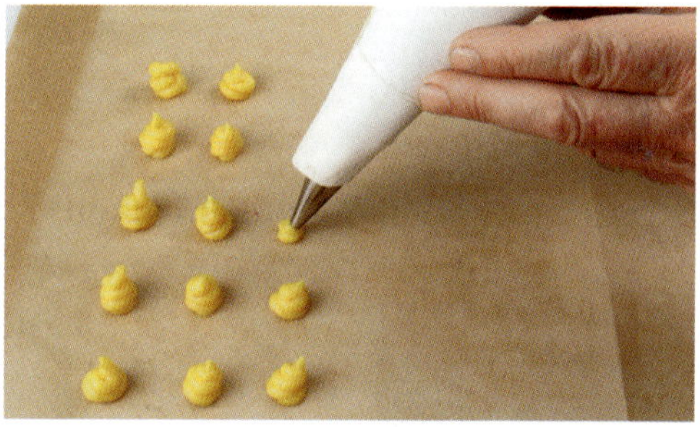

Brandteig mit Spritzbeutel/Lochtülle auf Backtrennpapier dressieren.

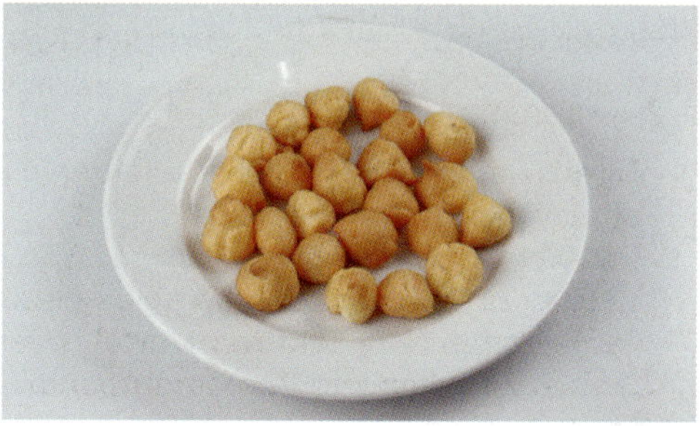

Hell gebackene Profiteroles.

Célestine – Feine Pfannkuchenstreifen

Materialanforderung für 10 Portionen

50 g	Mehl
0,125 l	Milch
2 Stck.	Eier
Gewürze:	Salz, Muskat, gehackte Petersilie

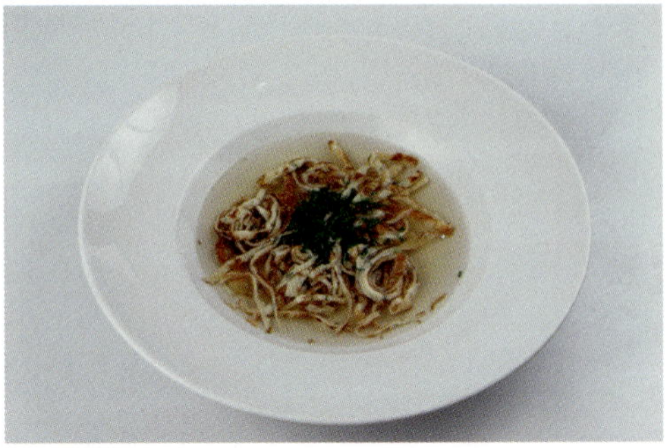

Arbeitsweise

① Gesiebtes Mehl mit Milch glattrühren.
② Aufgeschlagene Eier und Gewürze unterarbeiten.
③ Mit wenig Fett dünne Pfannkuchen backen.
④ Ausgekühlte Pfannkuchen in dünne Streifen schneiden.

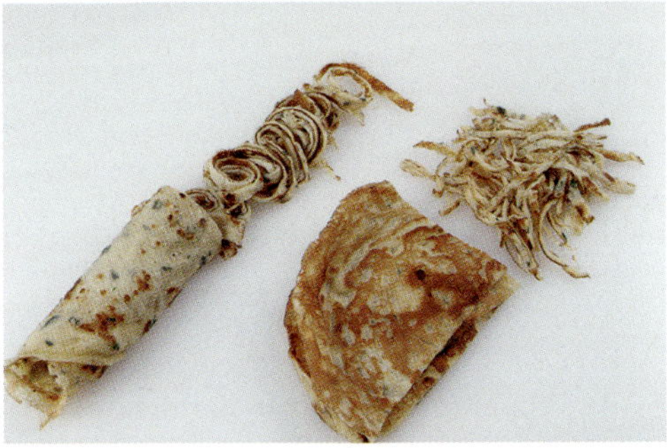

Pfannkuchen in feine Streifen schneiden.

Pfannkuchenroulade

Arbeitsweise

① Teig herstellen, in wenig Fett dünne Pfannkuchen mit großem Durchmesser backen, auf einem Gitter auskühlen lassen.
② Farce mit Sahne, Ei und Gewürzen zu einer glatten Masse verarbeiten.
③ Gemüsebrunoise aus Wurzelgemüse blanchieren, sofort im Eiswasser abkühlen, abtropfen lassen, unter die Fleischmasse geben.
④ Ausgekühlte Pfannkuchen auflegen, mit der Farce gleichmäßig bestreichen.
⑤ Eng zusammenrollen, in Klarsichtfolie einrollen, mit Alufolie stabilisieren.
⑥ Im Wasserbad bei ca. 80 °C ca. 20 Minuten pochieren oder im heißen Wasserdampf ca. 20 Minuten garen.
⑦ Nach dem Auskühlen aus den Folien wickeln, in gleichmäßige Scheiben schneiden, vor Verwendung kurz erwärmen.

Materialanforderung für 6 Portionen

50 g	Mehl
125 ml	Milch
2 Stck.	Eier
Gewürze:	Salz, Muskat, gehackte Petersilie
	Füllung
150 g	Kalbsfarce (bereits fein zerkleinert)
0,1 l	Sahne
1 Stck.	Ei
50 g	Gemüsebrunoise, blanchiert
Gewürze:	Salz, Pfeffer, Muskat
Garnitur:	Schnittlauchröllchen

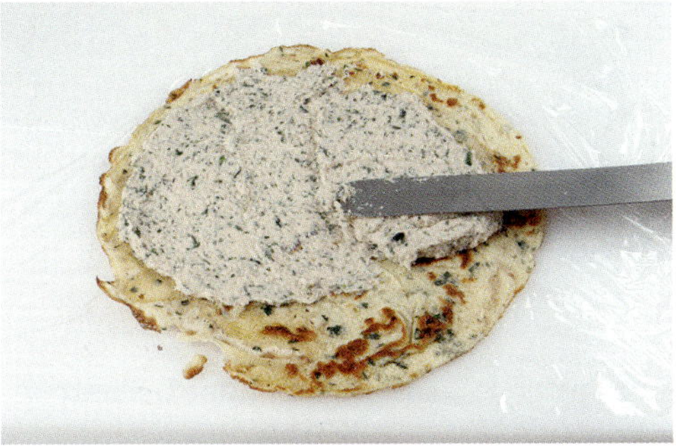

Mit Farce gleichmäßig bestreichen.

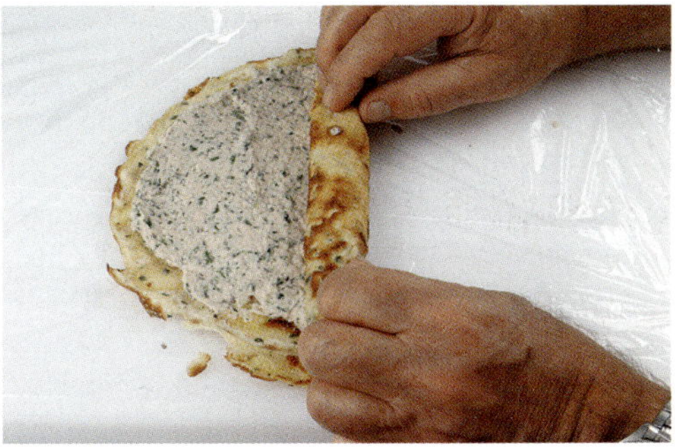

Gefüllte Pfannkuchen einrollen.

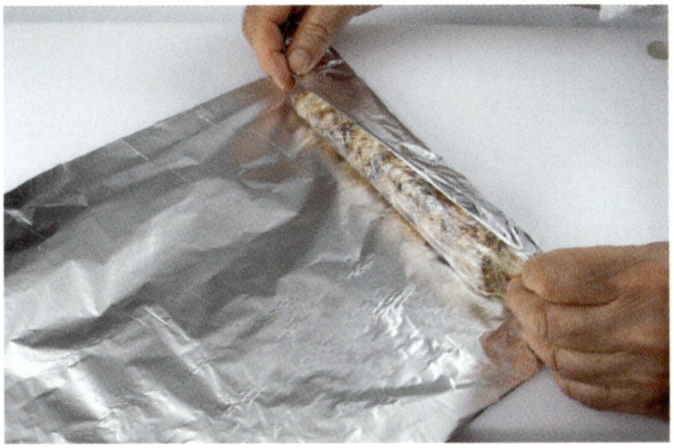

Mit Klarsicht- und Alufolie einrollen.

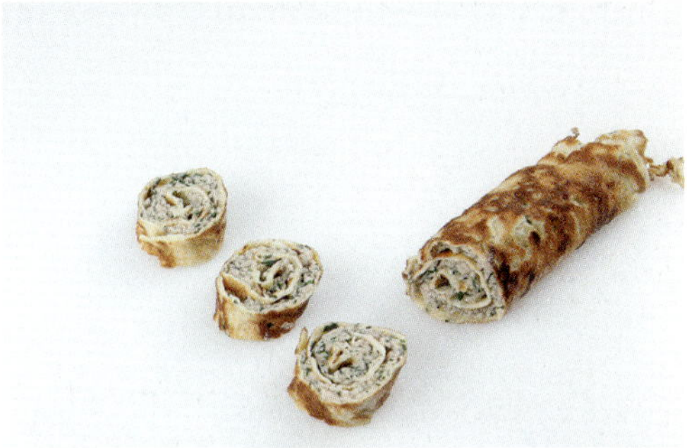

In gleichmäßige Scheiben schneiden.

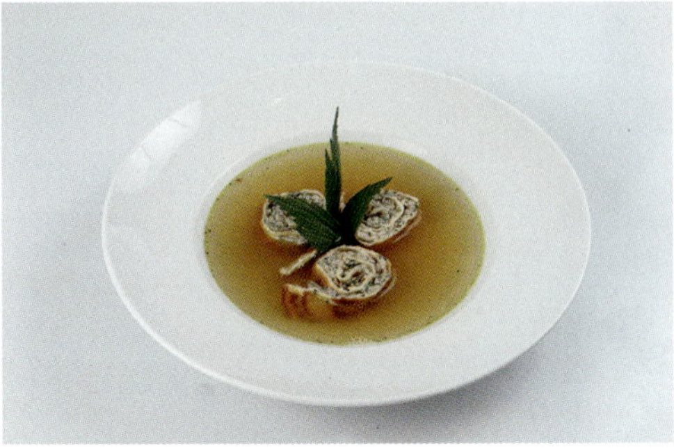

In Bouillon oder Kraftbrühe anrichten.

Praxis-Tipp: Als Einlage für eine Bouillon oder Kraftbrühe verwenden, geeignete Garnitur sind Schnittlauchröllchen, Gemüserauten, Gemüseperlen oder Gemüsestreifen.

Gemüse als Suppeneinlage

- **Gemüsewürfel (Brunoise):**
  Wurzelgemüse (Karotten, Lauch, Sellerie) in feine Würfel schneiden, blanchieren, sofort im Eiswasser abschrecken.
- **Gemüseperlen:**
  Mit einem Ausbohrer aus Karotten, Sellerie, Zucchini oder Rübchen kleine Perlen ausstechen, blanchieren, sofort im Eiswasser abschrecken.
- **Gemüsestreifen (Julienne):**
  Wurzelgemüse (Karotten, Lauch, Sellerie), evtl. junge Wirsingblätter oder Spinatblätter, in feine Streifen schneiden, blanchieren, sofort im Eiswasser abschrecken.
- **Gemüserauten oder -blättchen (Paysanne):**
  Wurzelgemüse (Karotten, Lauch, Sellerie) in feine Blättchen (z. B. Rautenform) schneiden, blanchieren, sofort im Eiswasser abschrecken.

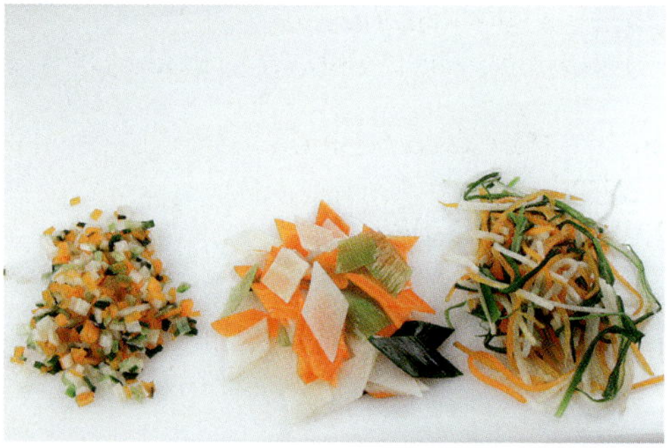

Gemüseschnittarten.

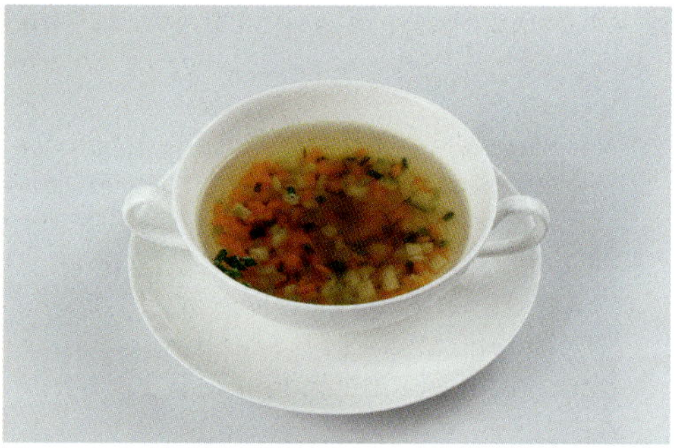

Gemüsebrunoise in Brühe.

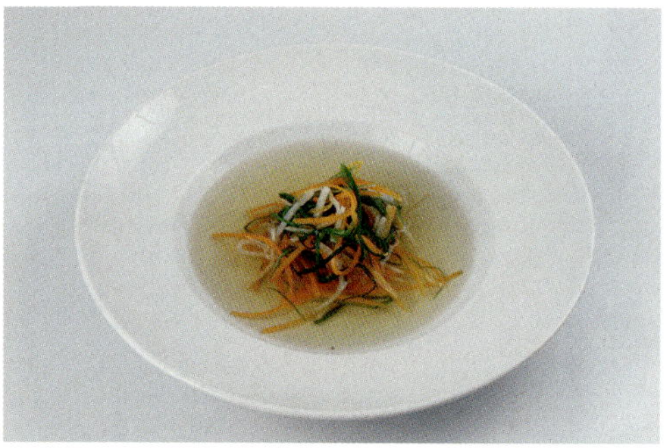

Gemüsejulienne in Brühe.

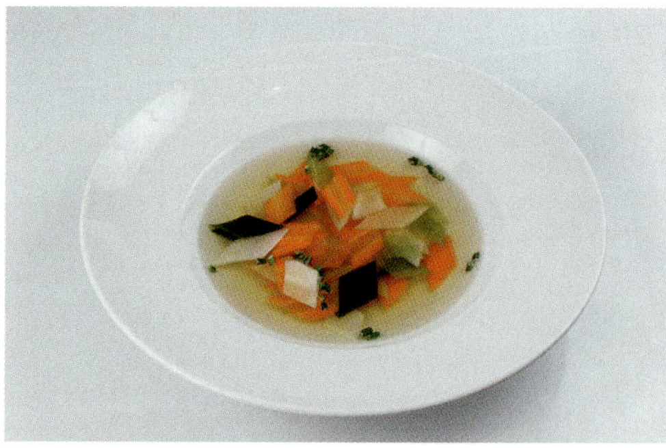

Gemüserauten in Brühe.

Legierte Blumenkohlsuppe

Materialanforderung für 10 Portionen (= 2 Liter Suppe)

400 g	Blumenkohl
80 g	Butter
50 g	Zwiebeln
80 g	Mehl
2,25 l	Blumenkohlfond
2 Stck.	Eigelb
0,1 l	Sahne
Gewürze:	Salz, weißer Pfeffer, Zitronensaft

Arbeitsweise

① Blumenkohl putzen, Röschen abtrennen, in Salzwasser waschen.
② Blumenkohlstrunk zerkleinern und mit fein geschnittenen Zwiebeln in Butter glasig dünsten.
③ Mit Mehl bestäuben und eine helle Mehlschwitze (Roux) herstellen.
④ Blumenkohlröschen in leichtem Salzwasser garen.
⑤ Die kalte Roux mit dem Blumenkohlfond aufgießen und glattrühren.
⑥ Unter öfterem Umrühren aufkochen.
⑦ Gewürze zugeben, 20 Minuten leicht kochen lassen.
⑧ Suppe abschmecken, passieren, Legierung (Liaison) aus Eigelb und Sahne unterziehen, Blumenkohlröschen dazugeben.

Pürierte Linsensuppe

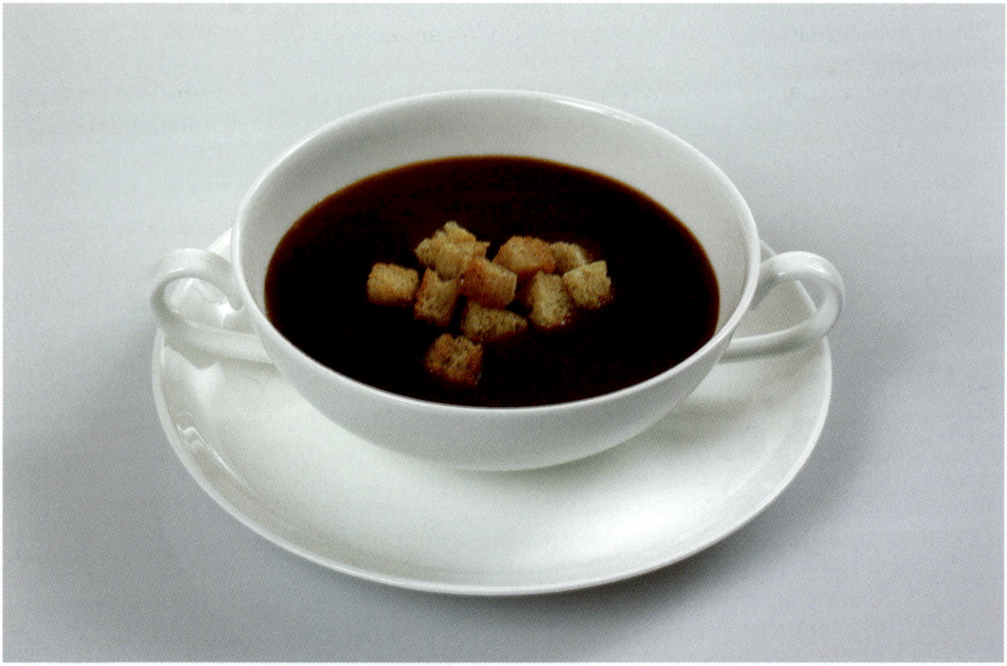

Materialanforderung für 10 Portionen (= 2 Liter Suppe)

200 g	Linsen, getrocknet
60 g	Butter
100 g	Speck
je 60 g	Karotten, Lauch, Sellerie
30 g	Tomatenmark
300 g	Kartoffeln, ohne Schale
2,5 l	Fleischbrühe (Einweichwasser)
2 Scheiben	Weißbrot
30 g	Butter
100 g	Gemüsebrunoise
Gewürze:	Salz, Pfeffer, Lorbeer, Majoran, Essig, Piment, Zucker

Arbeitsweise

① Getrocknete Linsen mindestens 2 Stunden in kaltem Wasser einweichen.
② Speck und Gemüsewürfel in Butter anschwitzen, abgeschüttete Linsen zugeben und mit den Kartoffelwürfeln anschwitzen.
③ Mit Tomatenmark kurz glasieren, auffüllen, würzen und weich kochen.
④ Suppe passieren, gedünstete Gemüsewürfel als Einlage zugeben und mit gerösteten Weißbrotwürfeln bestreuen.

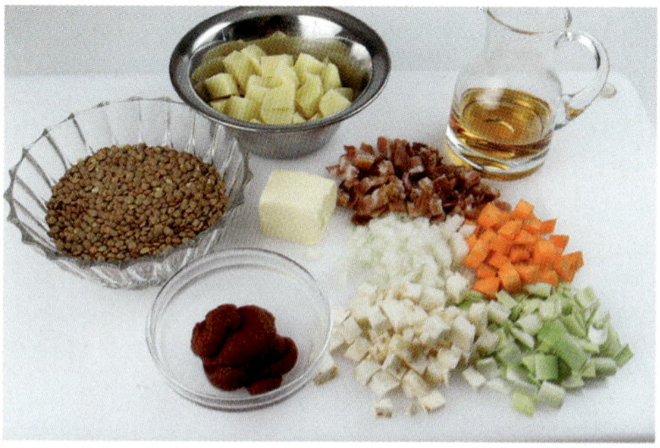

Zutaten vorbereiten, Gemüse in Würfel schneiden

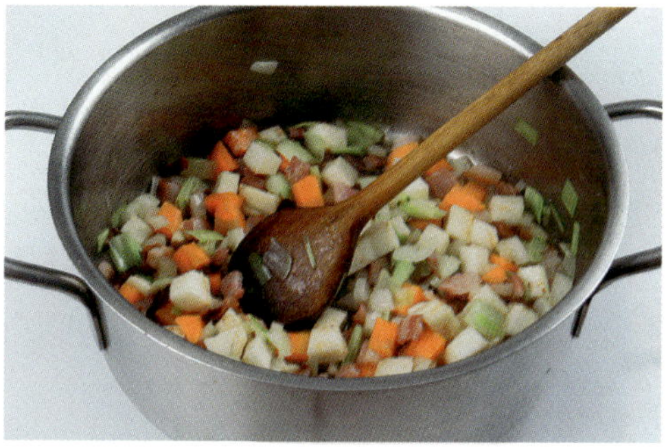

Brunoise in Fett anschwitzen.

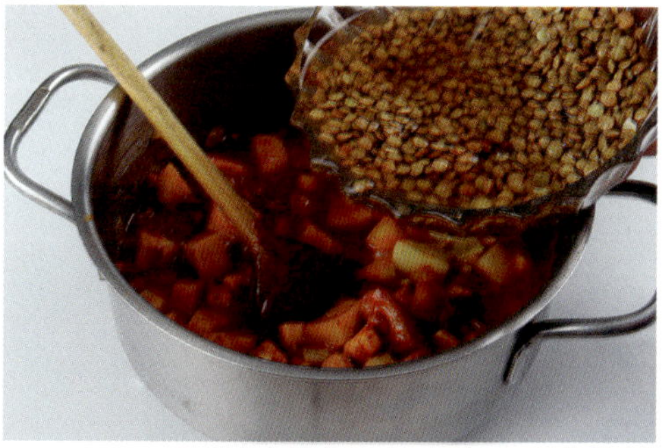

Linsen mit Einweichwasser zugießen.

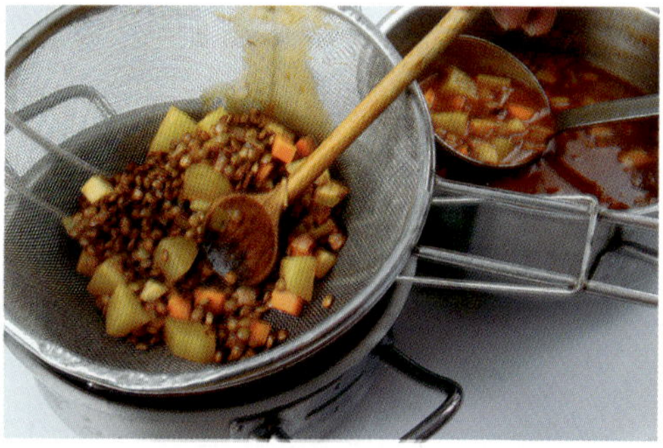

Nach dem Kochen passieren.

Tomatensuppe

Materialanforderung für 10 Portionen (= 2 Liter Suppe)

100 g	Fett
200 g	Speck, geräuchert (Speckschwarten)
100 g	Zwiebeln
80 g	Lauch
60 g	Sellerie
80 g	Karotten
60 g	Mehl
600 g	Tomaten
100 g	Tomatenmark
2,5 l	Brühe
Gewürze:	Salz, weiße Pfefferkörner, Zucker, Knoblauch, Oregano, Basilikum, Kerbel, Essig

Arbeitsweise

① Speck im Fett mit dem Wurzelgemüse farblos anschwitzen.
② Mit Mehl bestäuben und anschwitzen (Roux).
③ Tomaten und Tomatenmark dazugeben, mitschwitzen.
④ Mit kalter Brühe aufgießen, aufkochen, abschäumen und Gewürze zugeben. 30 Minuten leicht kochen lassen.
⑤ Suppe durch ein Haarsieb (Chinois) passieren.
⑥ Suppe abschmecken, mit Butterflocken montieren, mit Crôutons bestreuen.

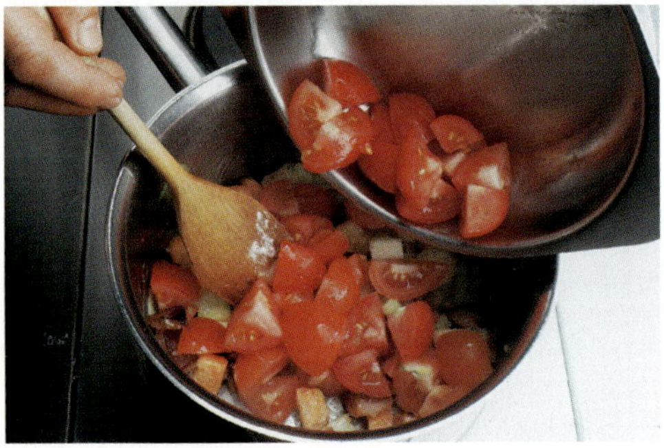

Alle Zutaten farblos anschwitzen.

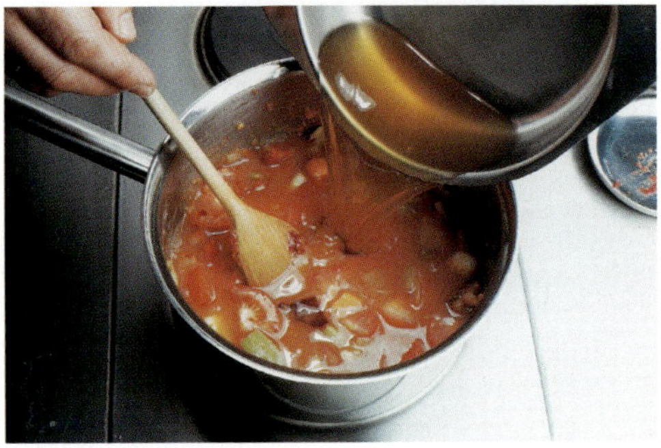

Mit Brühe aufgießen, kochen lassen.

Bürgerliche Kartoffelsuppe

Materialanforderung für 10 Portionen (= 2 Liter Suppe)

400 g	Kartoffeln ohne Schale
150 g	Speck, durchwachsen und geräuchert
100 g	Zwiebeln
100 g	Butter
100 g	Karotten
80 g	Knollensellerie
100 g	Lauch
2,5 l	Rinderbrühe (Bouillon)
2 Scheiben	Weißbrot
60 g	Butter

Gewürze: Salz, weißer Pfeffer, Muskat, Majoran, Thymian, Knoblauch, Petersilie

Gewürzbeutel: Piment, Lorbeer, Pfefferkörner

Arbeitsweise

① Speck- und Zwiebelwürfel in Butter anschwitzen.
② Kartoffelwürfel zufügen und anschwitzen.
③ Feine Gemüsewürfel beifügen und mit Bouillon auffüllen, würzen (Gewürzbeutel).
④ 15 – 20 Minuten leicht kochen lassen, Suppe nicht passieren, Gewürzbeutel entnehmen.
⑤ Suppe mit gehackter Petersilie und gerösteten Weißbrotwürfeln bestreuen.

Minestrone (Italienische Gemüsesuppe)

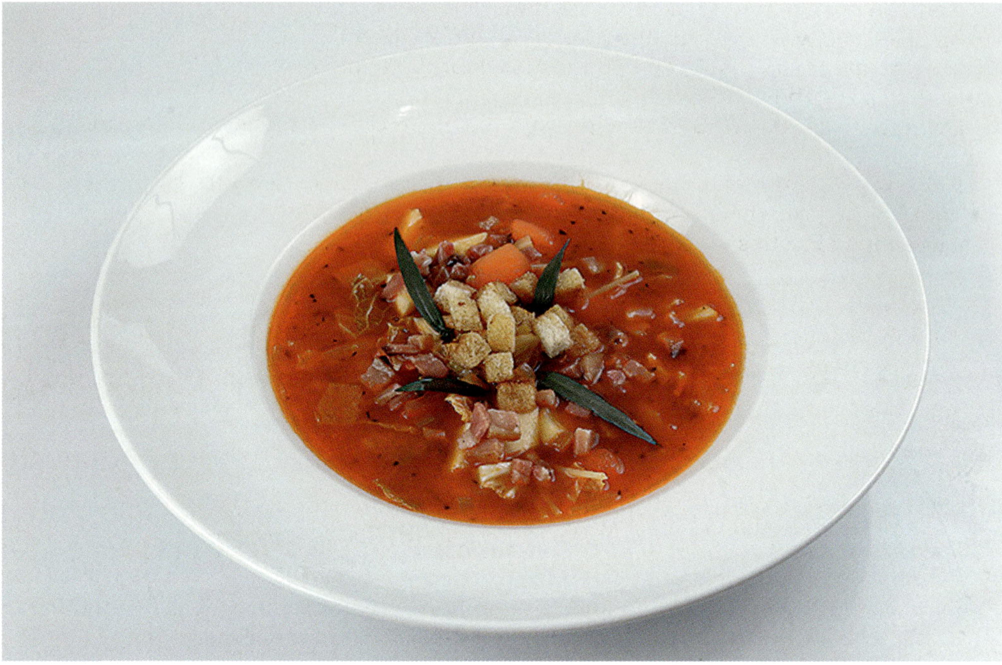

Materialanforderung für 10 Portionen (= 2 Liter Suppe)

80 g	Zwiebeln
120 g	Karotten
120 g	Lauch
100 g	Sellerie
200 g	Wirsing
60 g	Speck
100 g	Butter
20 g	Tomatenmark
2,5 l	Fleischbrühe
20 g	Rundkornreis
40 g	Makkaroni/Spaghetti
100 g	Tomatenwürfel
60 g	Parmesan
Gewürze:	Salz, weißer Pfeffer, Knoblauch, Petersilie, Basilikum, Lorbeerblatt

Arbeitsweise

① Gemüse putzen und waschen, in Rauten (Blättchen) schneiden.
② Speck- und Zwiebelwürfel in Butter anschwitzen, Gemüse zugeben.
③ Mit Tomatenmark glasieren und der Fleischbrühe auffüllen.
④ Gewürze zugeben.
⑤ Kurz vor Garende werden der Reis und die in Stücke gebrochenen Teigwaren zugegeben.
⑥ Gehackter Knoblauch und Petersilie sowie die abgezogenen entkernten Tomatenfleischwürfel zugeben, abschmecken.
⑦ Geriebenen Parmesan extra servieren.

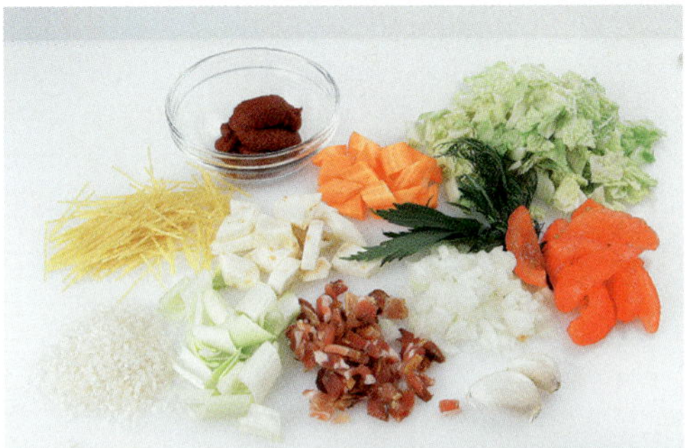

Eine saubere Schnittführung ist wichtig.

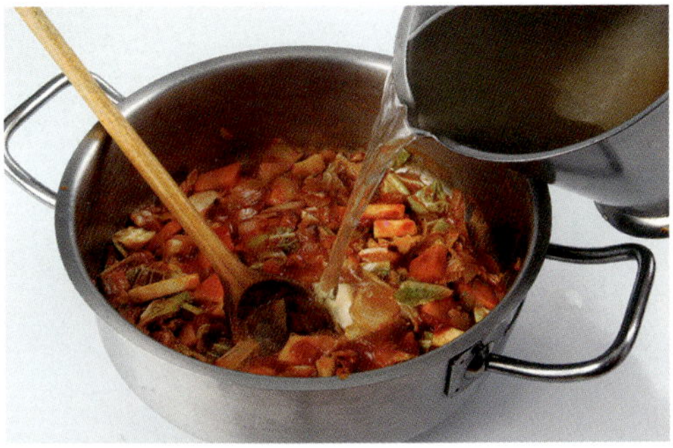

Speck und Zwiebeln anschwitzen.

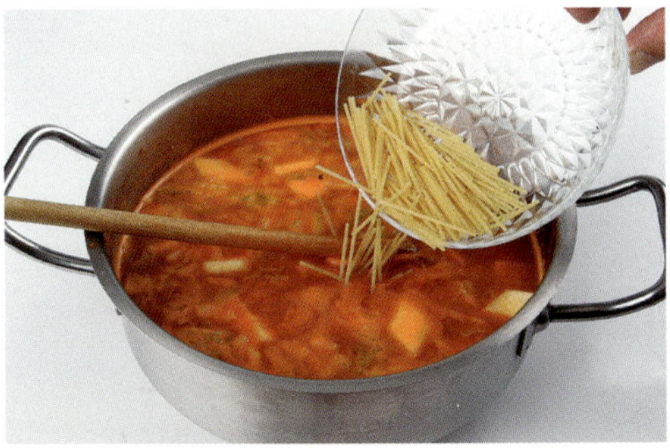

10 Minuten vor Kochende Nudeln hinzugeben.

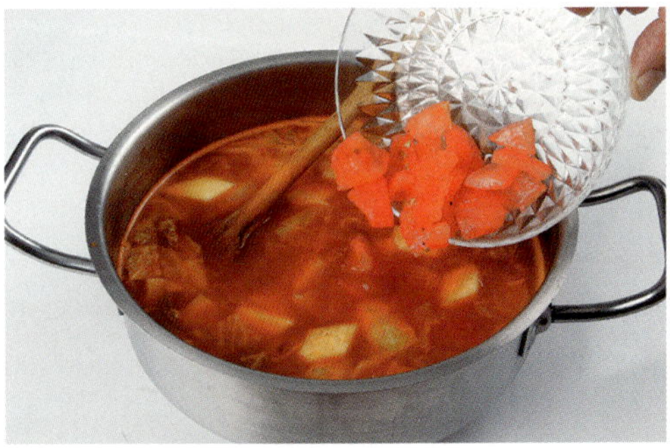

Mit Tomatenwürfeln verfeinern.

Französische Zwiebelsuppe

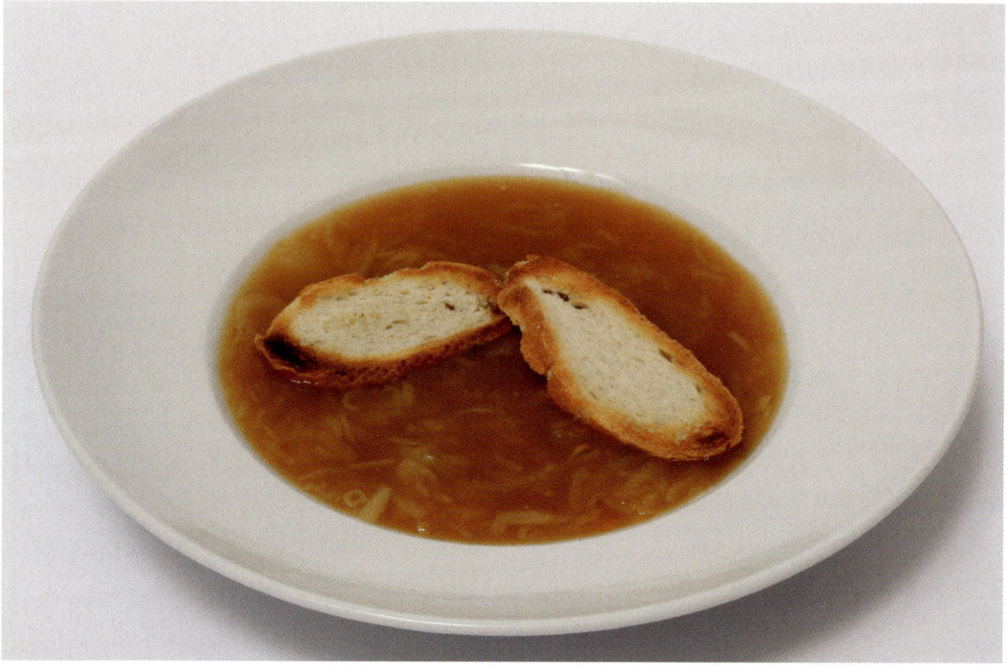

Materialanforderung für 10 Portionen (= 2 Liter Suppe)

700 g	Zwiebeln
120 g	Butter
2,25 l	Fleischbrühe
10 Scheiben	Stangenweißbrot
60 g	Parmesan
30 g	Butter
Gewürze:	Salz, weißer Pfeffer, Knoblauch

Arbeitsweise

① Zwiebeljulienne in Butter goldgelb anschwitzen.
② Mit kräftiger Fleischbrühe auffüllen, Gewürze zugeben, die Zwiebeln weich kochen.
③ Scheiben von Stangenweißbrot rösten.
④ Suppe in feuerfestes Porzellan einfüllen.
⑤ Mit geröstetem Weißbrot belegen, Parmesan und Butterflocken darüberstreuen und gratinieren.

Gulaschsuppe

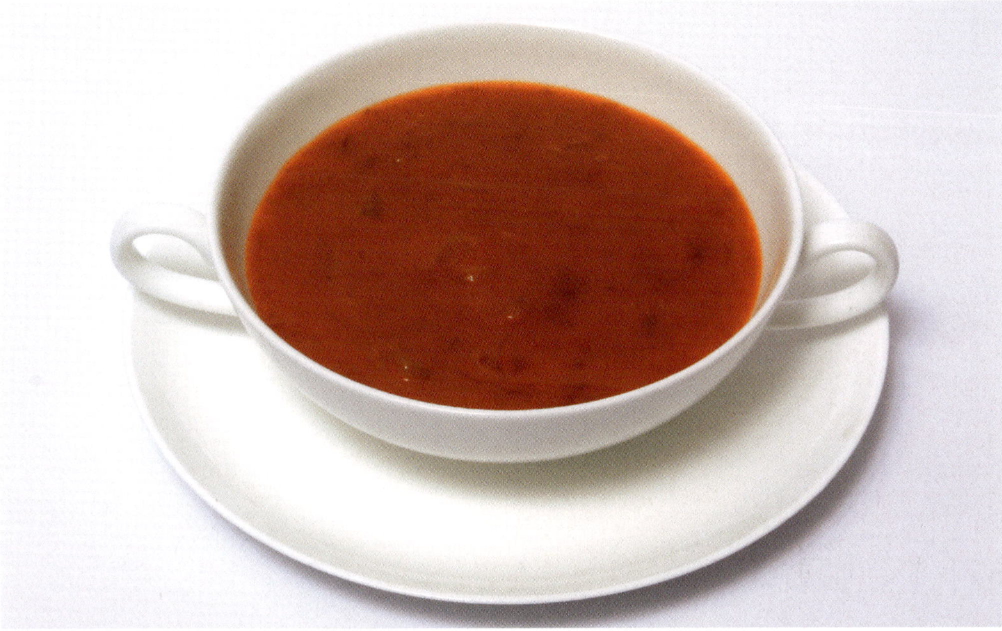

Materialanforderung für 6 Portionen

150 g	Rindfleisch (Schulter, Wade, Bug)
150 g	Zwiebeln
30 g	Fett
80 g	Paprikawürfel
100 g	Kartoffeln
40 g	Mehlbutter zur Bindung
2 l	Brühe (Wasser)
Gewürze:	Gulaschgewürz (Knoblauch, Majoran, Zitronenschalen, Kümmel), Salz, Pfeffer, Paprikapulver, evtl. Tomatenmark

Arbeitsweise

① Zwiebelwürfel im Fett andünsten, kleine gewürzte Rindfleischwürfel (Salpikon) dazugeben.

② Zugedeckt Saft ziehen lassen, ohne Deckel den Fleischfond einkochen und mit Paprika bestreuen (evtl. Tomatenmark).

③ Mit Brühe auffüllen, Gewürze dazugeben, zugedeckt weich dünsten.

④ Vor Ende der Garzeit Paprikawürfel und blanchierte Kartoffelwürfel sowie das Gulaschgewürz in die Suppe geben und mitkochen, mit der Mehlbutter die Konsistenz regulieren, fertig abschmecken.

Hammelbohneneintopf

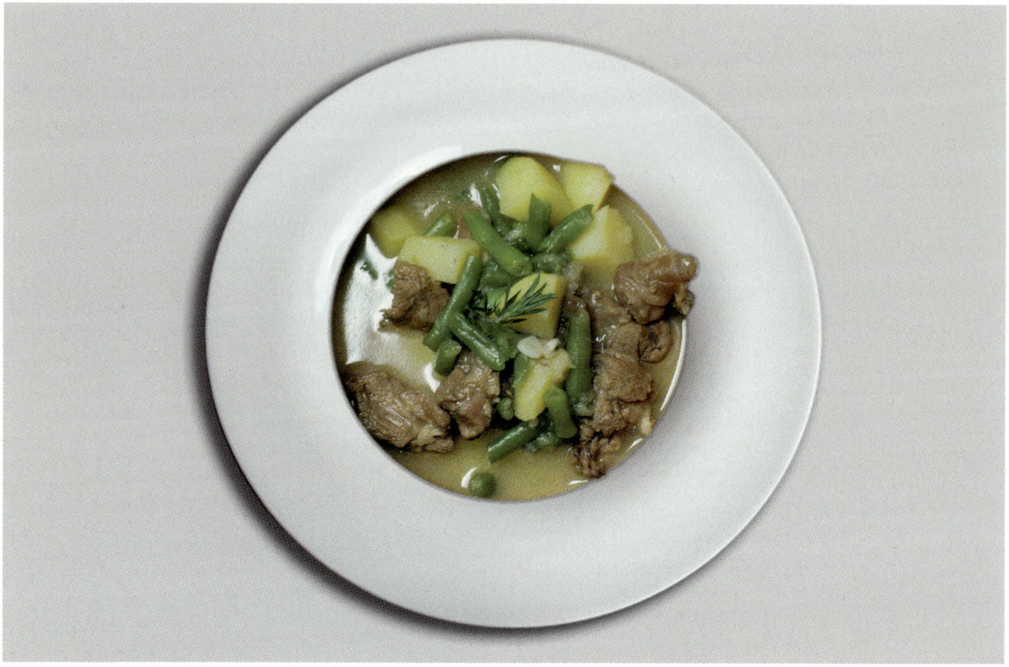

Materialanforderung für 6 Portionen

1.200 g	Hammelschulter, ohne Knochen
300 g	Zwiebeln
60 g	Fett
700 g	grüne Bohnen
700 g	Kartoffeln ohne Schale
0,7 l	Fleischbrühe
Gewürze:	Salz, weißer Pfeffer, Bohnenkraut, Knoblauch, Petersilie

Arbeitsweise

① Hammelschulter auslösen, in gleichmäßige grobe Würfel schneiden.
② Fleisch und Zwiebelbrunoise in Fett anschwitzen, Gewürze zugeben, mit der halben Menge Brühe auffüllen, schmoren.
③ Kurz vor Ende der Garzeit die restliche Brühe zufügen, die blanchierten grünen Bohnen sowie die in Würfel geschnittenen Kartoffeln zugeben, langsam fertig garen, abschmecken.
④ Hammelbohnenfleisch anrichten, mit frisch gehackter Petersilie bestreuen.

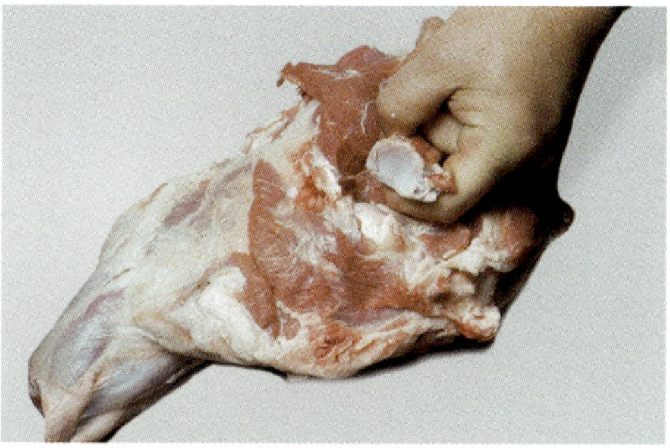

Hammelschulter auslösen.

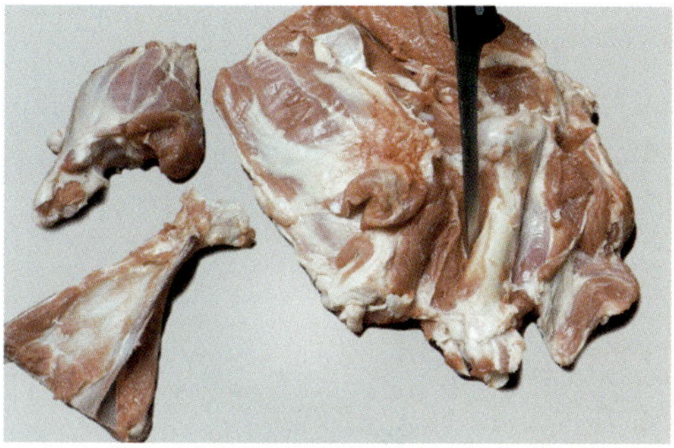

Knochen restlos entfernen.

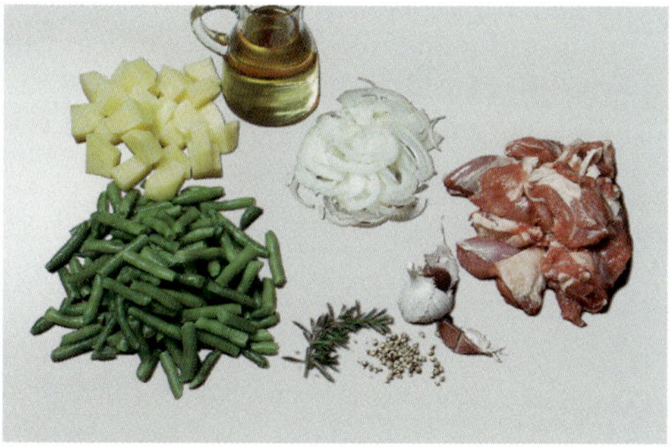

Fleisch in Würfel schneiden, Zutaten bereitstellen.

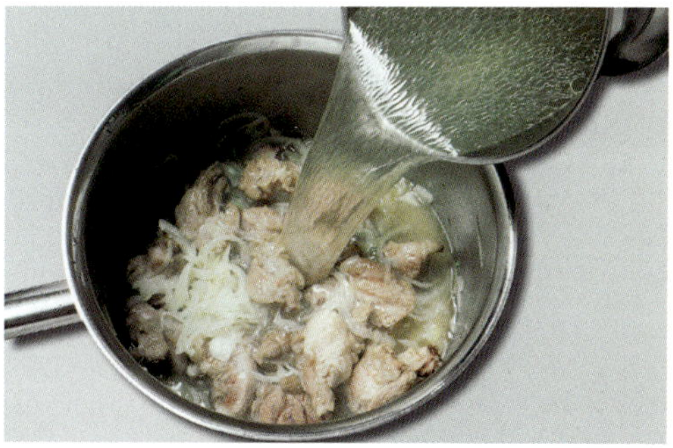

Fleisch und Zwiebeln anschwitzen, auffüllen.

Pichelsteiner Eintopf

Materialanforderung für 6 Portionen

250 g	Ragoutfleisch vom Rind, ohne Knochen
250 g	Ragoutfleisch vom Kalb, ohne Knochen
250 g	Ragoutfleisch vom Schwein, ohne Knochen
500 g	Wirsing
350 g	Karotten
350 g	Zwiebeln
150 g	Sellerie
500 g	Kartoffeln ohne Schale
50 g	Fett
80 g	Rindermark
0,7 l	Fleischbrühe
Gewürze:	Salz, Pfeffer, Petersilie

Arbeitsweise

① Fleisch in kleine Würfel schneiden, im Topf anbraten, mit Flüssigkeit angießen und ca. $^1/_2$ Stunde zugedeckt garen.

② Gemüse grobblättrig schneiden, Kartoffeln in Scheiben schneiden, Rindermark in kaltem Wasser wässern und ebenfalls in Scheiben schneiden.

③ Den Topfboden mit Rindermarkscheiben belegen, schichtweise das vorgegarte Fleisch, Gemüse und Kartoffeln einsetzen, mit Brühe begießen, restliche Markscheiben auflegen, aufkochen, zugedeckt im Ofen ca. 60 Minuten fertig garen (nicht umrühren).

④ Anrichten, mit gehackter Petersilie bestreuen.

3.3 Eierspeisen

Eieromelette

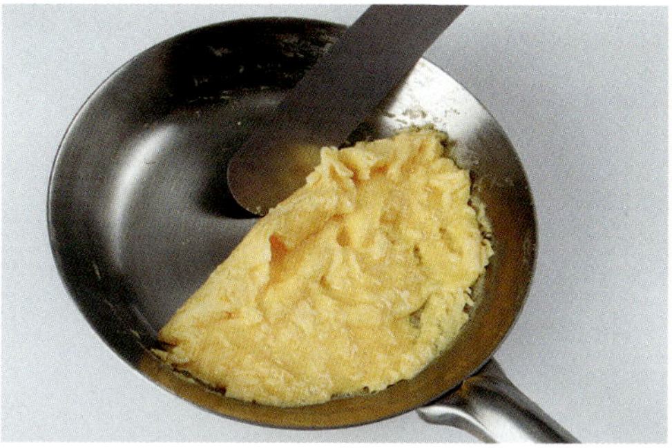

3 Eier mit einer Prise Salz aufschlagen. In einer Omelettepfanne Butter vorsichtig erhitzen. Eimasse unter Rühren erhitzen. Eimasse muss kremig, weich bleiben.

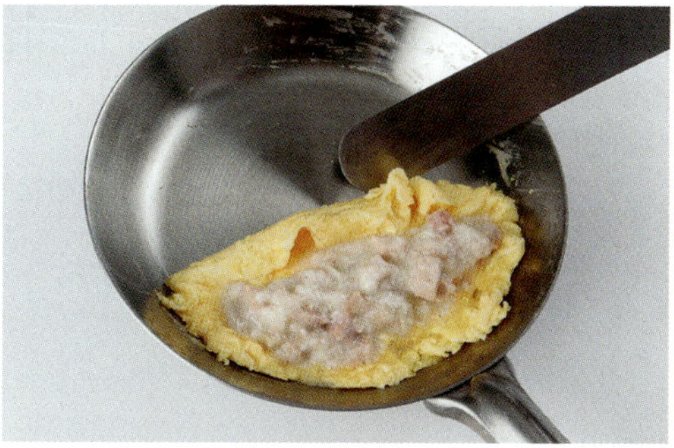

Omelette zur Mitte einschlagen. Eventuell mit einer gewünschten Füllung versehen und einklappen. Zur Füllung eignen sich Ragouts, Champignons, Spargel.

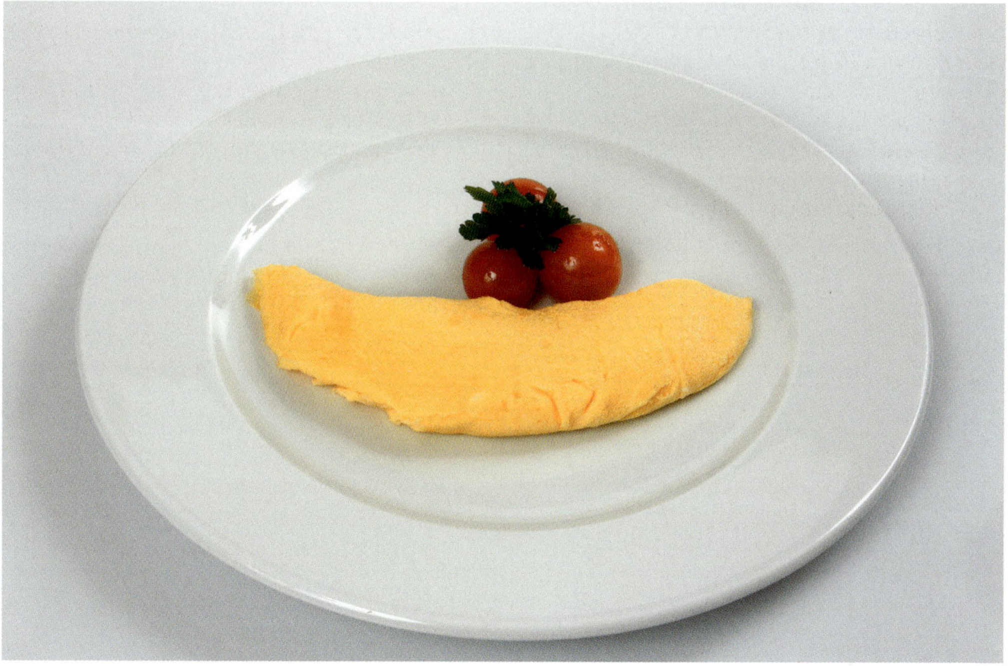

Ein Omelette sollte weich, glatt und ungebräunt sein. Zur Garnitur eignen sich glasierte Cocktailtomaten.

Pochierte Eier Florentiner Art

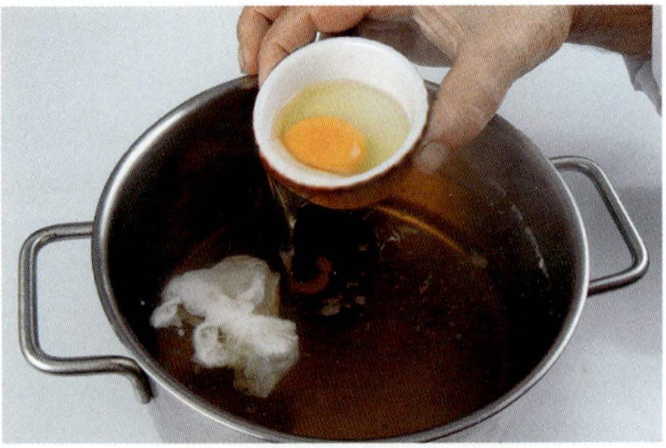

Essigwasser zum Sieden bringen. Eier in Schälchen aufschlagen und in das siedende Wasser gleiten lassen.

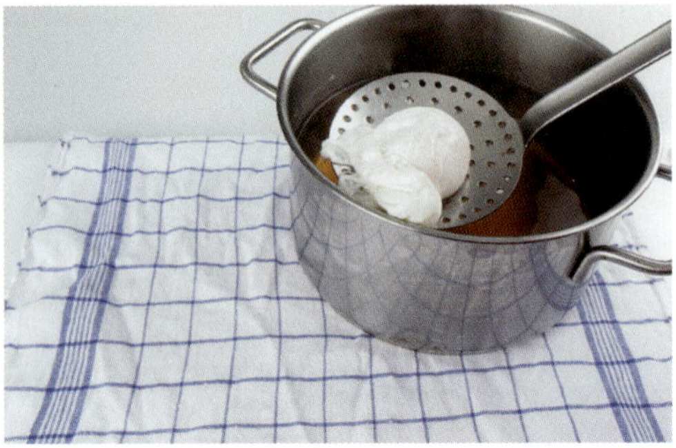

Ei vier Minuten garziehen lassen. Mit Schaumkelle entnehmen.

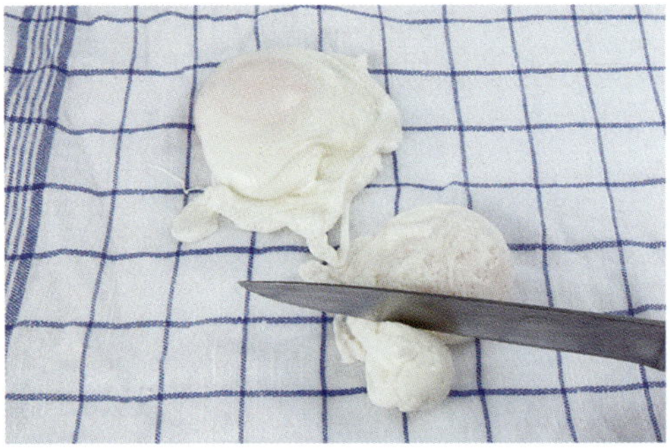

Die abstehenden Eiweißteile entfernen und in Salzwasser warm halten.

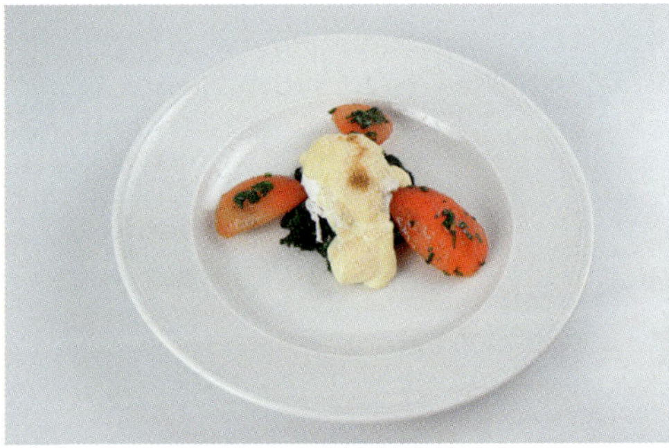

Die wachsweichen Eier auf einem Sockel mit angeschwitztem Blattspinat anrichten. Mit Mornaysoße im Salamander überbacken.

3.4 Fische

- Ziel der Verarbeitung: Verarbeiten von Süß- und Salzwasserfischen
- Verwendung von: Forelle, Zander, Hecht, Seezunge, Rotbarsch, Seelachs und weitere Süß- und Salzwasserfische (z. B. gezüchtete Fische)
- Vorbereitung: 3-S-Regel (s. nächste Seite)
- Filetieren/Portionieren
- Zubereitung: Pochieren/Dünsten, Braten, Frittieren, Grillen, Kochen/Garziehen im Fischsud
- Anrichteweise

Beispiele zur Verwendung

- **Forelle**
  - im Ganzen gebraten, frittiert oder im Fischsud garziehen lassen
  - Forellenfilets, pochiert oder gebraten
  - Forellenröllchen, gefüllt und pochiert
- **Zander**
  - Zanderfilet gebraten
  - Zanderfilet pochiert
  - Zanderfilet frittiert
- **Hecht**
  - Hechttranchen (Scheiben) gebraten
  - Hechtfilet pochiert
  - Hechtfilet frittiert
- **Seezunge**
  - Seezungenfilet pochiert
  - Seezungenröllchen pochiert
  - Seezungenfilet gebraten
  - Seezunge im Ganzen gebraten
  - Seezunge im Ganzen frittiert
- **Rotbarsch**
  - Filets pochiert
- **Seelachs**
  - Filets gebraten
  - Filets frittiert
  - Filets gratiniert

3-S-Regel

Säubern

Ganze Fische werden geschuppt, ausgenommen und gewaschen, Fischfilets werden nur gewaschen.

Geschuppt werden Fische nur, wenn die Haut mitgegessen wird. Bei den Fischen, die „blau" gekocht werden, darf keinesfalls geschuppt werden, weil dann auch der Schleim auf der Fischhaut entfernt wird, der beim Übergießen mit heißem Essigwasser oder beim Sieden in Wasser mit Essig das Blauwerden bewirkt.

Das Schuppen muss stets vor dem Ausnehmen erfolgen. Geschuppt wird am besten, indem man den Fisch unter Wasser hält, damit die Schuppen nicht herumfliegen, und zwar mit dem Messerrücken oder mit einem stumpfen Messer, vom Schwanzende zum Kopf hin.

Das Ausnehmen geschieht durch einen scharfen Schnitt, der am Ausgang des Darmes angesetzt und in Kopfrichtung geführt wird.

Gewaschen werden Fische und Fischfilets unter fließendem Wasser. Sie sollen nicht im Wasser liegen.

Fische, vor allem Süßwasserfische zum Blaukochen, müssen besonders vorsichtig gewaschen werden, damit der Schleim haften bleibt.

Säuern

Fische oder Fischfilets werden mit Essig oder Zitronensaft beträufelt. Die Säure dient der Geschmacksverbesserung und macht das Fischfleisch fester. Außerdem wird der Fischgeruch vermindert.

Bei tiefgefrorenen Fischfilets dient das Säuern nicht der Geruchsbindung, denn Tiefkühlfisch ist nahezu geruchlos. Die Säure dient lediglich der Festigung des Fleisches und der Geschmacksabrundung.

Salzen

Gesalzen wird der Fisch erst kurz vor der Zubereitung, damit dem lockeren Fischgewebe nicht unnötig Flüssigkeit entzogen wird.

Grundzubereitungen für Fische

Pochieren/Dünsten

Verwendung:
- Haut- und grätenlose Fischfilets aller Fische,
- kleine Portionsfische,
- Fischscheiben (Tranchen) mit Gräten.

Arbeitstechnik:
Kochgeschirr mit Zwiebelbrunoise bestreuen, andünsten, den vorbereiteten Fisch würzen, einsetzen, mit Wein oder Fischfond begießen, mit Deckel oder Folie abdecken, unter dem Siedepunkt garen.

Braten

Verwendung:
- Filets aller Fische mit festem Fleisch,
- kleine Platt- und Portionsfische,
- Fischscheiben (Tranchen).

Arbeitstechnik:
Vorbereitete Fische würzen und in Mehl wenden, in der Pfanne mit heißem Fett langsam braten, Temperatur regulieren, in Butter nachbraten.

Frittieren

Verwendung:
- Filets von Fischen mit festem Fleisch, ohne Gräten,
- kleine Platt- und Portionsfische.

Arbeitstechnik:
Vorbereitete Fische würzen, mit der entsprechenden Umhüllung versehen, Fischfilet bei 170 °C ausbacken, bei größeren Fischstücken Temperatur auf 150 °C bis 160 °C einstellen, abtropfen, sofort servieren.

Grillen

Verwendung:
- Kleine Portionsfische mit festem Fleisch,
- Fleischscheiben (Tranchen) mit festem Fleisch.

Arbeitstechnik:
Vorbereitete Fische würzen, mit Öl bestreichen, auf heißen Rost/Grill legen, dabei sofortige Eiweißgerinnung, Fische mehrmals wenden, trocken anrichten.

Kochen/Garziehen im Fischsud

Verwendung:
- Ganze Fische,
- Fischscheiben,
- Fische zum Blaukochen.

Arbeitstechnik:
Fischsud (Court-bouillon) herstellen (Wasser, Salz, evtl. weißes Mirepoix, Pfefferkörner). Sud darf nicht zu stark im Eigengeschmack sein. Vorbereitete Fische einlegen und garziehen lassen.

Filetieren von Plattfischen

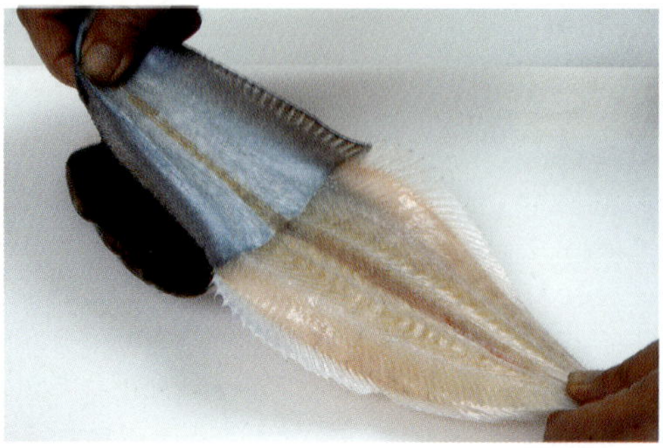

Haut am Schwanzende einschneiden und kräftig abziehen.

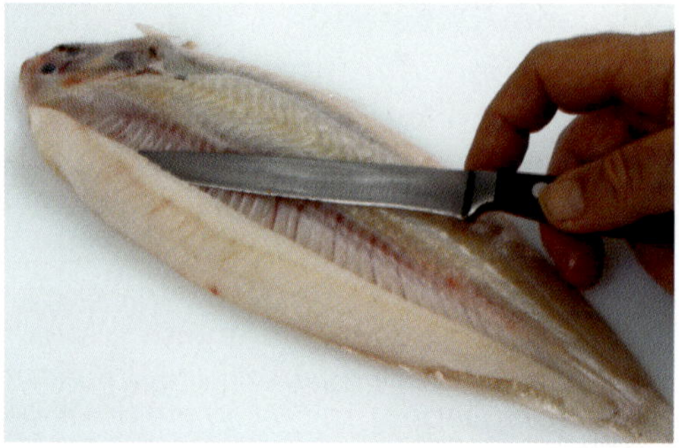

Von der Mittelgräte aus die Filets vom Kopf her ablösen.

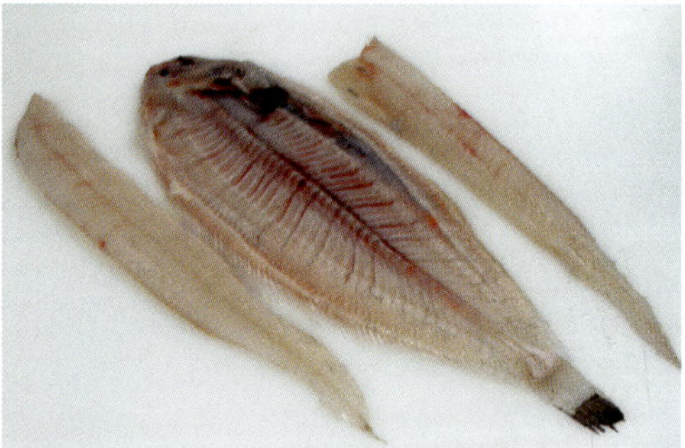

Die beiden abgelösten oberen Filets, in der Mitte die Seezunge mit der Mittelgräte und den darunterliegenden Unterfilets.

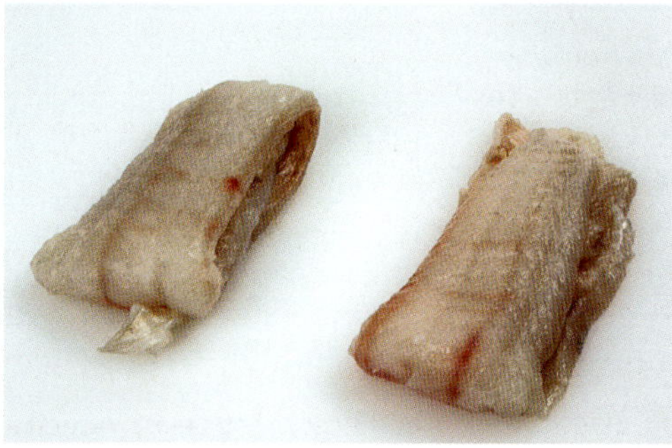

Die Filets können entsprechend zusammengeklappt werden.

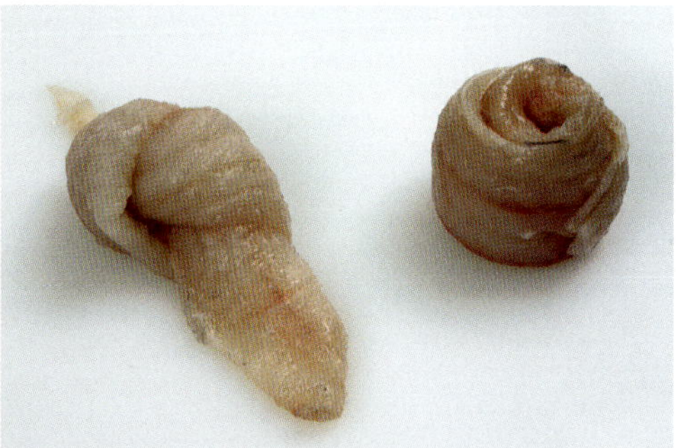

Auch Schleifen oder Röllchen können geformt und später so pochiert werden.

Seezungenfilets in Dillsoße, Safrannudeln

Materialanforderung für 6 Portionen

Seezunge

800 g	Seezungenfilets
30 g	Butter
50 g	Zwiebelbrunoise
0,1 l	Weißwein
0,1 l	Fischfond
Gewürze:	Salz, Pfeffer, Zitronensaft

Dillsoße

0,5 l	Pochierfond
70 g	Mehlbutter
1 Stck.	Eigelb
0,1 l	Sahne
2 EL	Dill, fein geschnitten
Gewürze:	Salz, Pfeffer, Zitronensaft

Fischfond

300 g	Fischgräten/Abschnitte
20 g	Butter
100 g	helles Mirepoix
0,1 l	Weißwein
0,5 l	Wasser
Gewürze:	Salz, Lorbeer, Pfefferkörner, Thymian

Safrannudeln

250 g	Mehl
max. 0,1 l	Wasser, lauwarm
2 Stck.	Eier
1 EL	Öl
1 g	Safran
Gewürze:	Salz
30 g	Butter

Arbeitsweise

① Seezungen abziehen, filetieren, waschen.
② Aus Gräten, Mirepoix, Weißwein und Wasser Fischbrühe/-fond herstellen.
③ Seezungen formen (Schleifen, Röllchen usw.), auf gedünstete Zwiebelbrunoise setzen, mit Weißwein und Fischfond zugedeckt pochieren.
④ Seezungenfilets herausnehmen, Fond mit Mehlbutter binden, passieren, legieren.
⑤ Seezungenfilets anrichten, mit Soße nappieren.

Weiter auf der nächsten Seite

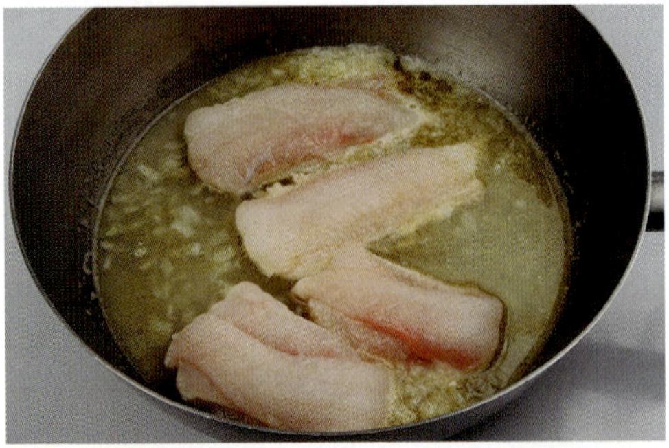

Seezungenfilets in Pochierfond einsetzen.

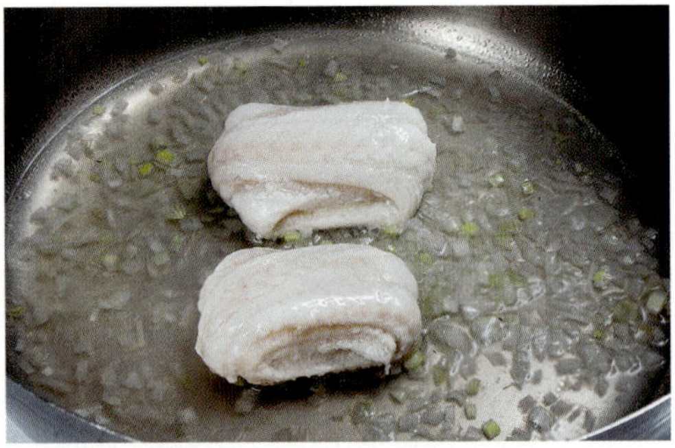

Im Fischfond und Weißwein werden die zusammengelegten Filets gedünstet.

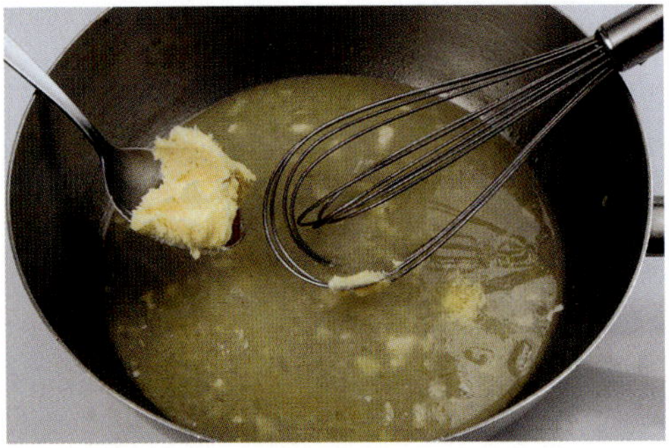

Pochierfond mit Mehlbutter binden.

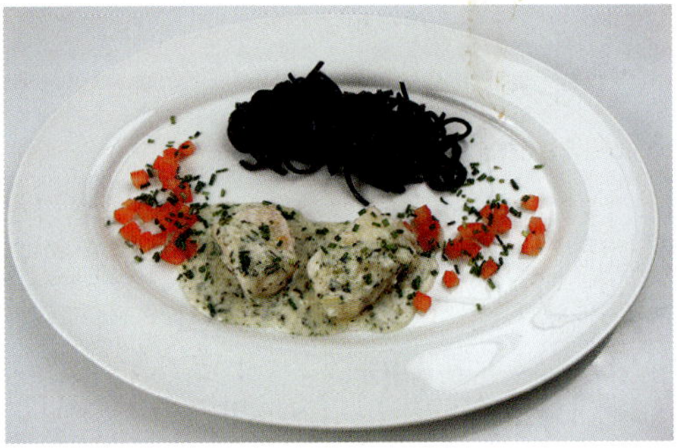

Auf warmem Speiseteller anrichten, mit Soße nappieren.

Pochiertes Forellenfilet in Weißweinsoße

Materialanforderung für 6 Portionen

900 g	Forellenfilet
40 g	Butter
50 g	Zwiebeln
0,2 l	Weißwein
0,2 l	Fischfond (aus den Gräten herstellen)
60 g	Mehlbutter (beurre manie)
0,1 l	Sahne
1 Stck.	Eigelb
Gewürze:	Salz, Zitronensaft, weißer Pfeffer

Garnitur

200 g	Lauch
200 g	Karotten
200 g	Sellerie
60 g	Butter
0,1 l	Wasser
Gewürze:	Salz, weißer Pfeffer

Arbeitsweise

① Forellenfilets nach der 3-S-Regel vorbereiten, waschen.
② In ein gebuttertes Geschirr mit gedünsteter Zwiebelbrunoise legen, mit Weißwein und Fischfond begießen.
③ Zugedeckt pochieren.
④ Fisch herausnehmen, Fond mit Mehlbutter binden, passieren, legieren.
⑤ Forellenfilets anrichten, mit der Soße nappieren, gedünstete Gemüsestreifen als Garnitur verwenden.

Weiter auf der nächsten Seite

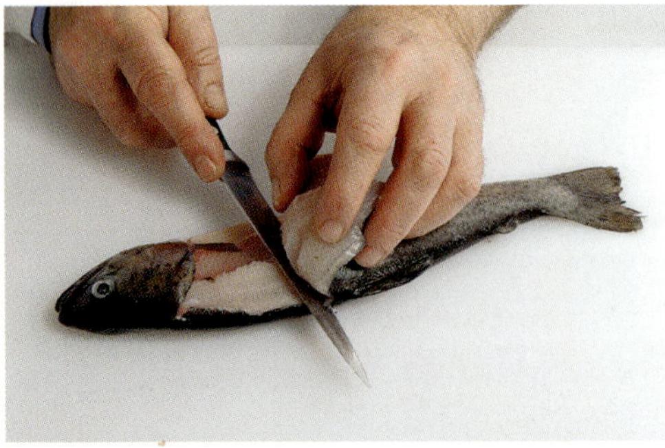

Vom Kopf aus wird auf der Mittelgräte entlang das Filet abgelöst.

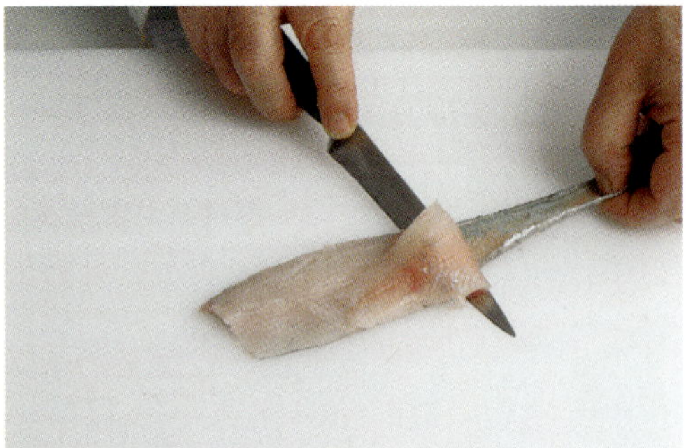

Zwischen Haut und Filet wird eingeschnitten und das Filet sauber abgetrennt.

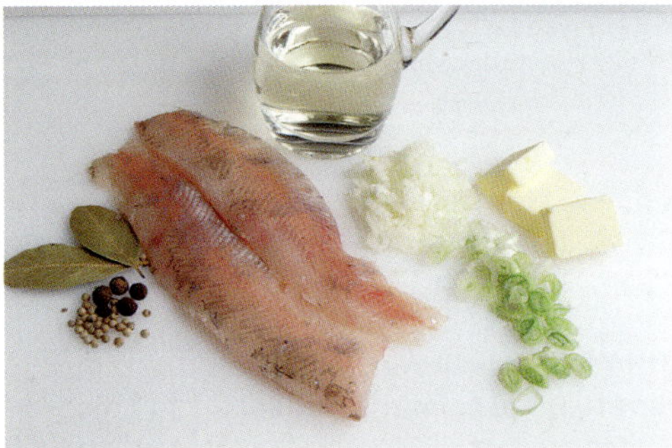

Zutaten zum Pochieren bereitstellen.

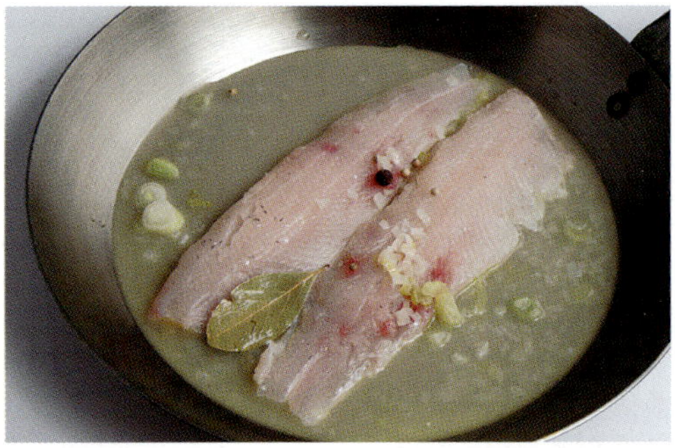

Forellenfilets zum Pochieren einsetzen.

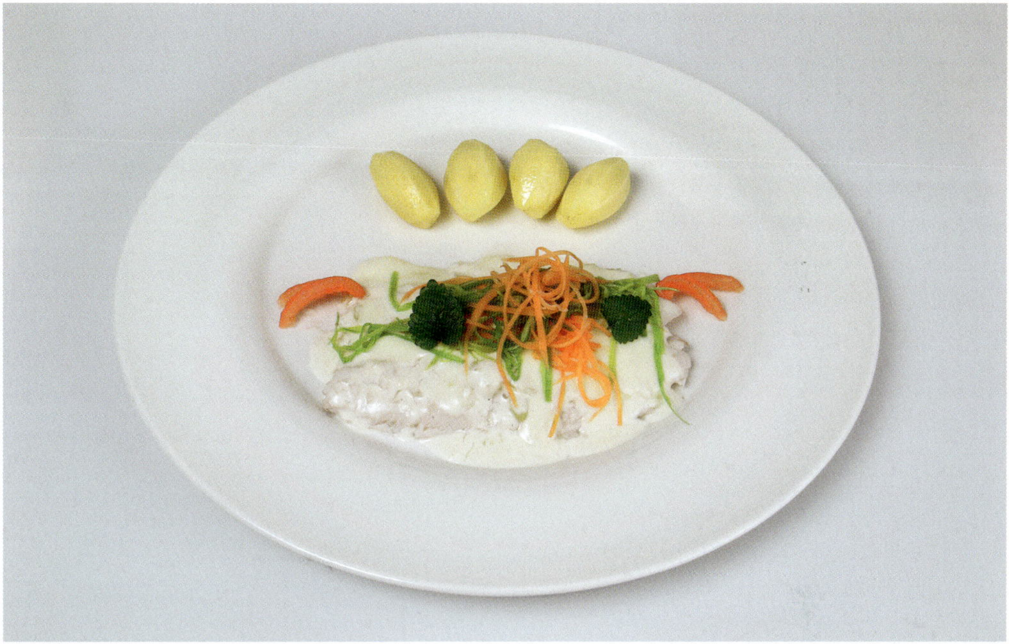

Pochiertes Forellenfilet mit Kartoffeln.

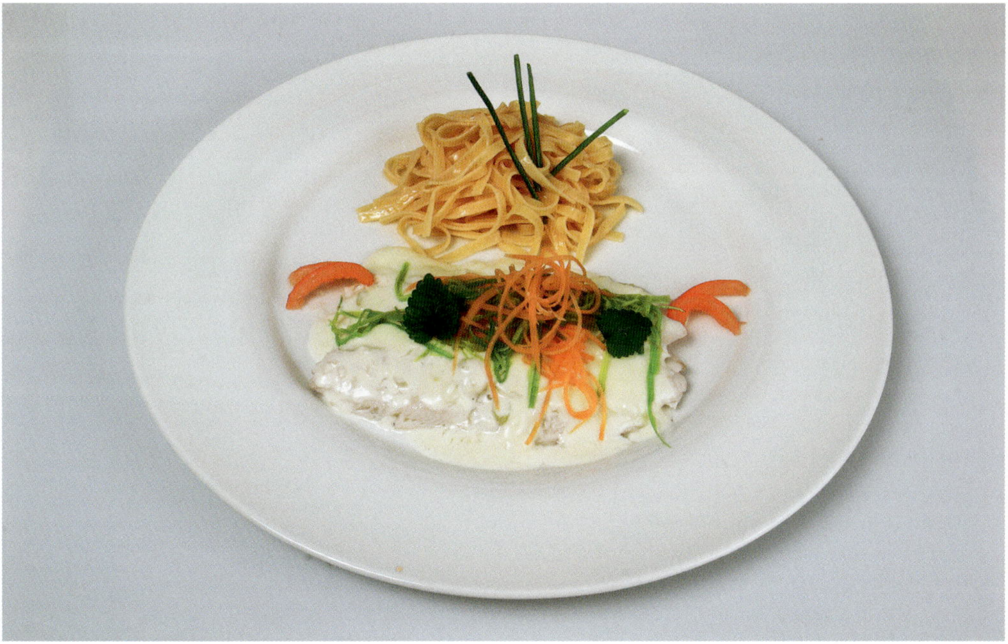

Pochiertes Forellenfilet mit Nudeln.

Rotbarschfilet Orly

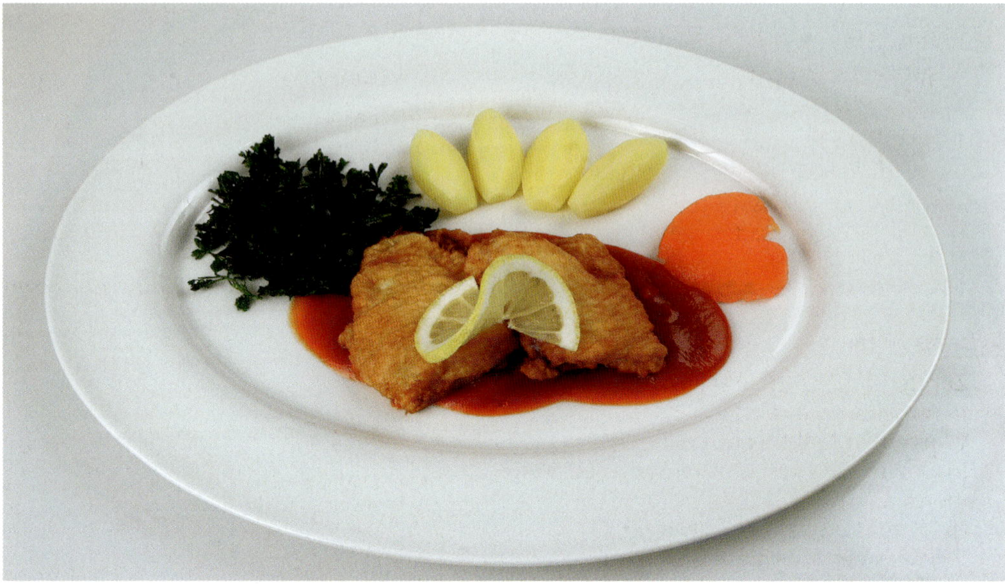

Materialanforderung für 6 Portionen

900 g	Rotbarschfilet
Gewürze:	Salz, weißer Pfeffer, Zitronensaft
Garnitur:	gebackene Petersilie, Zitronenstücke

Bierteig

250 g	Mehl
0,2 l	Bier
30 g	Öl
2 Stck.	Eigelb
2 Stck.	Eiweiß
Gewürze:	Salz, Zucker

Tomatensoße

80 g	Speck
40 g	Fett
100 g	Mirepoix
40 g	Mehl
500 g	Tomaten
40 g	Tomatenmark
0,75 l	Brühe
Gewürze:	Salz, weißer Pfeffer, Knoblauch, Oregano, Zucker, Essig, Lorbeerblatt, Basilikum, Thymian

Arbeitsweise

① Rotbarschfilet nach 3-S-System vorbereiten.
② Filets würzen und säuern, in Mehl wenden.
③ Durch den Ausbackteig (Bierteig) ziehen.
④ In Fett backen (frittieren).
⑤ Auf Gitter abtropfen und trocken auf Papiermanschette anrichten.
⑥ Mit gebackener Petersilie und Zitronenstücken garnieren, Tomatensoße extra servieren (à part) oder Fischfilet auf Tomatensoßenspiegel anrichten.

Gebratenes Zanderfilet Doria

Materialanforderung für 6 Portionen

750 g	Zanderfilet
80 g	Öl
70 g	Mehl
100 g	Butter
Gewürze:	Salz, weißer Pfeffer, Zitronensaft

Garnitur

400 g	Salatgurken
60 g	Butter
3	Zitronen
1 TL	gehackte Petersilie
Gewürze:	Salz, weißer Pfeffer

Arbeitsweise

① Zanderfilets enthäuten, waschen, evtl. in Tranchen schneiden.
② Würzen, in Mehl wenden.
③ In Öl kurz und scharf anbraten, Fett abgießen.
④ In Butter langsam fertigbraten.
⑤ Salatgurken tournieren, in Butter vorsichtig al dente glasieren.
⑥ Zitronen filetieren und mit den Gurken kurz anschwenken, mit gehackter Petersilie bestreuen und mit Butter begießen.

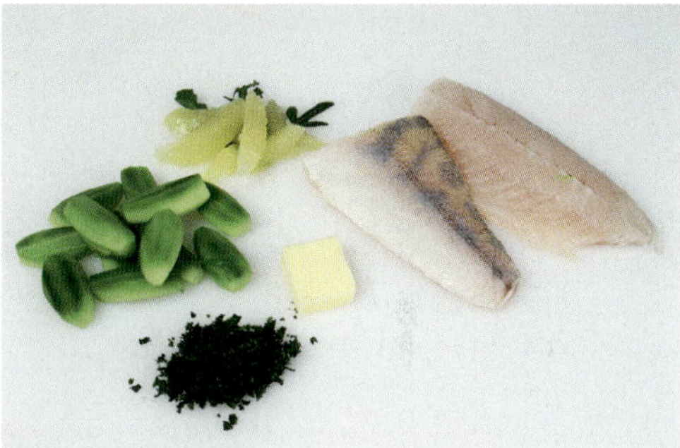

Mise en place für Zanderfilet Doria.

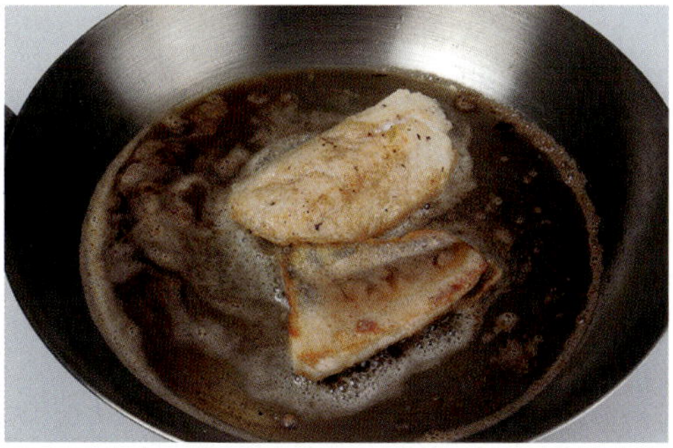

Filets in geklärter Butter braten.

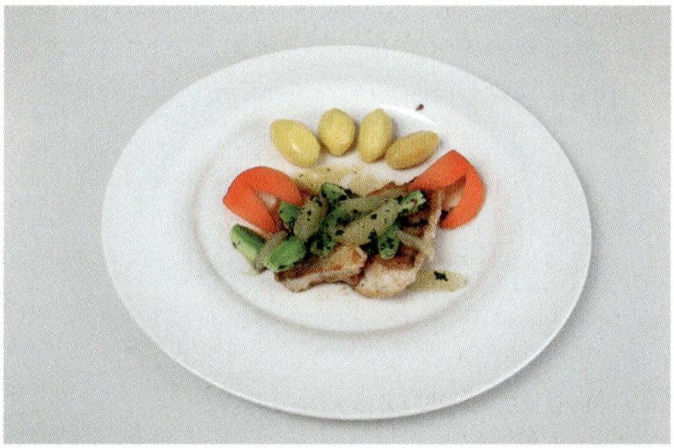

Garniturbestandteile über Filets anrichten.

Seelachsfilet Florentiner Art im Kartoffelrand

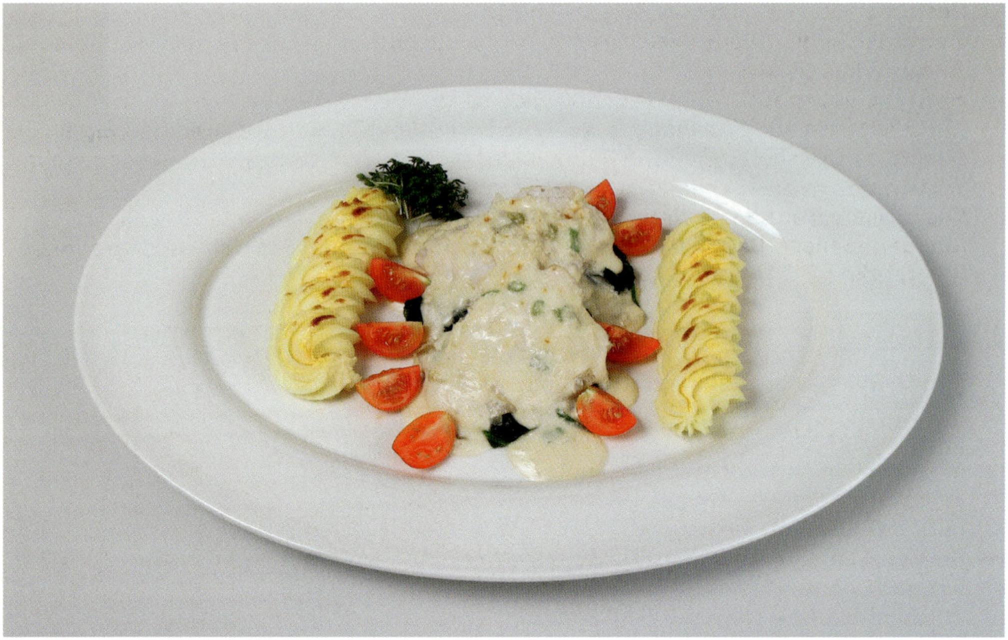

Materialanforderung für 6 Portionen

900 g	Seelachsfilet
30 g	Butter
50 g	Zwiebelbrunoise
0,2 l	Weißwein
0,2 l	Fischsud
700 g	Blattspinat, frisch
30 g	Butter
50 g	Zwiebelbrunoise
750 g	Kartoffeln, ohne Schale
0,15 l	Milch
50 g	Butter
0,5 l	Mornaysoße
50 g	Parmesankäse
1 Stck.	Eigelb zum Bestreichen
20 g	Butter
Gewürze:	Salz, weißer Pfeffer, Zitronensaft, Muskat

Arbeitsweise

① Seelachsfilet nach dem 3-S-System vorbereiten.
② Fischfilets in ein gebuttertes Geschirr mit Zwiebelbrunoise legen, mit Weißwein und Fischfond begießen.
③ Seelachsfilets pochieren, bei 220 °C etwa 10 Minuten.
④ Kartoffelpüree auf eine Platte (feuerfeste Form) oder Teller dressieren (mit Eigelb bestreichen), Zwiebelbrunoise in Butter sautieren (anschwitzen), Blattspinat dazugeben, würzen und in den gespritzten Kartoffelrand geben.
⑤ Seelachsfilets auf den Spinat legen, mit Mornaysoße nappieren (überziehen).
⑥ Mit geriebenem Parmesankäse bestreuen, mit Butter beträufeln und gratinieren (überbacken).

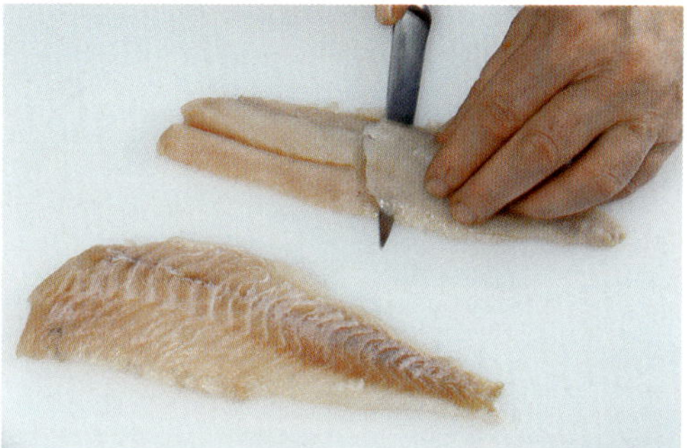

Filet immer schräg schneiden.

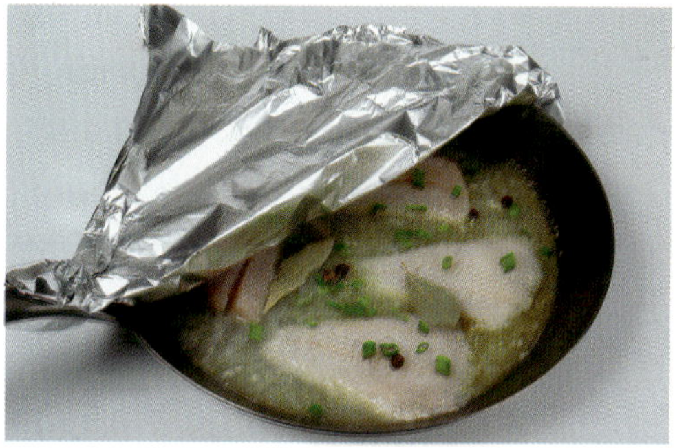

Einsetzen zum Pochieren.

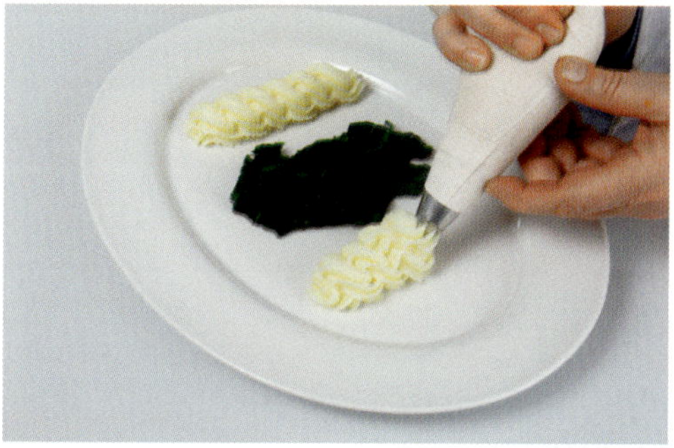

Spinatsockel und Kartoffelbordüre aufbringen.

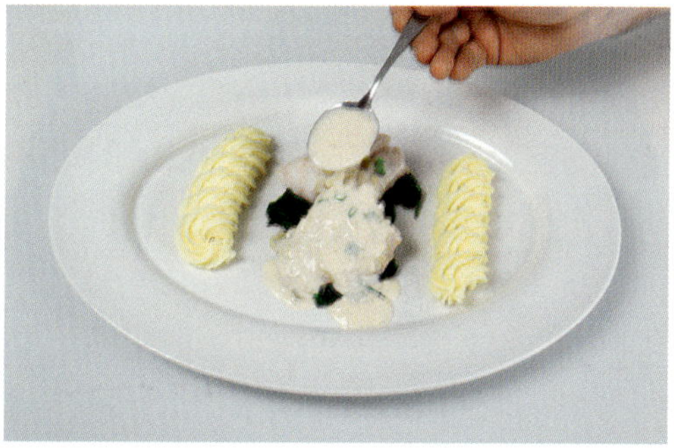

Fischfilet mit Käsesoße nappieren.

Seezunge Colbert

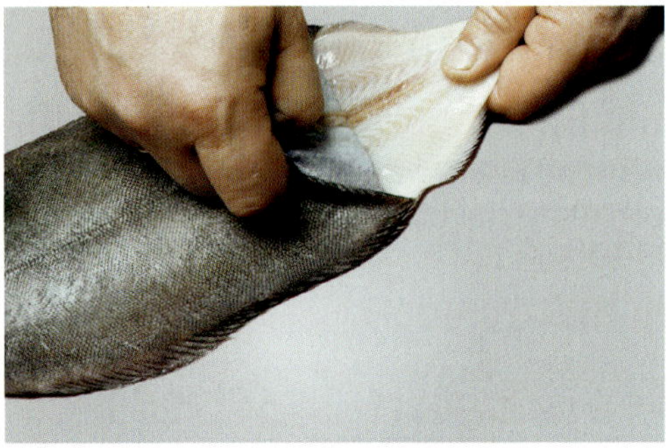

Haut vom Schwanzende abziehen.

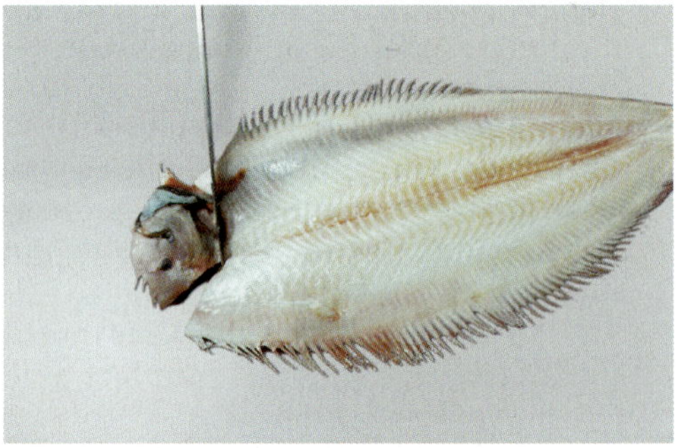

Kopf abtrennen.

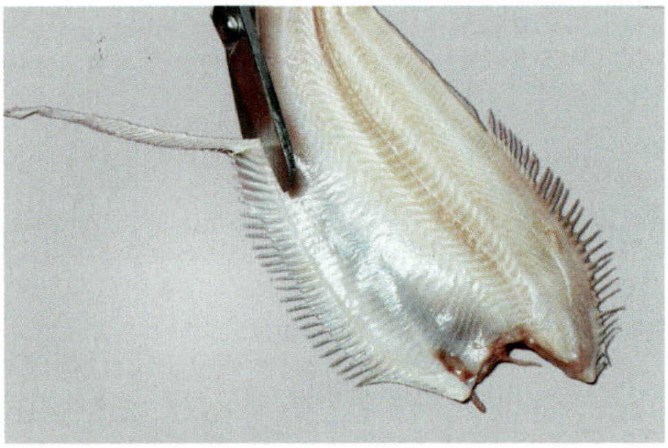

Flossensaum entfernen.

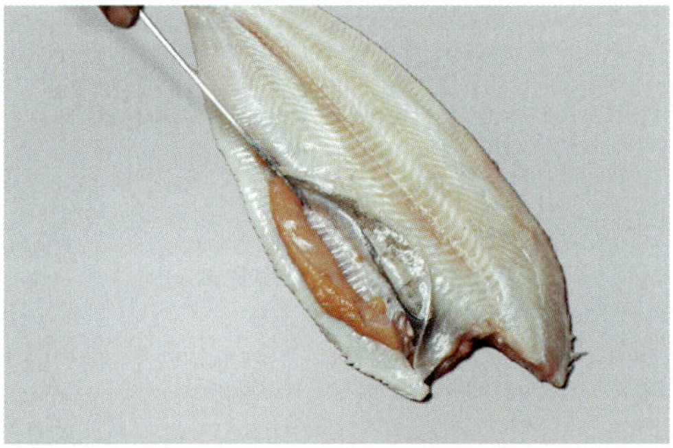

Innereien entnehmen.

Materialanforderung für 1 Portion

400 g	Seezunge
40 g	Mehl
1 Stck.	Ei
60 g	Semmelbrösel (Mie de Pain)
50 g	Colbertbutter (s. S. 153)
Gewürze:	Salz, Zitronensaft
Garnitur:	gebackene Petersilie, Zitronenstücke

Arbeitsweise

① Der Seezunge die Haut vom Schwanz zum Kopf abziehen.
② Kopf mit rundem Schnitt abtrennen, Flossensaum entfernen.
③ Filets halb auslösen.
④ Filets zurückschlagen, Tasche bilden.
⑤ Gräten am Kopf und Schwanz einschneiden.
⑥ Seezunge von allen Seiten panieren und frittieren.
⑦ Gräte herausziehen, Öffnung mit Colbertbutter (Kräuterbutter mit Fleischextrakt) füllen.

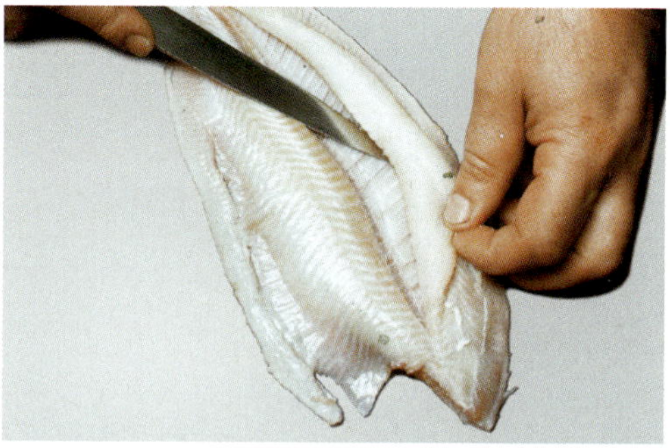
Filets von der Mitte auslösen.

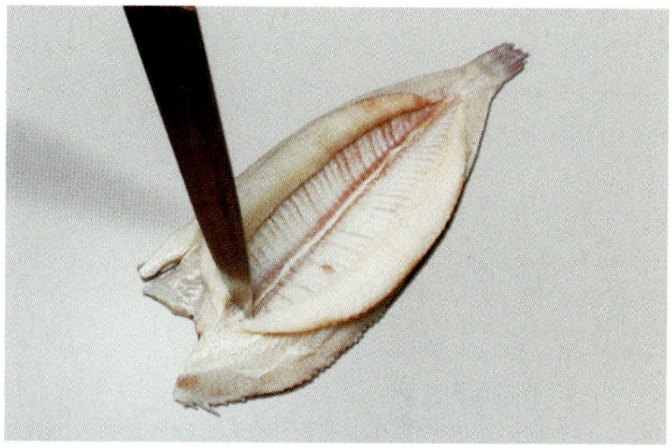
Mittelgräte einschneiden.

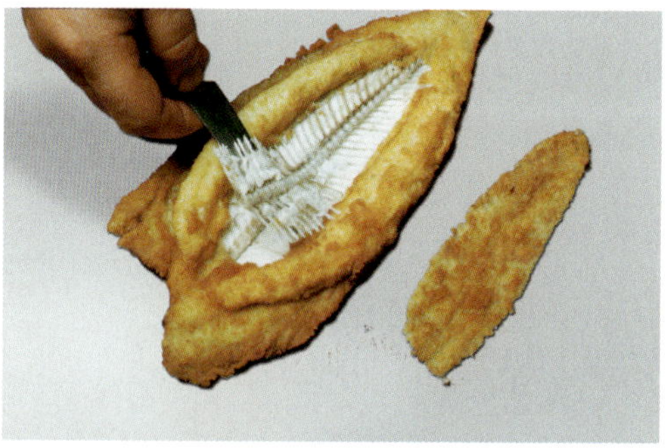
Gräte entfernen.

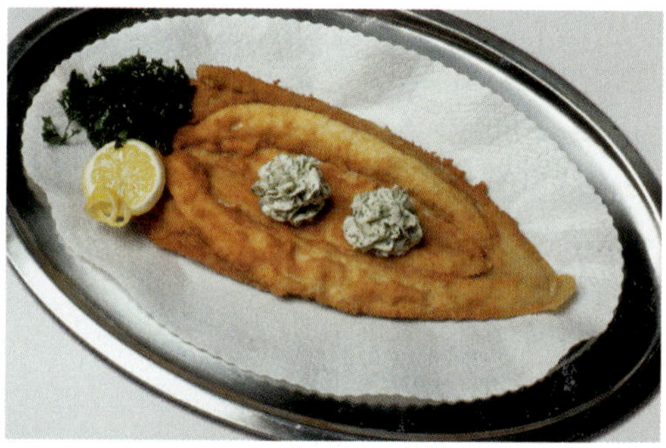
Mit Butter füllen.

Hummer

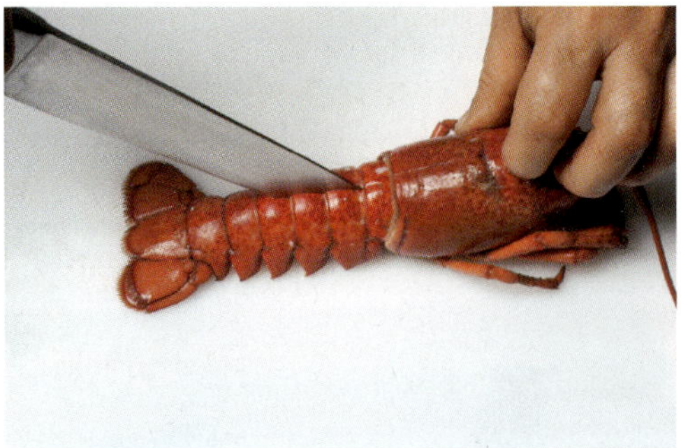

Hummer halbieren.

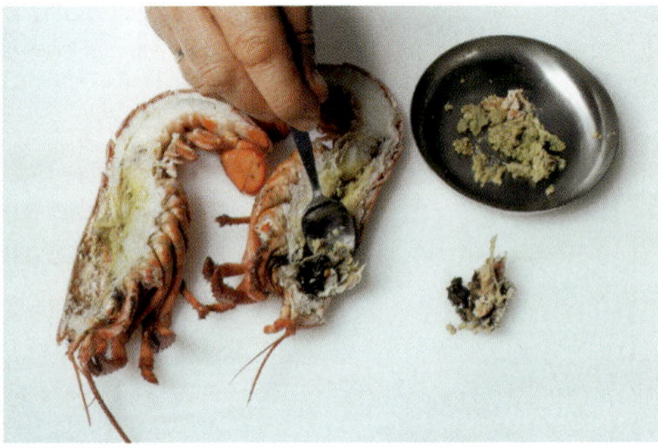

Mageninhalt entfernen.

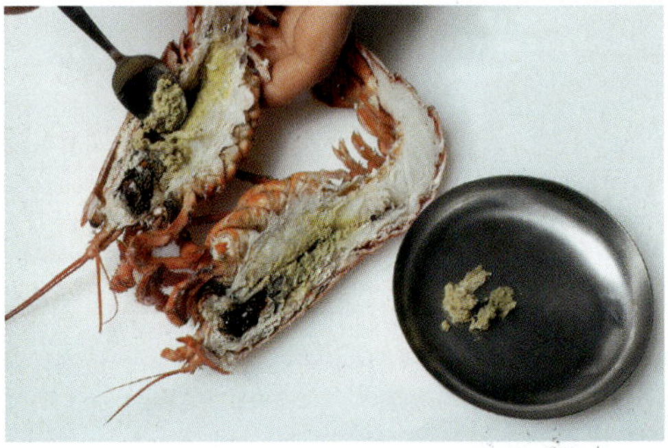

Hummermark auslöffeln.

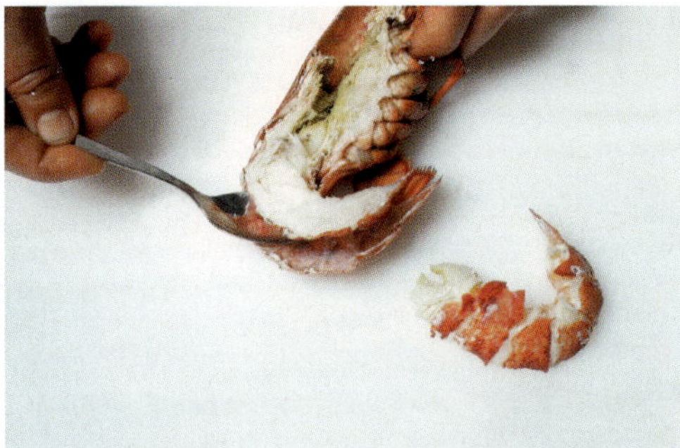

Schwanzfleisch entnehmen.

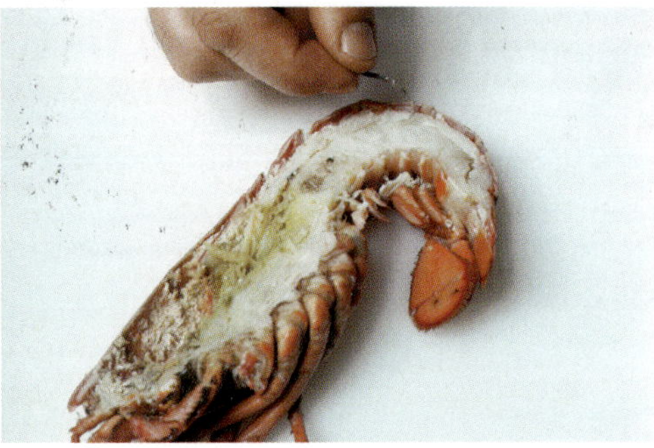

Darmfaden entfernen.

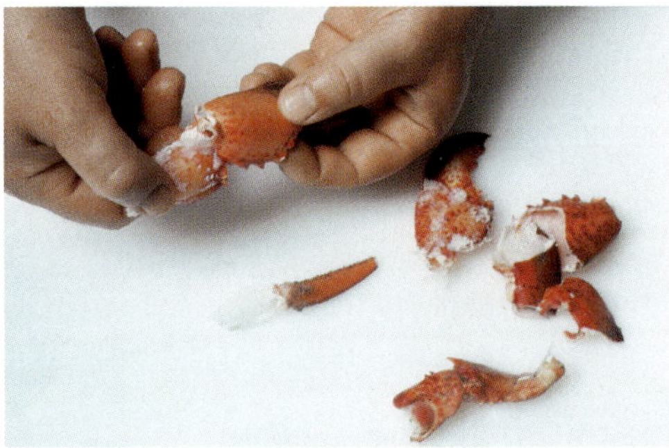

Scherenfleisch ausbrechen.

Arbeitsweise

Lebende Hummer werden zuerst in kochendem Wasser getötet. Zum Sautieren können sie dann zerlegt werden.

Zum Kochen für Salate oder kalte Platten Wasser mit Salz aufkochen und den Hummer einlegen. Nach dem Aufkochen die Hitze reduzieren und den Hummer auf kleiner Flamme garziehen lassen. Für einen Hummer von 500 g ist eine Garzeit von 20 Minuten anzusetzen. Ein Hummer mit einem Gewicht von 1.000 g ist ca. 30 bis 35 Minuten zu garen.

Für den Einsatz auf Schauplatten ist der Hummer auf ein Brett zu binden, damit er die Form behält.

Der nach dem Kochen eingerollte Schwanz ist ein Zeichen für Frische. Zur Weiterverarbeitung des gekochten Hummers die Scheren ausbrechen, den Körper halbieren. Aus dem Kopf den Magen, aus dem Schwanz den Darmfaden entfernen. Das Hummermark für Ragouts weiterverwenden.

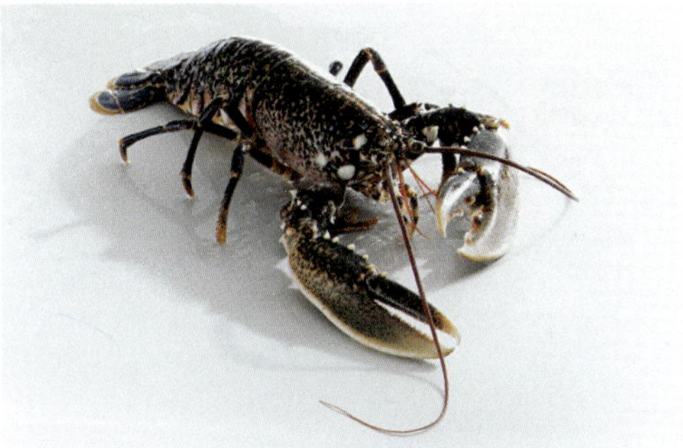

Lebender europäischer Hummer vor der Verarbeitung.

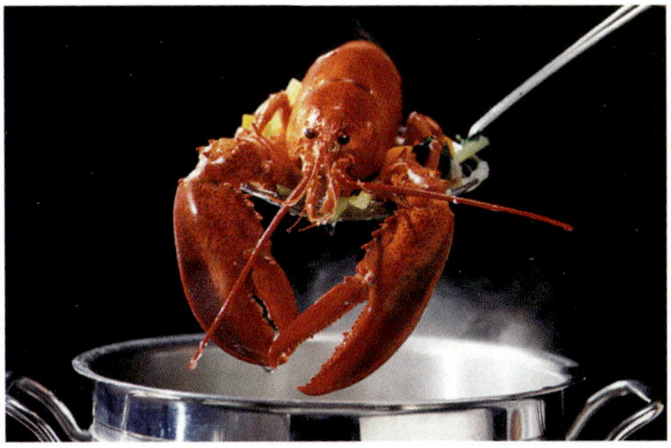

Beim Kochen wechselt der Hummer die Farbe. Nach dem Kochen den Hummer aus dem Topf nehmen und zur weiteren Verarbeitung vorbereiten.

Hummer Thermidor

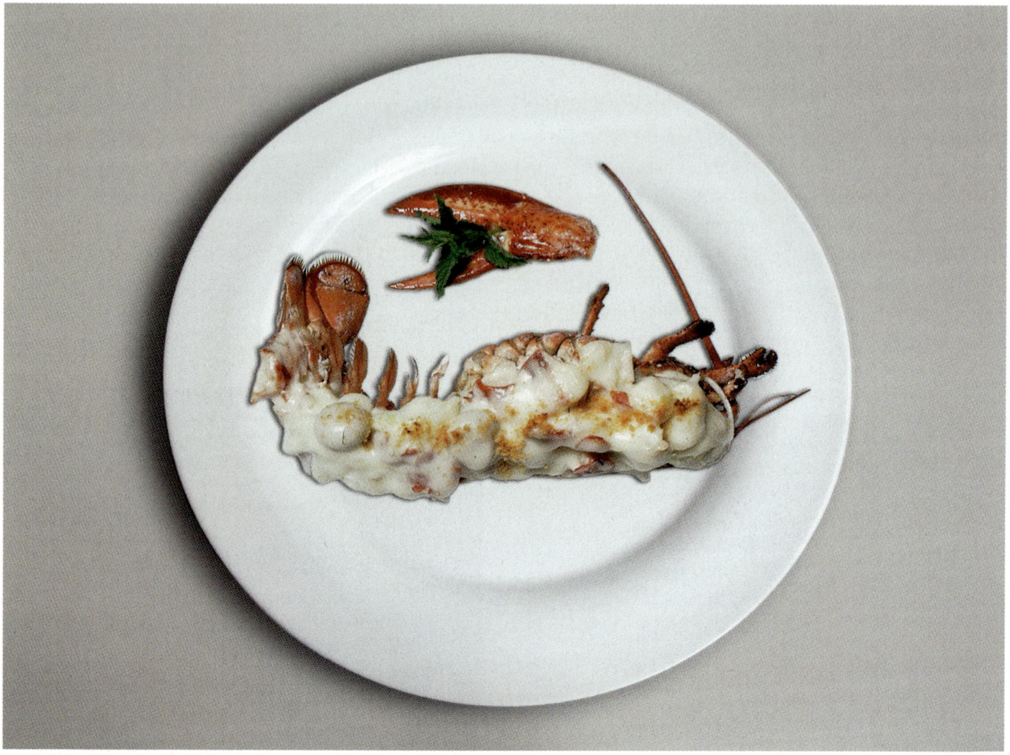

Materialanforderung für 2 Portionen

1	Hummer mit 700 g
0,2 l	Fischgrundsoße
0,1 l	süßer Rahm
1 Stck.	Eigelb
10 g	englischer Senf
20 g	Butter
Gewürze:	Salz, weißer Pfeffer, Weißwein, Kräuter

Arbeitsweise

① Hummer kochen, in Fond erkalten lassen.
② Schwanzfleisch und Scheren ausbrechen und in Scheiben schneiden.
③ Fischgrundsoße mit englischem Senf, Sahne, Eigelb und Butter montieren.
④ Hummerfleisch in Butter anschwitzen, mit der Soße zu einem Ragout vermengen.
⑤ Hummerragout in die Karkasse füllen, mit restlicher Soße überziehen, gratinieren und mit frischen Kräutern bestreuen.

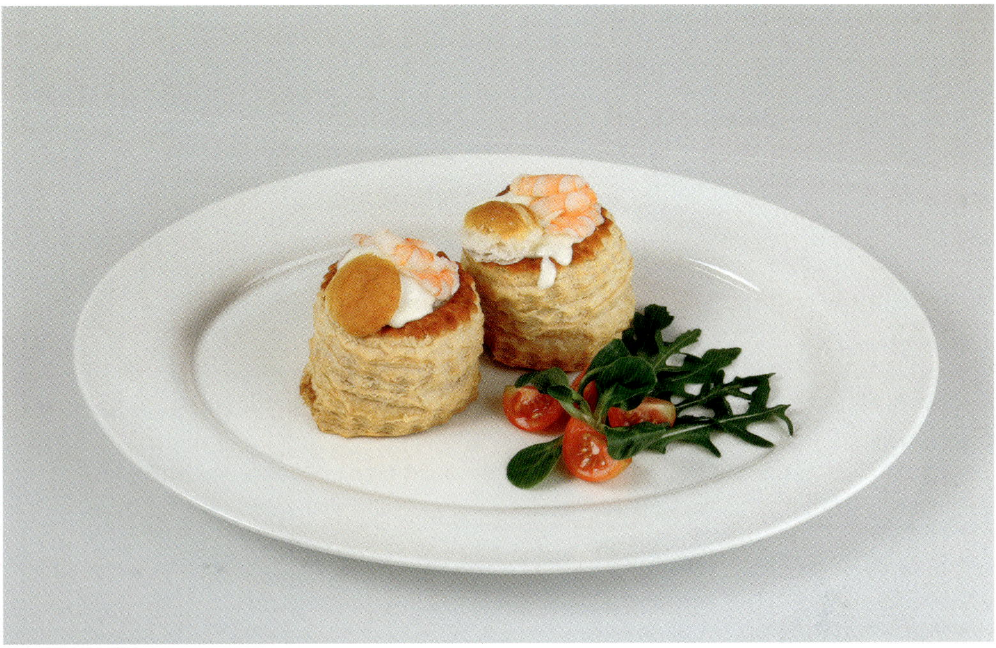

Hummersalpikon mit frischen Champignons in Sahnesoße in Blätterteigpasteten einfüllen.

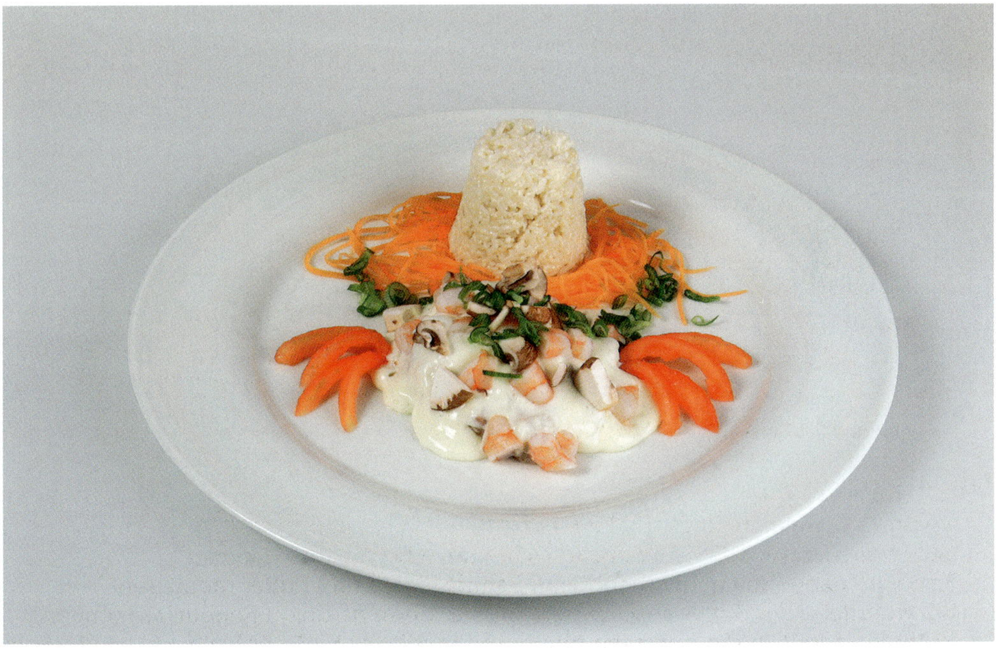

Hummerragout mit Gemüsestreifen und Steinchampignons (Egerlinge), Reistimbale.

3.5 Haus- und Wildgeflügel

- Ziel der Verarbeitung: Verwendung von Stubenküken, Hähnchen, Poularden, Enten, Fasan, Wildenten, Wachteln, Rebhühner
- Vorbereitung: Bridieren, Bardieren (für die Zubereitung von ganzem Geflügel), Auslösen, Zerlegen, Bardieren (für die Zubereitung von Geflügelteilen), Füllen
- Zubereitung: Kurzbraten, Braten, Frittieren, Dünsten, Schmoren
- Anrichteweise

Beispiele zur Verwendung

- **Stubenküken**
  - gebraten
  - ausgelöst und gefüllt gebraten
- **Hähnchen**
  - im Ganzen gebraten, portioniert
  - Wiener Backhuhn
  - Hühnerbrust gebraten
  - Geschnetzeltes von der Hühnerbrust
- **Poularde**
  - im Ganzen gebraten, ausgelöst
  - Poulardenkeulen geschmort
  - Gefüllte Poulardenbrust
  - Poulardenbrust gebraten oder gedünstet
  - Geschnetzeltes von der Poulardenbrust
- **Ente**
  - im Ganzen gebraten, ausgelöst
  - Entenbrust gebraten
- **Fasan**
  - im Ganzen gebraten, ausgelöst
  - Fasanenbrust gebraten

Wiener Backhendl (Wiener Backhuhn)

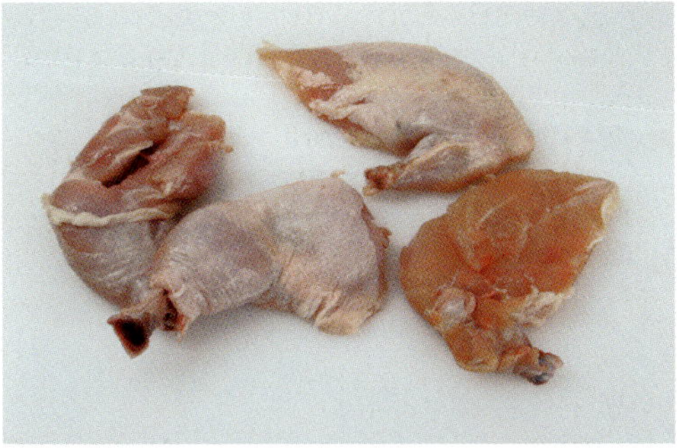

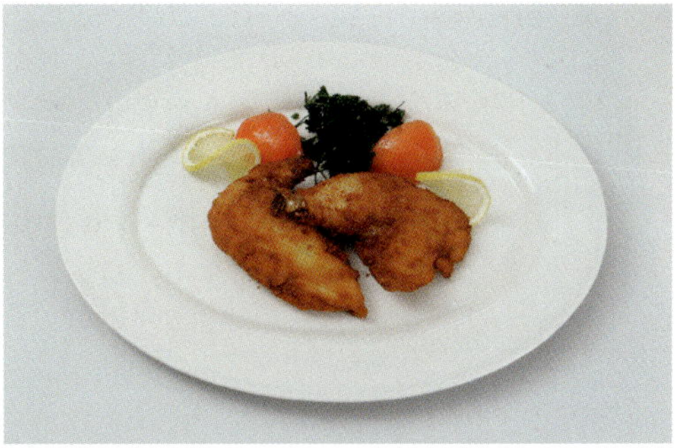

Materialanforderung für 6 Portionen

3	Hähnchen (à 1.000 g)
100 g	Mehl
3 Stck.	Eier
150 g	Semmelbrösel (Weißbrotkrumen)
Gewürze:	Salz, weißer Pfeffer, Zitronensaft, Paprika
Garnitur:	gebackene Petersilie, Zitronenstücke, Tomatenecken

Arbeitsweise

① Keulen, ohne Schlussknochen, abtrennen, Oberschenkelknochen auslösen.
② Hühnerbrüste an der Karkasse ablösen, Flügelknochen unausgelöst lassen.
③ Hühnerteile würzen, panieren und fest andrücken.
④ In der Fritteuse bei 140 °C – 160 °C ca. 15 – 20 Minuten goldgelb backen.
⑤ Auf saugfähiger Unterlage abtropfen, Petersilie frittieren und entsprechend garnieren.

Gebratene Ente

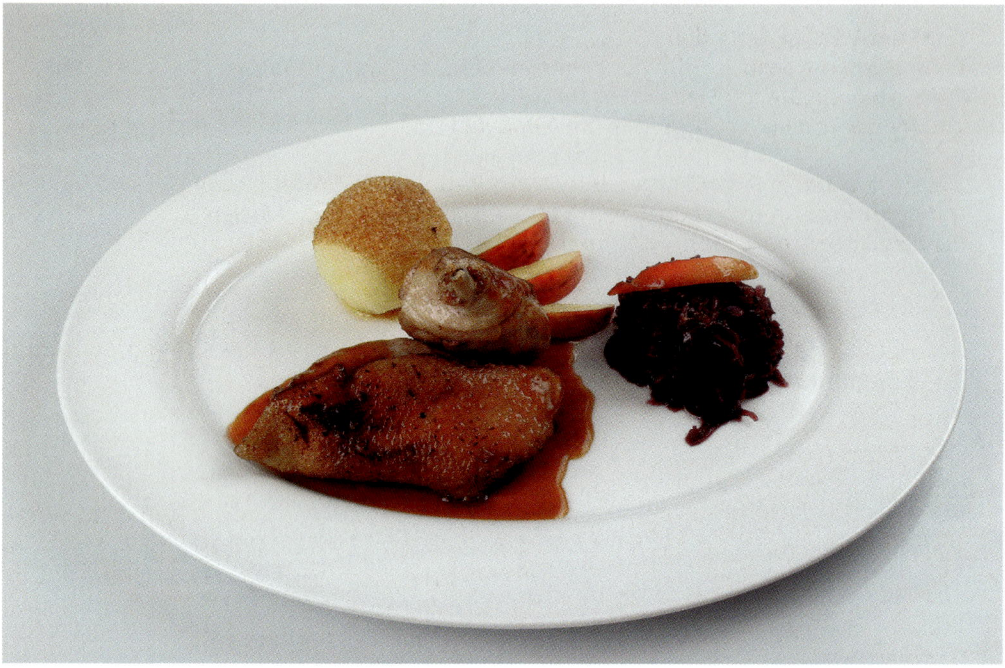

Materialanforderung für 4 Portionen

2.500 g	Ente/Flugente (1 Stück)
150 g	Zwiebeln
150 g	Äpfel
200 g	Mirepoix
0,4 l	braune Brühe
Gewürze:	Salz, Pfeffer, Beifuß

Arbeitsweise

① Ente innen und außen würzen, Zwiebeln und Äpfel in grobe Würfel schneiden und mit Beifuß in die Ente füllen.
② Ente bridieren und in ein Rôtissoire geben, mit wenig Wasser begießen und bei 220 °C in den Ofen schieben.
③ Unter mehrmaligem Begießen im Ofen bei 180 °C knusprig braten, Mirepoix zugeben.
④ Die Ente aus der Bratpfanne nehmen, Fett abgießen, Bratensatz mit braunem Fond auffüllen, kochen und reduzieren, Soße abschmecken und passieren.
⑤ Ente auslösen, anrichten, Soße extra geben.

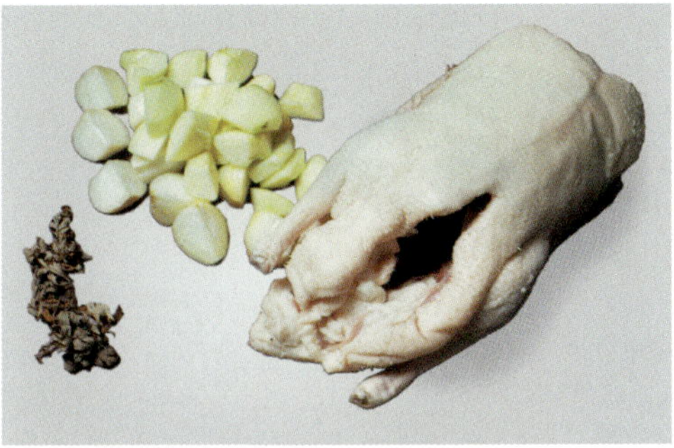

Zutaten bereitstellen.

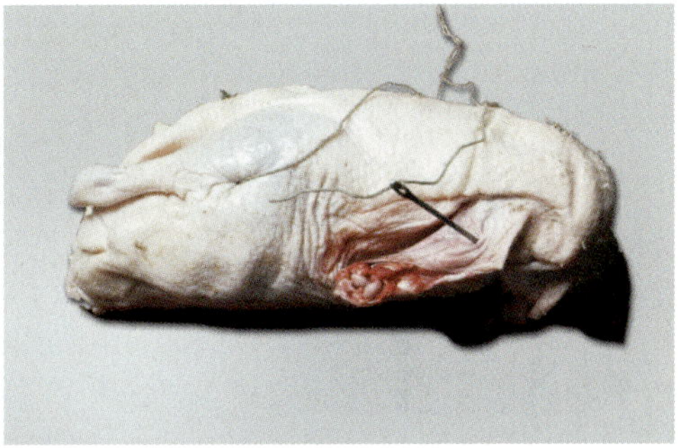

Bridieren – Binden.

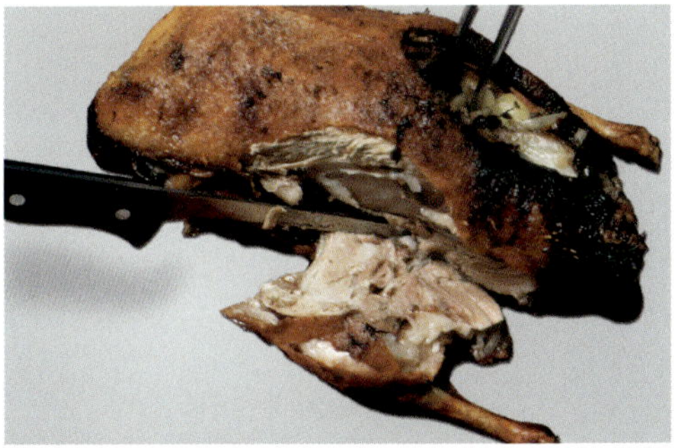

Schenkel entfernen.

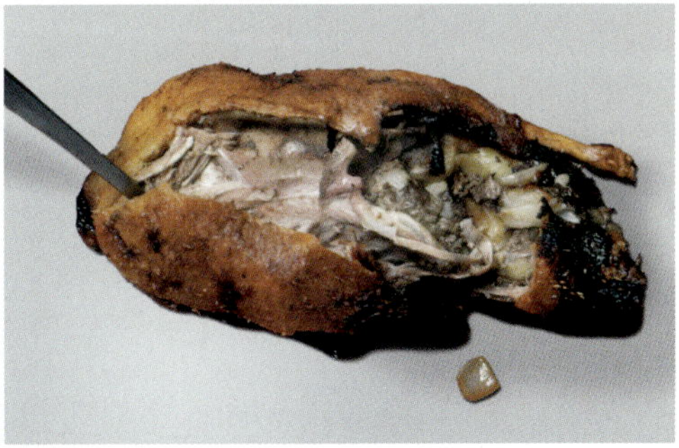

Brustfleisch tranchieren.

Gefüllte Poulardenbrust, in Butter gebraten

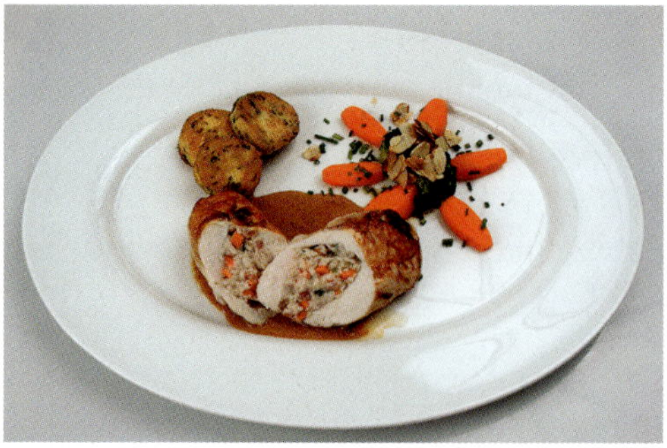

Poulardenbrust mit glasierten Karotten und Macaire-Kartoffeln.

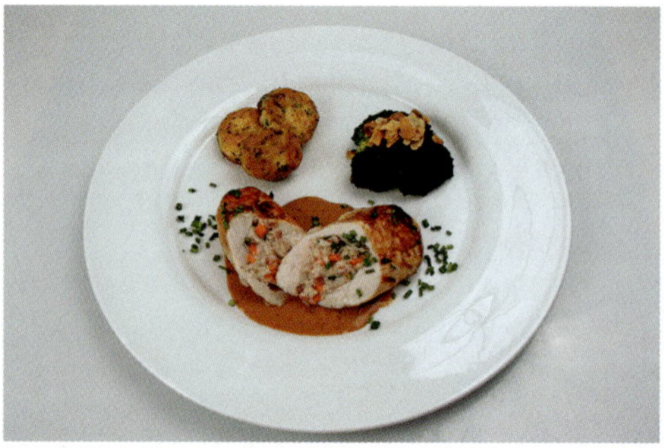

Poulardenbrust mit Brokkoliröschen und Kartoffelplätzchen.

Materialanforderung für 6 Portionen

900 g	Poulardenbrust oder Hähnchenbrust
300 g	Kalbsfarce oder Geflügelfarce, bereits fein zerkleinert
0,2 l	Sahne
1 Stck.	Ei
50 g	Pistazien, gehackt
1	Schweinenetz
1 El	gehackte Petersilie
Gewürze:	20 g Salz, Pfeffer, Cognac 30 g Öl zum Anbraten Butter zum Nachbraten

Arbeitsweise

① Poulardenbrust vorbereiten, evtl. Flügelknochen abtrennen.
② Brust vorsichtig der Länge nach aufschneiden (nicht durchschneiden) und aufklappen.
③ Farce mit Beutel und Lochtülle auf die Brustinnenseite spritzen.
④ Brust zusammenklappen, in Schweinenetz einschlagen, fest verschließen, würzen.
⑤ Brust in Öl von allen Seiten scharf anbraten, Fett abgießen, langsam in Butter (evtl. in der Röhre oder Kombidämpfer) fertig braten, kurz ruhen lassen.

Praxis-Tipp:
Poulardenbrust/Hähnchenbrust immer durchbraten, Kerntemperatur mind. 75 °C.

⑥ Brust tranchieren, anrichten, entweder auf Soßenspiegel oder mit Soße leicht nappieren.

Praxis-Tipp:

- **Gemüsebeilagen**
  - Brokkoliröschen mit Mandelbutter
  - glasierte Karotten/Möhren
  - glasierte Zucchini
  - Gemüseauflauf/-flan
- **Sättigungsbeilagen**
  - Kartoffelplätzchen
  - Kartoffelkroketten
  - Herzoginkartoffeln
  - Dauphinkartoffel
  - verschiedene Reiszubereitungen
  - Teigwaren

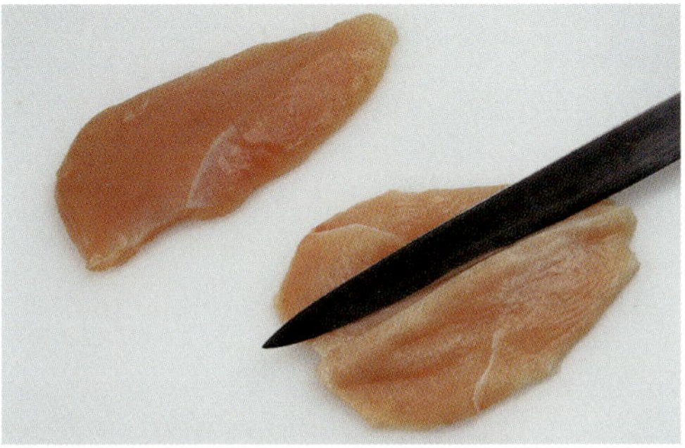

Brust aufschneiden.

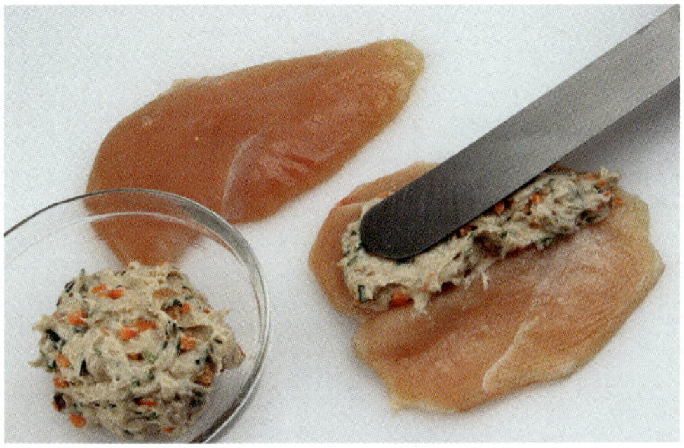

Füllung einspritzen oder einstreichen.

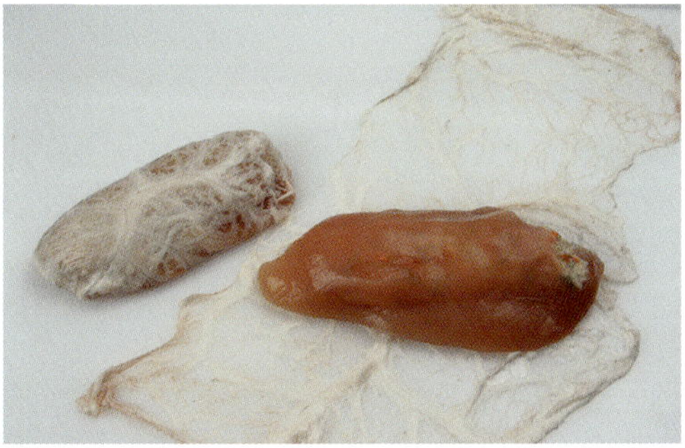

In Schweinenetz einschlagen.

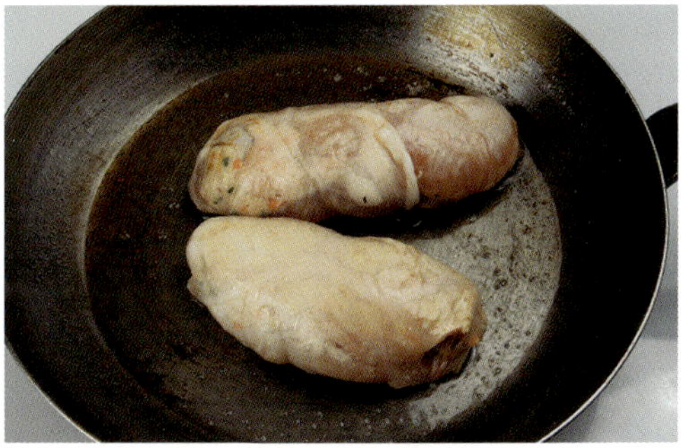

In Pfanne gleichmäßig braten.

Gebratene Poularde

Materialanforderung für 4 Portionen

1.600 g	Poularde (1 Stück)
60 g	Fett
200 g	Mirepoix
0,4 l	braune Brühe
30 g	Butter
Gewürze:	Salz, weißer Pfeffer

Arbeitsweise

① Poularde innen und außen würzen, bridieren.
② Fett in einer Bratpfanne erhitzen und Poularde auf beiden Seiten im Ofen bei 220 °C anbraten.
③ Poularde auf den Rücken legen und bei 180 °C fertig braten, mehrmals begießen, Mirepoix zugeben.
④ Die Poularde aus der Bratpfanne nehmen, Fett abgießen, Bratensatz mit braunem Fond ablöschen und aufkochen, reduzieren, Soße abschmecken, passieren und mit Butter montieren.
⑤ Poularde auslösen, anrichten, Soße extra geben.

Fasan nach Winzerinart

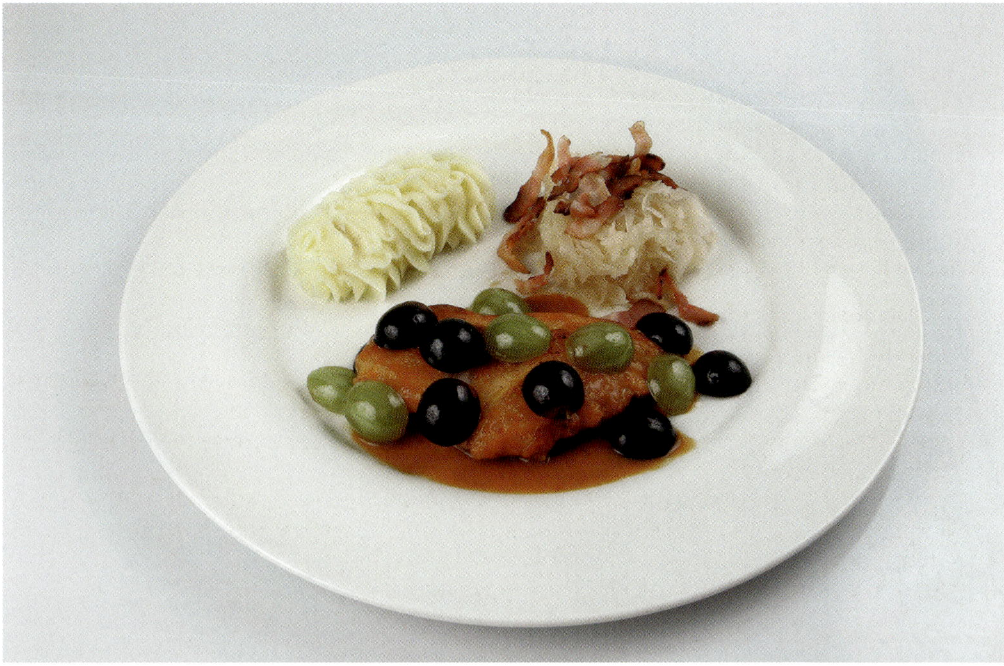

Materialanforderung für 2 Portionen

1	Fasan
80 g	unbehandelter Speck
50 g	Mirepoix
0,2 l	Wildfond
0,1 l	Rotwein
20 g	Butter
Gewürze:	Salz, Pfeffer, Cognac

Garnitur:	200 g Weintrauben
	20 g Butter
Gewürze:	Zucker, Cognac

Weiter auf der nächsten Seite

Arbeitsweise

① Fasan innen und außen würzen, bridieren, mit eingeritzten Speckscheiben bardieren.
② Fasan in heißem Fett ca. 15 Minuten von allen Seiten anbraten.
③ Mirepoix zugeben und weitere 10 Minuten braten, das Fleisch soll an der Karkasse (Knochengerüst) noch rosa sein.
④ Fasan herausnehmen, warm stellen, den Bratensatz glacieren, mit Rotwein ablöschen, mit Wildfond auffüllen, reduzieren.
⑤ Fasan auslösen, evtl. in Butter nachbraten, Soße passieren, mit frischer Butter montieren und Cognac abschmecken.
⑥ Trauben halbieren, entkernen, in Butter und Zucker glasieren, mit Cognac abflämmen.
⑦ Fasan auf Ananaskraut anrichten, mit Röstspeck und Weintrauben garnieren, Soße extra servieren.

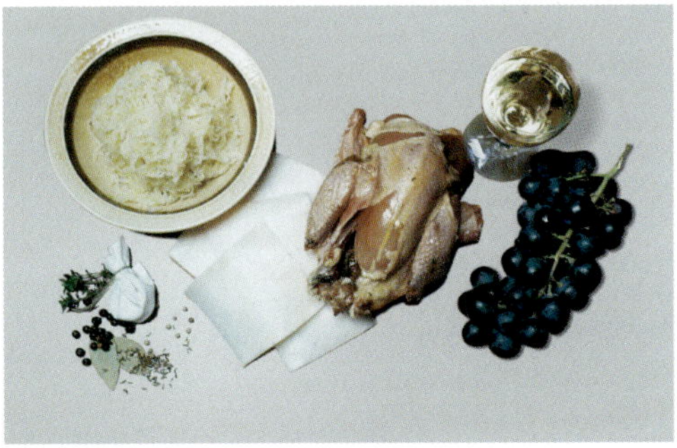

Zutaten bereitstellen.

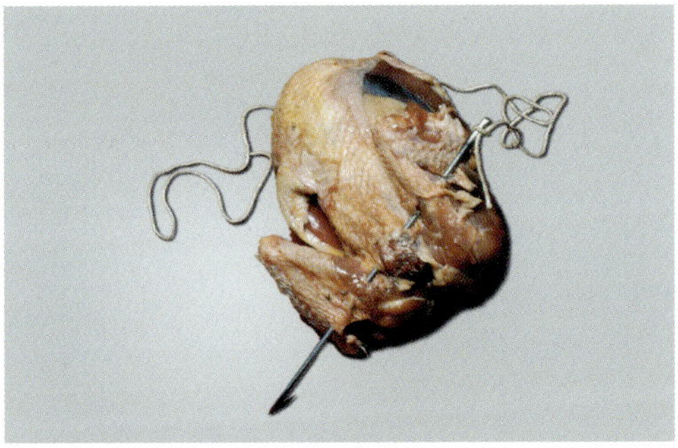

Bridieren – Binden.

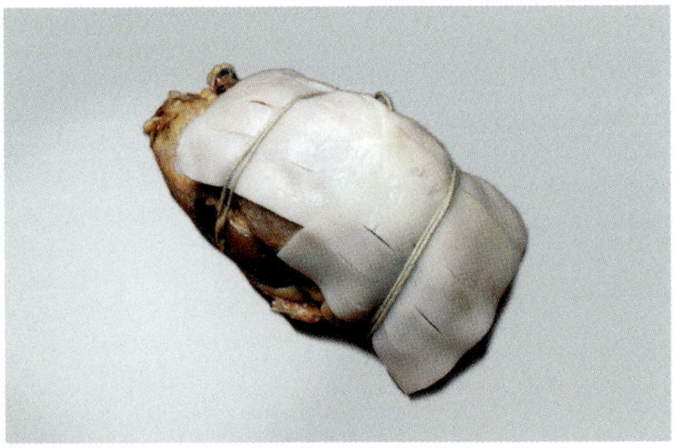

Mit grünem Speck bardieren.

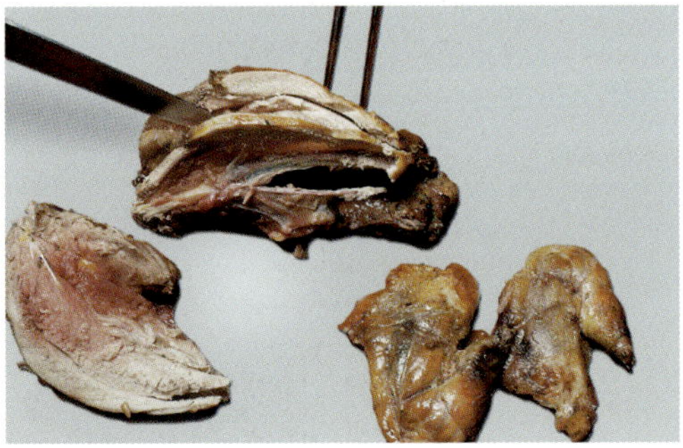

Tranchieren – Zerlegen.

Fasanenbrust nach Winzerinart, Rahmsoße, Ananaskraut, Kartoffelpüree

Materialanforderung für 6 Portionen

Fasanenbrust

3 Stck.	Fasane (à 700 g – 800 g)
50 g	Fett
120 g	unbehandelter Speck
40 g	Butter
Gewürze:	Salz, Pfeffer

Rahmsoße

300 g	Fasanenknochen (Knochengerüst)
40 g	Öl
50 g	Speck, geräuchert
200 g	Mirepoix
0,1 l	Rotwein
0,5 l	Wildfond
40 g	Mehlbutter
1 cl	Cognac
30 g	Butter zum Montieren
0,1 l	Sahne
Gewürze:	Salz, Pfefferkörner, Wacholderbeeren, Lorbeerblatt, Thymian, Piment, Rosmarin

Garnitur zum Fasan: 300 g Weintrauben
30 g Butter
2 Scheiben Weißbrot für Croûtons

Gewürze: Zucker, Cognac

Ananaskraut

500 g	Sauerkraut
30 g	Schweineschmalz
50 g	Zwiebeljulienne
50 g	Äpfeljulienne
0,2 l	Weißwein
0,2 l	Gemüsebrühe
0,1 l	Ananassaft
50 g	geriebene Kartoffeln zum Binden
30 g	Ananasstücke
Gewürze:	Salz, Pfeffer, Zucker

Gewürzbeutel: Lorbeer, Piment, Pfefferkörner

Weiter auf der nächsten Seite

Arbeitsweise

① Fasan auslösen (Keulen abtrennen – Brust am Knochengerüst auslösen), mit dünnen Speckscheiben die Brüste umwickeln (bardieren).
② Aus Fasanenknochen und den restlichen Zutaten die Wildsoße herstellen.
③ Ananaskraut ansetzen (Zwiebel- und Äpfeljulienne in Schmalz anschwitzen, Sauerkraut zugeben, mit Flüssigkeit auffüllen, würzen, Kraut dünsten, vor Garende das Kraut mit geriebenen Kartoffeln binden, Ananasstreifen als Garnitur unterziehen).
④ Weintrauben halbieren, entkernen, Weißbrotstreifen in Butter rösten (Croûtons).
⑤ Fasanenbrust in Fett anbraten, in der Röhre mit Butter langsam fertig braten (Brust soll im Kern noch rosa sein).
⑥ Kartoffelpüree herstellen, evtl. warm stellen.
⑦ Weintrauben in Butter mit Zucker glasieren, mit Cognac abschmecken.
⑧ Wildsoße mit Sahne und Butterflocken verfeinern (montieren).
⑨ Soßenspiegel auf den Teller geben, Brust tranchieren, mit den Garniturbestandteilen bestreuen, Beilagen entsprechend anrichten.

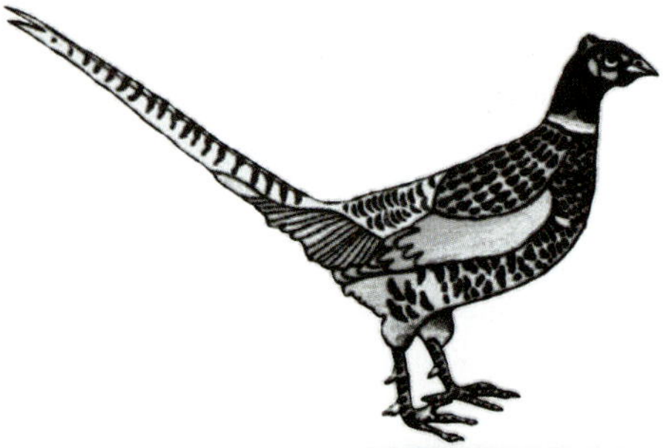

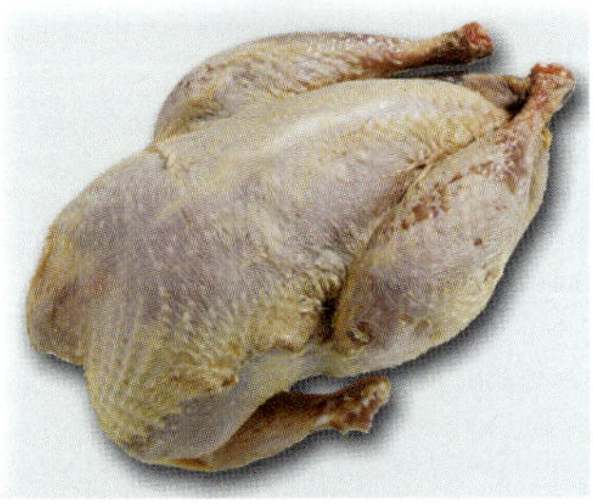

Fasan (männliches Tier) im Federkleid und küchenfertig vorbereitet.

3.6 Wild

- Ziel der Verarbeitung: Verwendung von Hasenkeulen, Hasenrücken, Hirschkeule, Rehrücken, Rehschulter
- Vorbereitung: Auslösen, Zuschneiden, Häuten, Parieren, Spicken, mit Speck umwickeln, Beizen, Marinieren
- Zubereitung: Kurzbraten, Braten, Schmoren, Soßenherstellung
- Anrichteweise

Beispiele zur Verwendung

- **Hasenkeulen**
  - Hasenkeulen geschmort
- **Hasenrücken**
  - im Ganzen rosa gebraten
  - Hasenrückenfilet rosa gebraten
  - Geschnetzeltes vom Hasenrücken
- **Hirschkeule**
  - Hirschgulasch/Ragout
  - Einzelstücke gebraten oder geschmort
  - Hirschsteak
  - Hirschschnitzel
  - Hirschroulade
  - Geschnetzeltes vom Hirsch
- **Rehrücken**
  - Medaillons
  - Geschnetzeltes vom Reh
  - Rehrückenfilets rosa gebraten
- **Rehschulter**
  - ausgelöst und gerollt, geschmort
  - Rehschäuferl geschmort
  - Rehragout

Geschmorte Hasenkeule

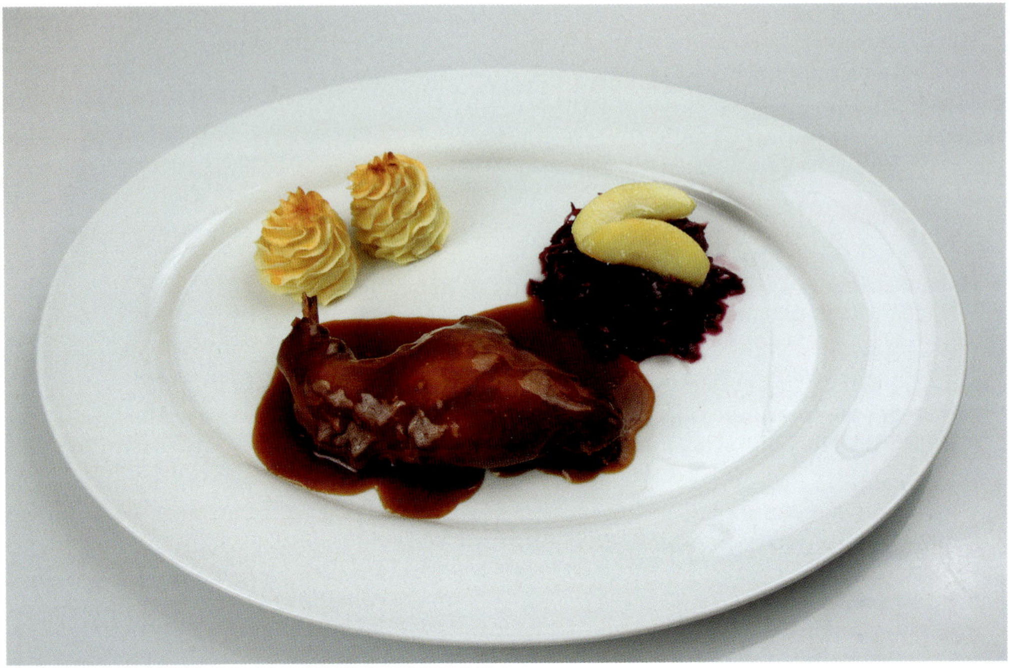

Materialanforderung für 6 Portionen

6 Stck.	Hasenkeulen (ca. 1.600 g)
100 g	unbehandelter Speck
50 g	Fett
80 g	Räucherspeck
200 g	Mirepoix
40 g	Mehl
0,2 l	Rotwein
0,6 l	Wildfond

Gewürze: Salz, Pfefferkörner, Wacholderbeeren, Lorbeerblatt, Thymian, Piment, Rosmarin

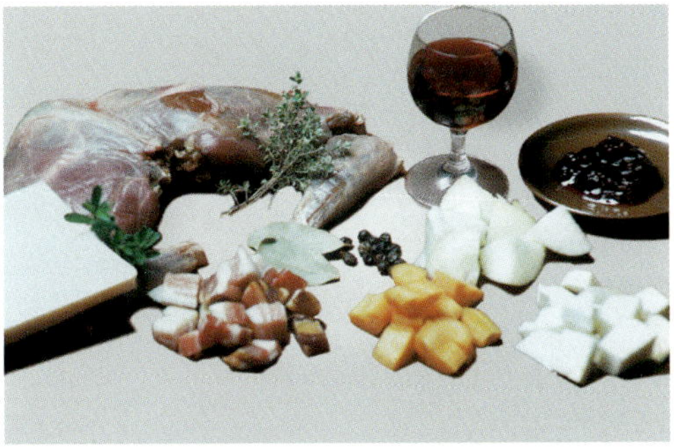

Zutaten bereitstellen.

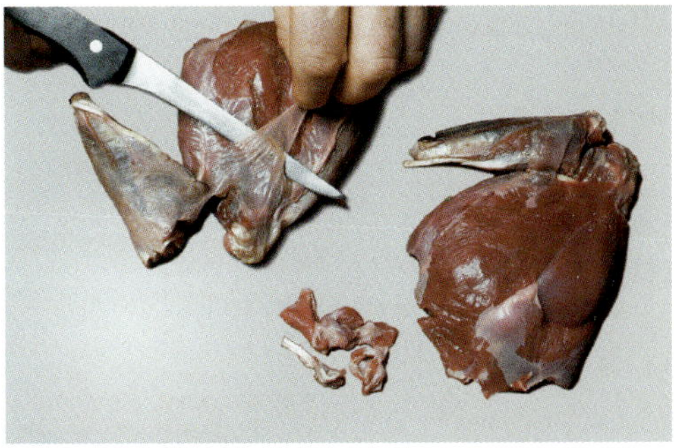

Hasenkeulen abziehen.

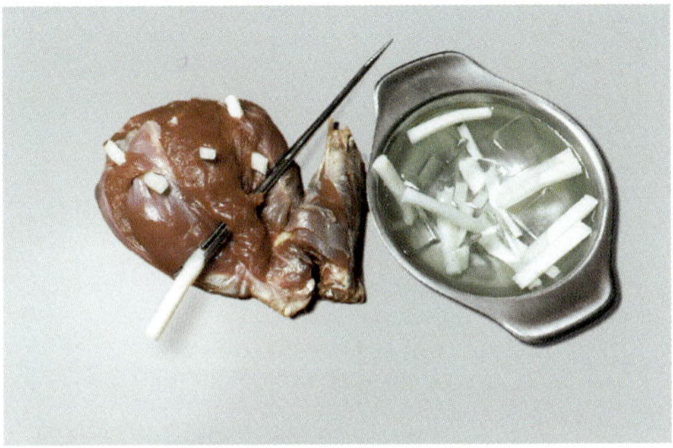

Mit eiskaltem Speck spicken.

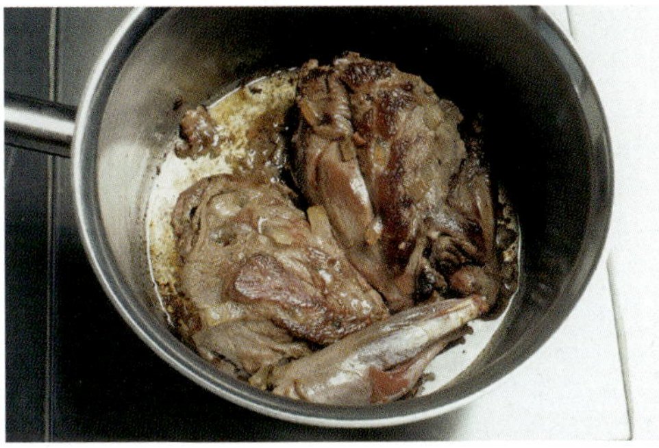

Gewürzte Keulen in heißem Fett anbraten.

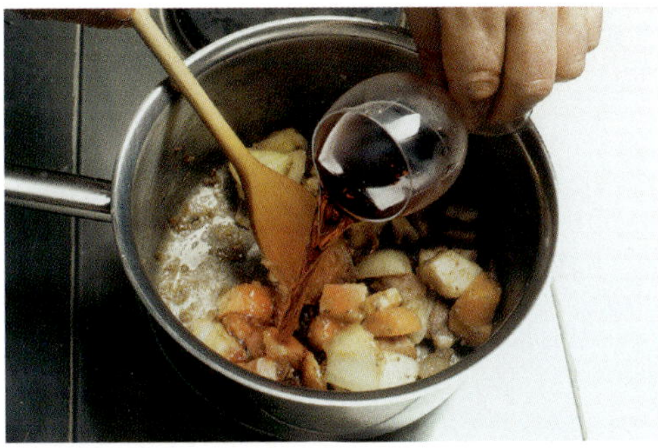

Mirepoix und Speck mitrösten, glasieren und mit Mehl bestäuben. Soße glasieren, würzen und Keulen 90 Minuten schmoren.

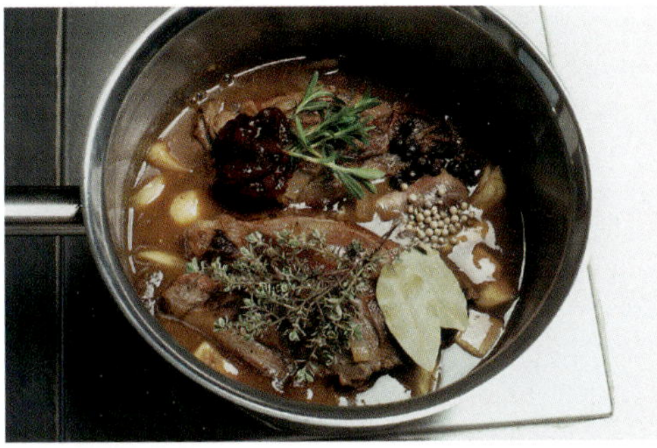

Keulen ausstechen, Soße passieren und entfetten.

Hasenrückenfilet, rosa gebraten, mit Wildrahmsoße

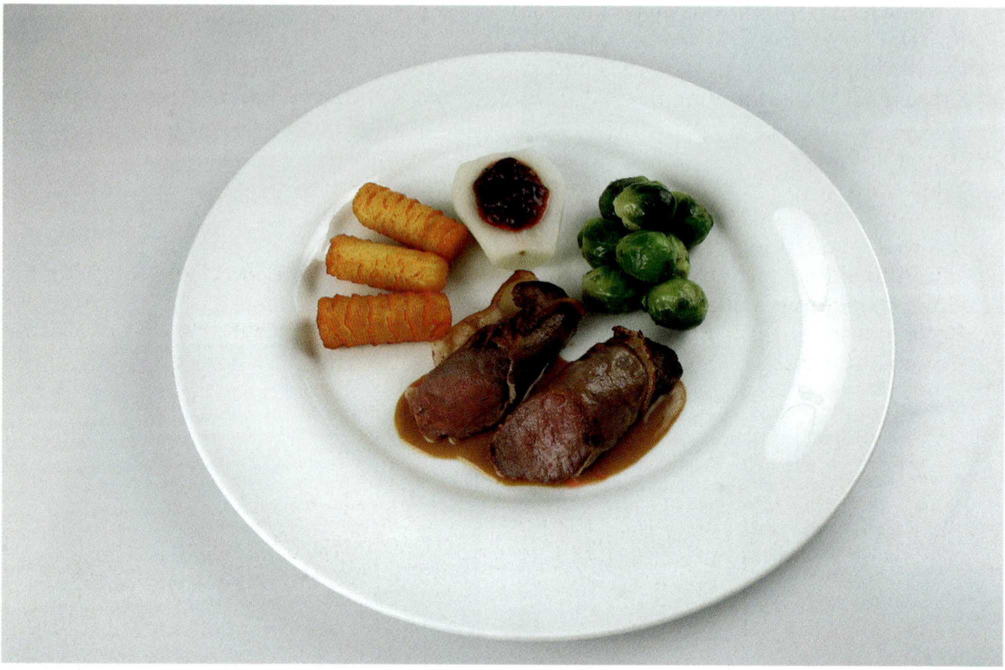

Materialanforderung für 6 Portionen

2.000 g	Hasenrücken (3 Stück)
100 g	unbehandelter Speck
50 g	Fett
20 g	Butter zum Nachbraten
Gewürze:	Salz, Pfeffer, zerdrückte Wacholderbeeren, Rosmarin, Thymian

Wildrahmsoße für 6 Portionen = $^1/_2$ l

300 g	Wildknochen
50 g	Fett
200 g	Mirepoix
30 g	Mehl
0,1 l	Rotwein
0,4 l	Wildfond
0,2 l	Sahne
60 g	Preiselbeeren
Gewürze:	Salz, Pfeffer, Wacholderbeeren, Thymian, Rosmarin, Zitronenzeste

Arbeitsweise

① Hasenrücken enthäuten, parieren, Rückenfilets mit feinen Speckstreifen umwickeln (bardieren).
② Rückenfilets würzen und in heißem Fett rosa braten, in Butter nachbraten.
③ Bratensatz ablöschen und mit Wildsoße verkochen, passieren und extra servieren.

Wildrahmsoße
① Klein gehackte Wildknochen und Parüren in Fett anrösten.
② Mirepoix zugeben und ebenfalls rösten.
③ Mit Mehl bestäuben und rösten.
④ Mit Rotwein ablöschen und mit kalter Wildbrühe auffüllen, aufkochen, abschäumen, Gewürze zugeben, auskochen.
⑤ Soße passieren, mit Preiselbeeren und Sahne verfeinern, evtl. den abgelöschten Bratensatz zugeben.

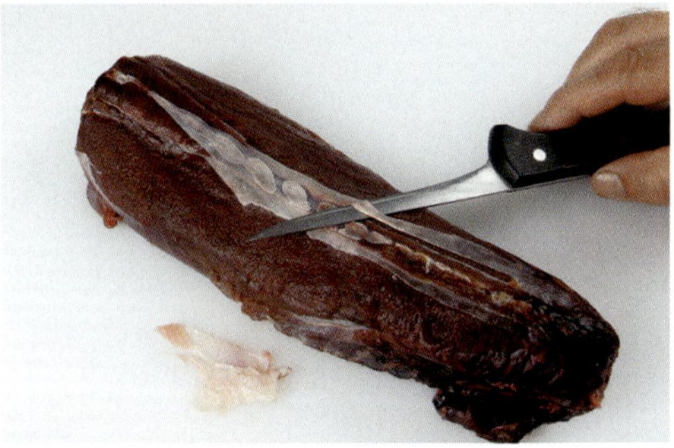
Silberhaut entfernen.

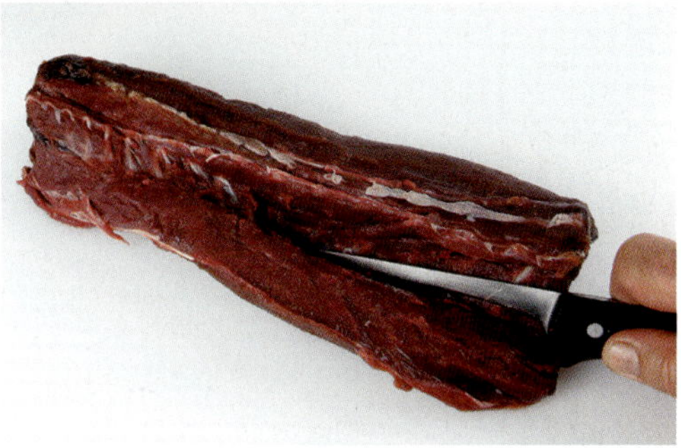
Am Rückenknochen einschneiden.

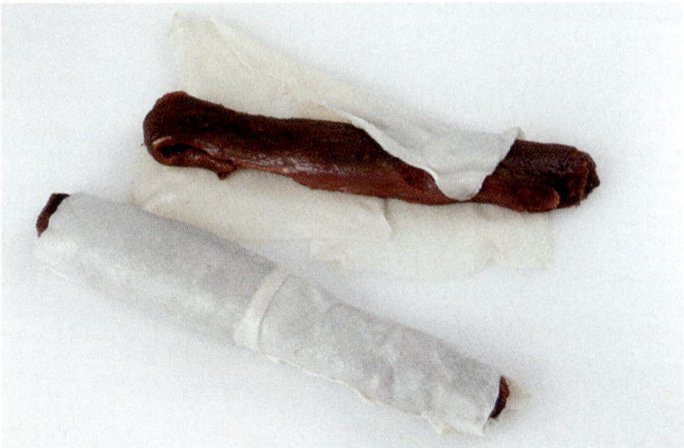
Mit rohen Speckscheiben umwickeln (bardieren).

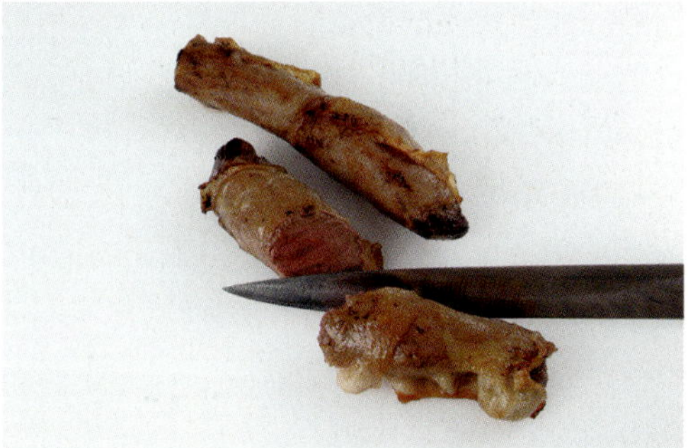
Gebratene Filets schräg tranchieren.

Geschnetzeltes vom Hasenrücken mit Champignonsoße

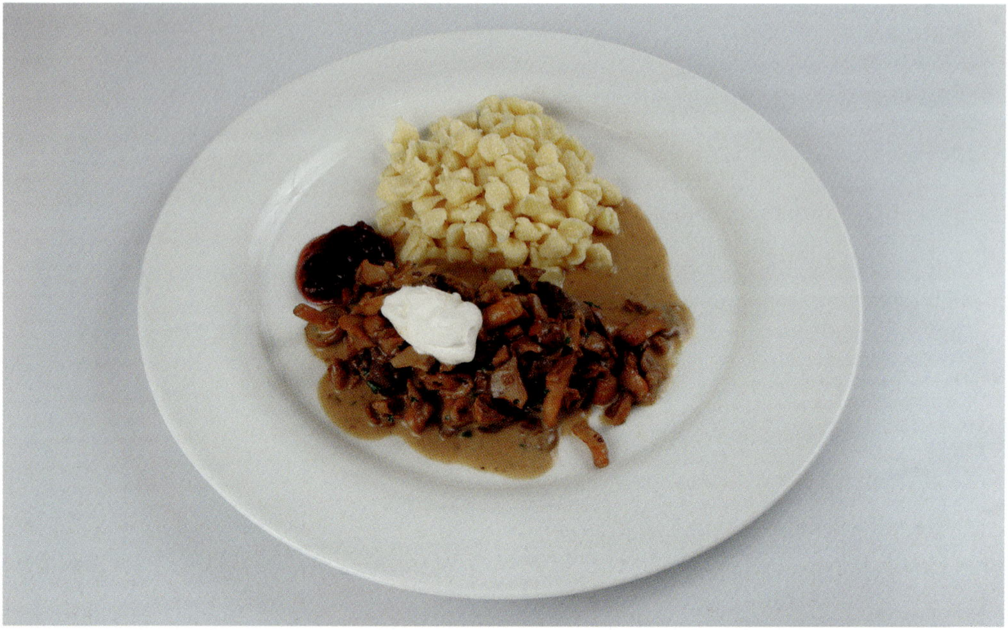

Materialanforderung für 6 Portionen

900 g	Hasenrücken, ausgelöst
60 g	Fett
50 g	Zwiebelbrunoise
40 g	Butter
300 g	Pilze/Champignons
0,1 l	Rotwein
0,4 l	Wildfond
0,1 l	Sahne
2 EL	Kräuter
100 g	Crème fraîche als Garnitur
Gewürze:	Salz, Pfeffer, Rosmarin

Materialanforderung von Wildfond/ -brühe für ca. 0,5 Liter

400 g	Wildknochen/ Parüren
50 g	Fett
200 g	Mirepoix
0,1 l	Rotwein
0,6 l	braune Brühe
Gewürze:	Salz, Pfefferkörner, Wacholderbeeren, Rosmarin, Zitronenzeste, Thymian

Arbeitsweise

① Hasenrücken auslösen, abziehen, in dünne Scheiben schneiden.
② Aus Rückenknochen und Parüren Wildfond herstellen.
③ Fleischscheiben schnell und scharf anbraten, würzen, aus der Pfanne nehmen.
④ Zwiebelbrunoise mit Butter in der Bratpfanne anschwitzen, Pilze zugeben, mit Rotwein ablöschen, reduzieren.
⑤ Mit Wildfond auffüllen und mit Sahne verkochen, reduzieren.
⑥ Fleisch zugeben, mit der Soße vermengen, abschmecken mit Kräutern, anrichten.

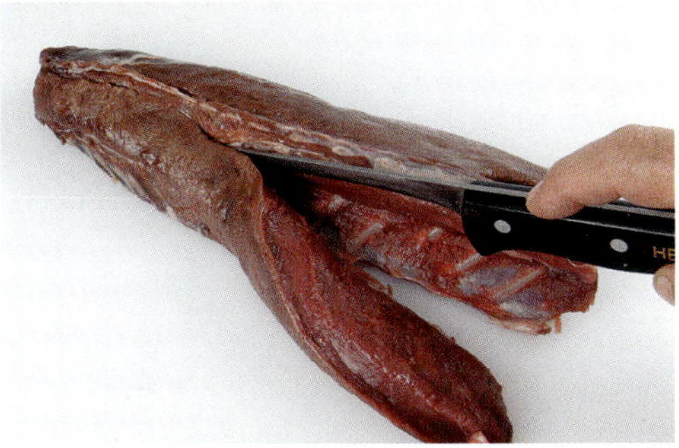

Hasenrückenfilets entlang des Rückgratknochens herauslösen.

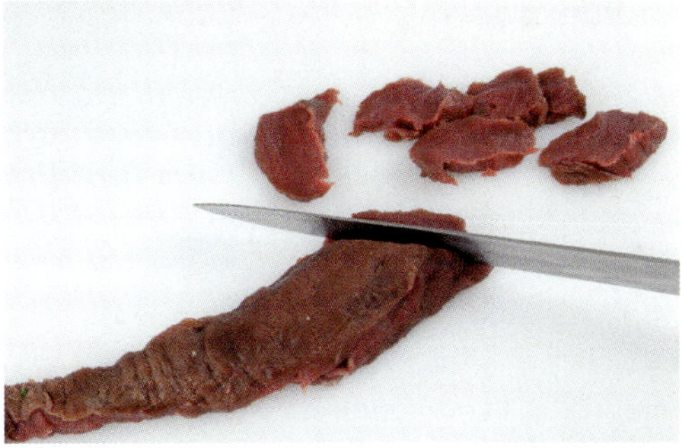

Filets in feine Scheibchen schneiden.

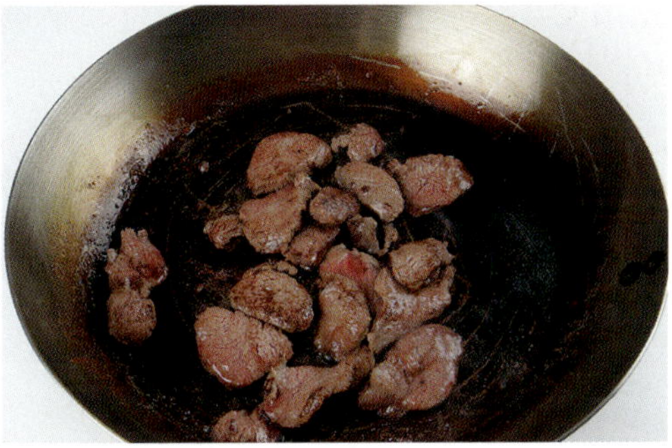

Die geschnetzelten Filetstücke scharf anbraten und aus der Pfanne nehmen.

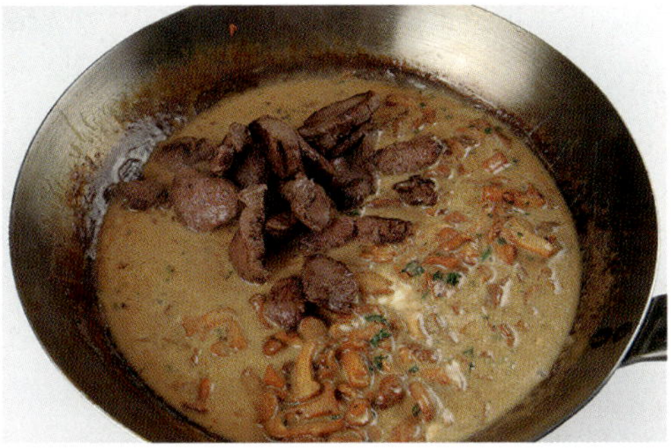

Fleisch und übrige Zutaten in der Pfanne vermischen, nicht mehr kochen lassen.

Hirschragout

Materialanforderung für 6 Portionen

1.500 g	Hirschfleisch mit Knochen (Brust, Hals, Schulter, Läufe)
150 g	Fett
100 g	Räucherspeck
300 g	Mirepoix
40 g	Mehl
0,3 l	Rotwein
0,7 l	Wildbrühe/Wildbeize
60 g	Preiselbeeren
Gewürze:	Salz, Pfefferkörner, Wacholderbeeren, Thymian, Rosmarin, Piment, Zitronenschale

Arbeitsweise

① Geschnittenes, mariniertes Hirschfleisch abtropfen, trocknen, würzen.
② In Fett braun rösten, Speck und Mirepoix zugeben, ebenfalls rösten.
③ Mit Mehl bestäuben.
④ Mit Rotwein ablöschen, Wildfond und Beize auffüllen.
⑤ Abschäumen, zerdrückte Gewürze zugeben.
⑥ Zugedeckt im Topf schmoren.
⑦ Ausstechen, Soße über das Fleisch passieren.
⑧ Abschmecken.

3.7 Kalb

- Ziel der Verarbeitung: Verwendung von Schulter, Haxe, Sattel, Kotelett, Oberschale, kleine Nuss, Leber
- Vorbereitung: Auslösen, Parieren, Zuschneiden, Portionieren
- Zubereitung: Auswahl des Garverfahrens/Zubereitungshinweise: z. B. Braten, Kurzbraten, Grillen, Schmoren, Dünsten, Kochen, Soßenherstellung
- Anrichteweise

Beispiele zur Verwendung

- **Kalbsschulter**
  - Kalbsrahmbraten
  - Kalbsfrikassee
  - Kalbsblankett
  - Kalbsgulasch
- **Kalbshaxe**
  - im Ganzen gebraten/geschmort
  - Kalbshaxenscheiben geschmort
  - Kalbsragout
- **Kalbssattel**
  - Geschnetzeltes Kalbfleisch
  - Medaillons
  - Kalbssteak
- **Kalbsoberschale**
  - Kalbsschnitzel
  - gefülltes Schnitzel, z. B. Cordon bleu, Saltimbocca
  - Kalbsröllchen
- **Kalbsleber**
  - Scheiben gebraten
  - geschnetzelte Kalbsleber

Geschnetzeltes Kalbfleisch

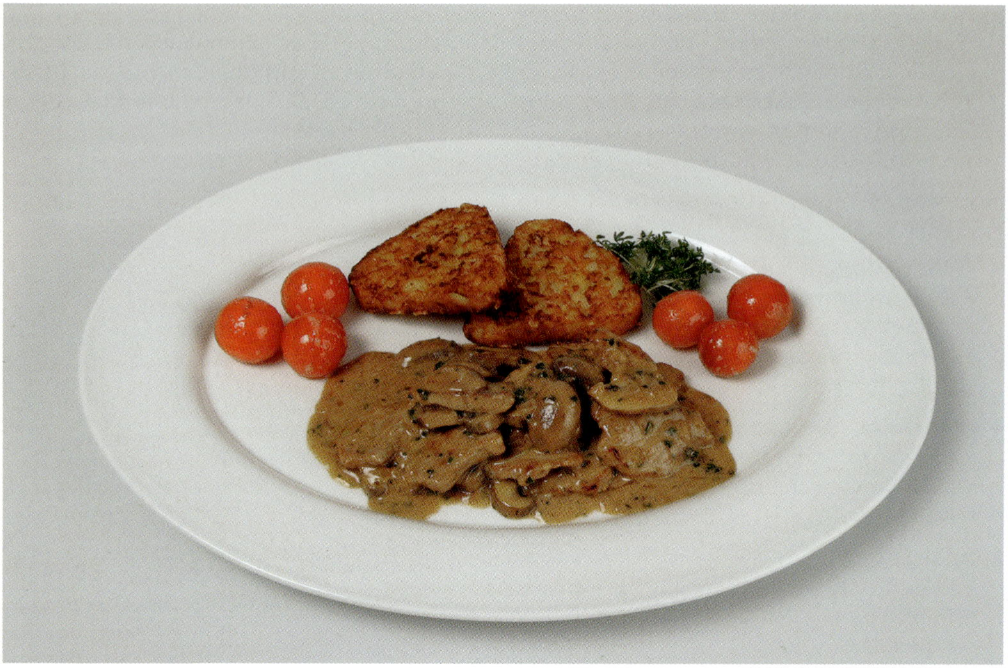

Materialanforderung für 6 Portionen

900 g	Kalbfleisch (Rücken, Filet, Keule)
50 g	Fett
60 g	Zwiebelbrunoise
200 g	Champignons
0,1 l	Weißwein
0,1 l	Sahne
0,4 l	Sauce Demiglace
100 g	Crème double als Garnitur
Gewürze:	Salz, Pfeffer

Arbeitsweise

① Kalbfleisch in dünne Scheiben schneiden.
② Fleischscheiben schnell und scharf anbraten, würzen, aus der Pfanne nehmen.
③ Zwiebelbrunoise mit Butter in der Bratpfanne anschwitzen, in Scheiben geschnittene Champignons zugeben, mit Weißwein ablöschen, reduzieren, mit Sahne und Sauce Demiglace auffüllen, verkochen.
④ Fleisch zugeben, mit der Soße vermengen, abschmecken, anrichten.

Passende Beilagen: Kartoffelrösti, Teigwaren, Reis

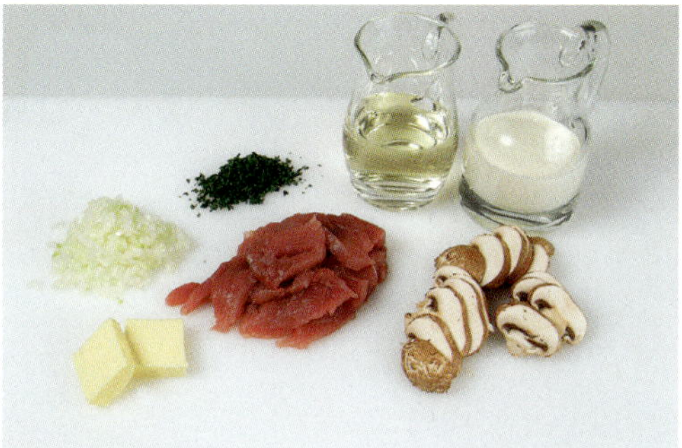

Zerkleinerte Zutaten vorbereiten.

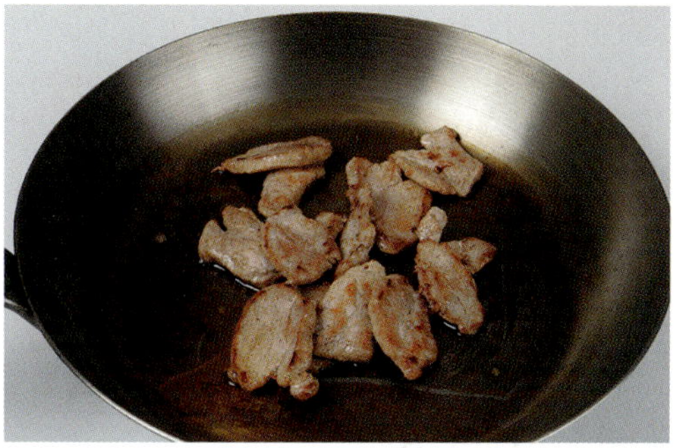

Geschnetzeltes Kalbfleisch schnell in heißer Pfanne anbraten und aus der Pfanne nehmen.

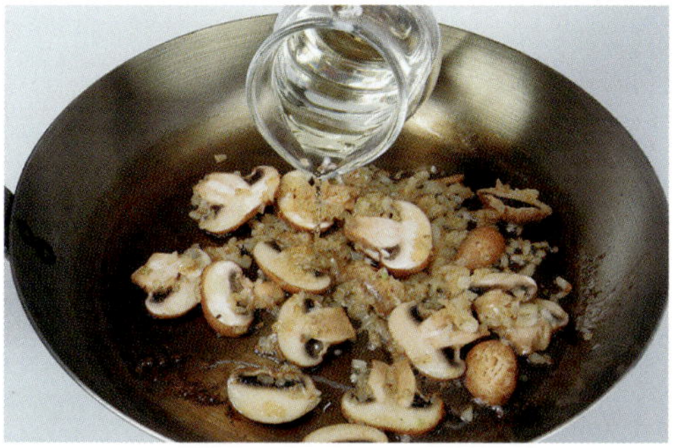

Mit den übrigen Zutaten in der Pfanne eine Soße herstellen.

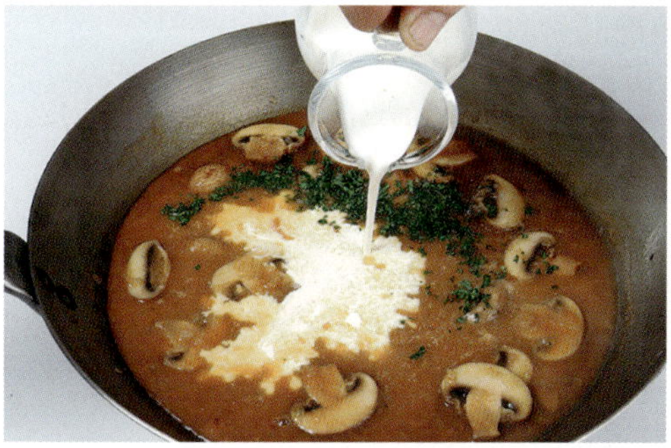

Fleisch in die Soße geben und mit Sahne verrühren, nicht mehr kochen lassen.

Kalbsfrikassee

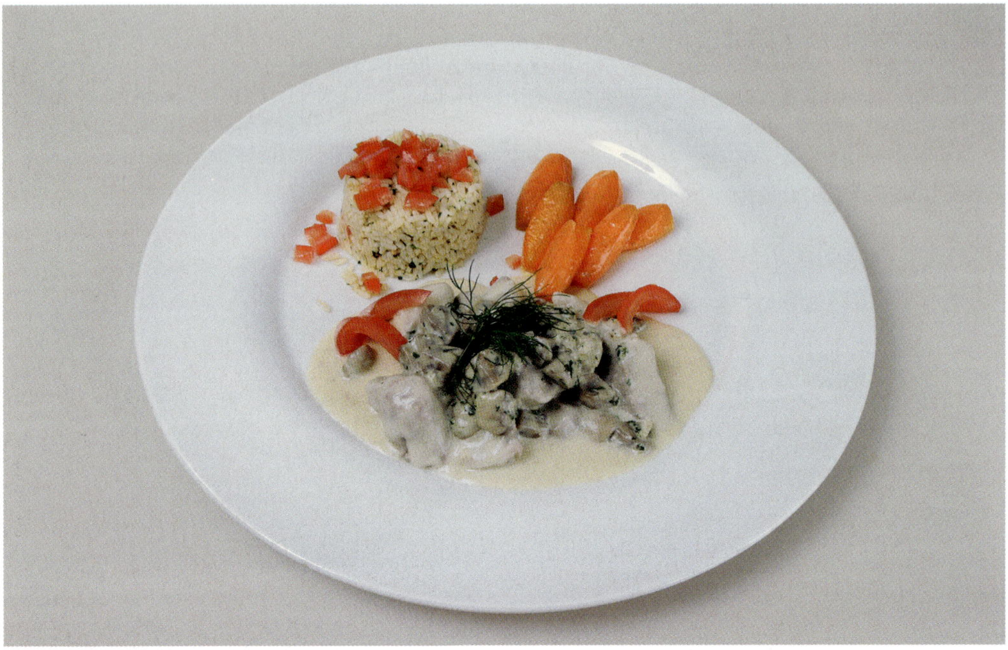

Materialanforderung für 6 Portionen

1.200 g	Kalbfleisch (Schulter, Hals), ohne Knochen
100 g	Zwiebeln
80 g	Butter
40 g	Mehl
0,8 l	helle Fleischbrühe
0,1 l	Weißwein
1 Stck.	Eigelb
0,1 l	Sahne
Gewürze:	Salz, weißer Pfeffer, Zitronensaft, Lorbeer
Garnitur:	Spargel, Champignons, Blätterteighalbmonde

Arbeitsweise

① In Würfel geschnittenes Fleisch mit Zwiebelbrunoise in Butter hell anschwitzen.
② Mit Mehl bestäuben und mit kalter Fleischbrühe, Weißwein auffüllen und aufkochen.
③ Gewürze zugeben und zugedeckt 45 bis 60 Minuten dünsten.
④ Gegarte Fleischstücke ausstechen, Soße passieren.
⑤ Soße abschmecken, mit Sahne und Eigelb legieren.
⑥ Fertige Soße über das Fleisch gießen.

Passende Beilagen: Glasierte Karotten, Zuckererbsen, Reis, Teigwaren.

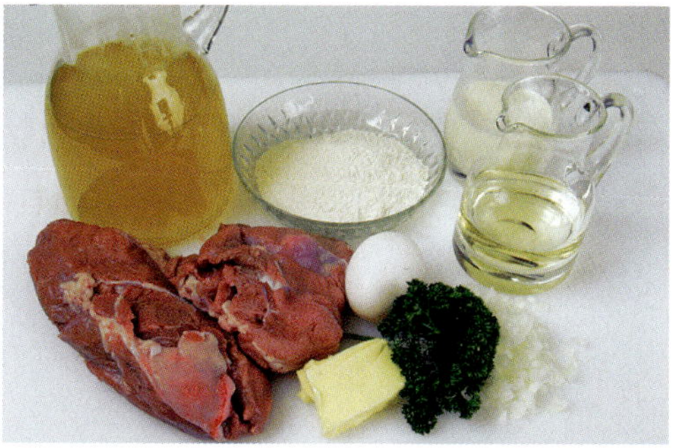

Zutaten bereitstellen.

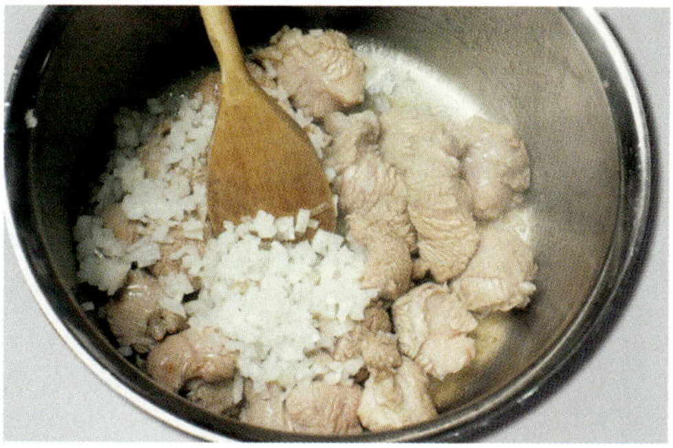

Fleisch und Zwiebeln in Butter anschwitzen.

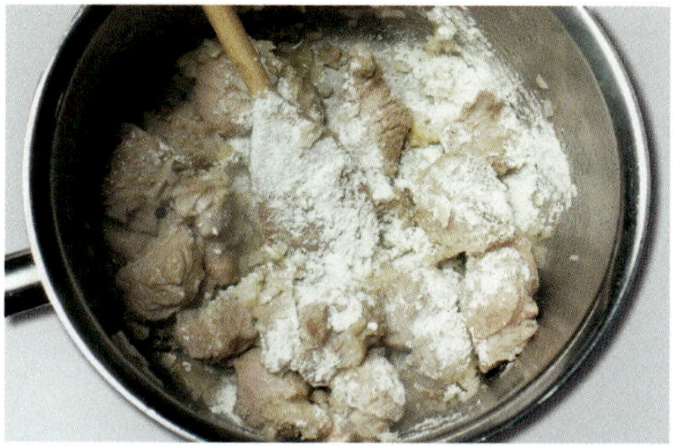

Mit Mehl bestäuben.

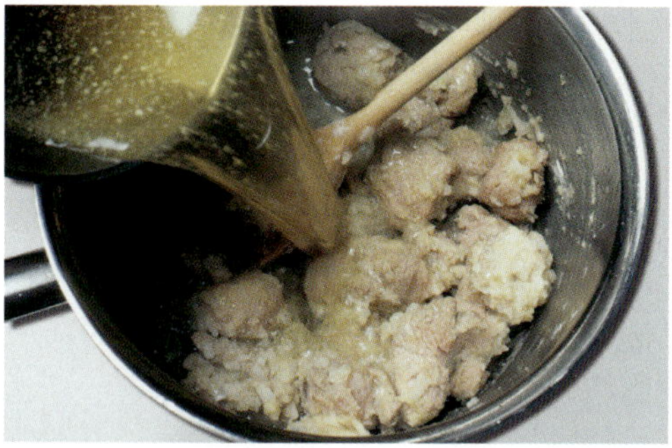

Mit Fleischbrühe und Wein auffüllen, Gewürze zugeben und 60 Minuten dünsten.

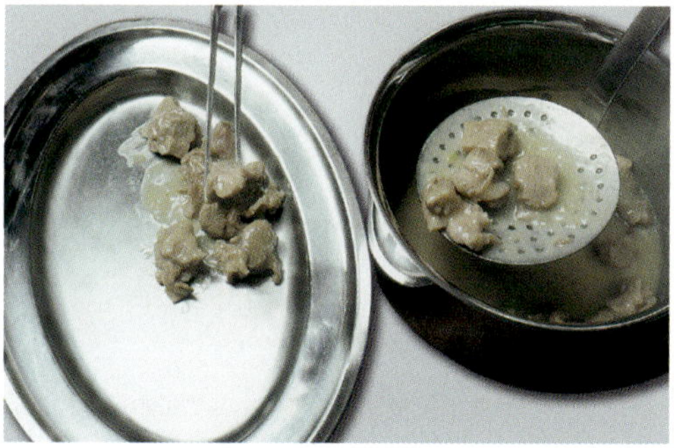

Gegarte Fleischstücke ausstechen, Soße abschmecken und passieren.

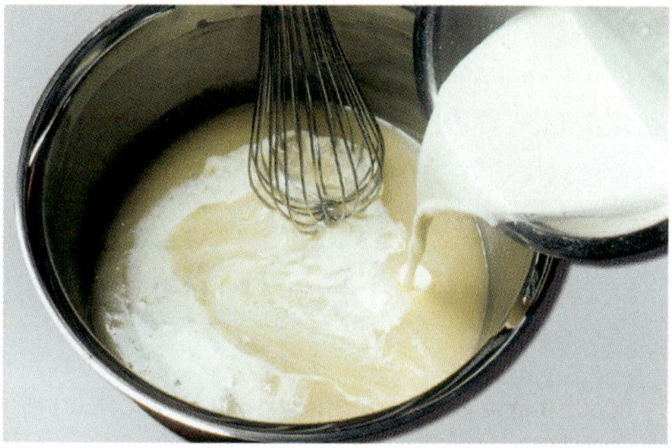

Mit Sahne und Eigelb legieren, über das Fleisch gießen.

Kalbsblankett

Materialanforderung für 6 Portionen

1.000 g	Kalbfleisch (Schulter, Hals), ohne Knochen
1 Stck.	gespickte Zwiebel
je 50 g	Lauch, Sellerie für Gemüsebündel
1 l	heller Fond zum Kochen des Fleisches
	Soße
50 g	Butter
40 g	Mehl
0,7 l	Kalbsfond
0,1 l	Weißwein
1 Stck.	Eigelb
0,1 l	Sahne
Gewürze:	Salz, weißer Pfeffer, Zitronensaft

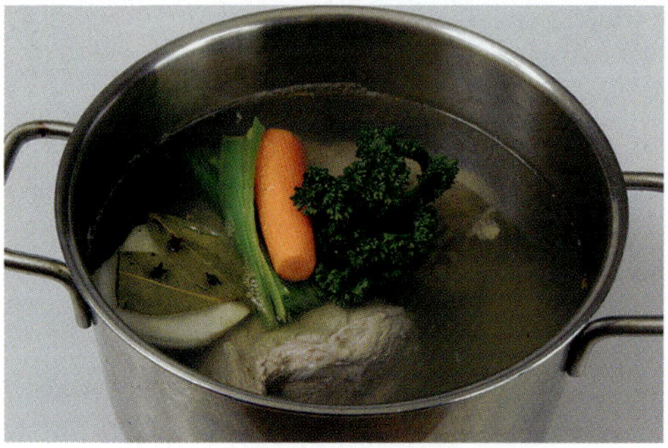

Kalbfleisch mit gespickter Zwiebel und Gemüsebündel weich kochen.

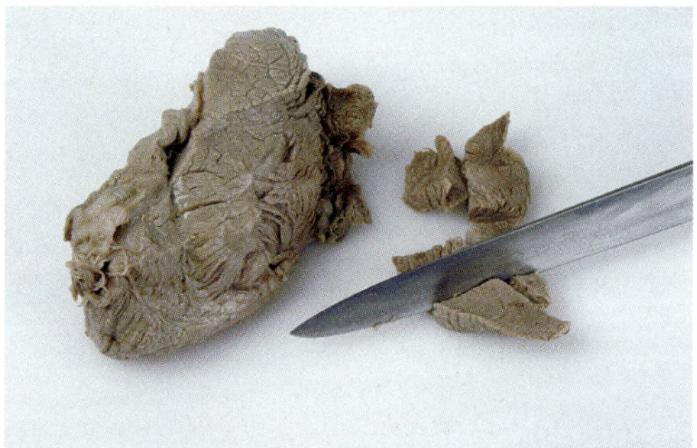

Fleisch in gleich große Würfel schneiden.

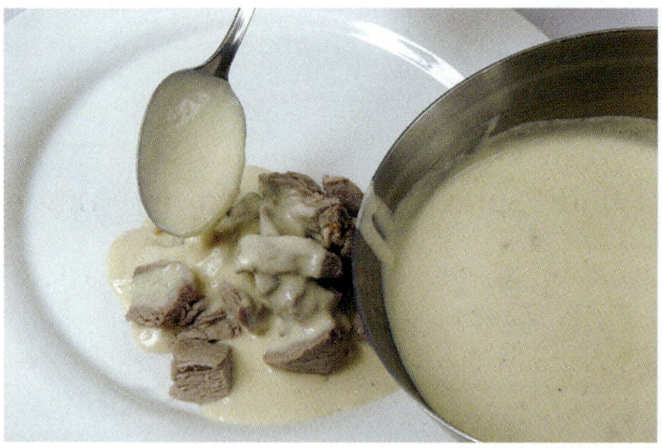

Mehlschwitze herstellen und mit Kalbsfond aufgießen, würzen, auskochen. Soße passieren, mit Sahne und Eigelb legieren, abschmecken. Fleisch anrichten und mit Soße überziehen.

Kalbsleber auf Berliner Art

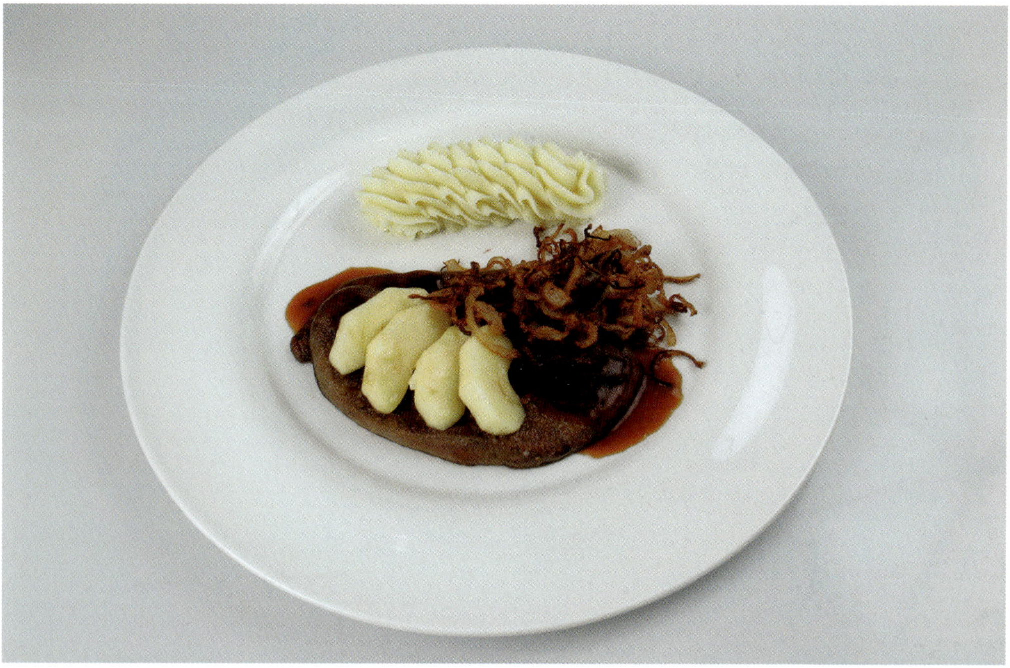

Materialanforderung für 6 Portionen

900 g	Kalbsleber
150 g	Butter
250 g	Äpfel
250 g	Zwiebeln
Gewürze:	Salz, weißer Pfeffer

Arbeitsweise

① Kalbsleber abziehen und von Sehnen befreien, in dünne Scheiben schneiden.
② Äpfel schälen, entkernen, in Scheiben schneiden.
③ Zwiebeln in Julienne schneiden, mit Mehl und Paprika bestäuben, in der Frittüre schwimmend ausbacken.
④ Leber in Butter rosa braten, erst nach dem Braten würzen, Apfelscheiben ebenfalls in Butter braten.
⑤ Kalbsleber mit Äpfeln und den Röstzwiebeln anrichten, mit etwas Bratbutter begießen.

Osso buco (Geschmorte Kalbshaxenscheiben)

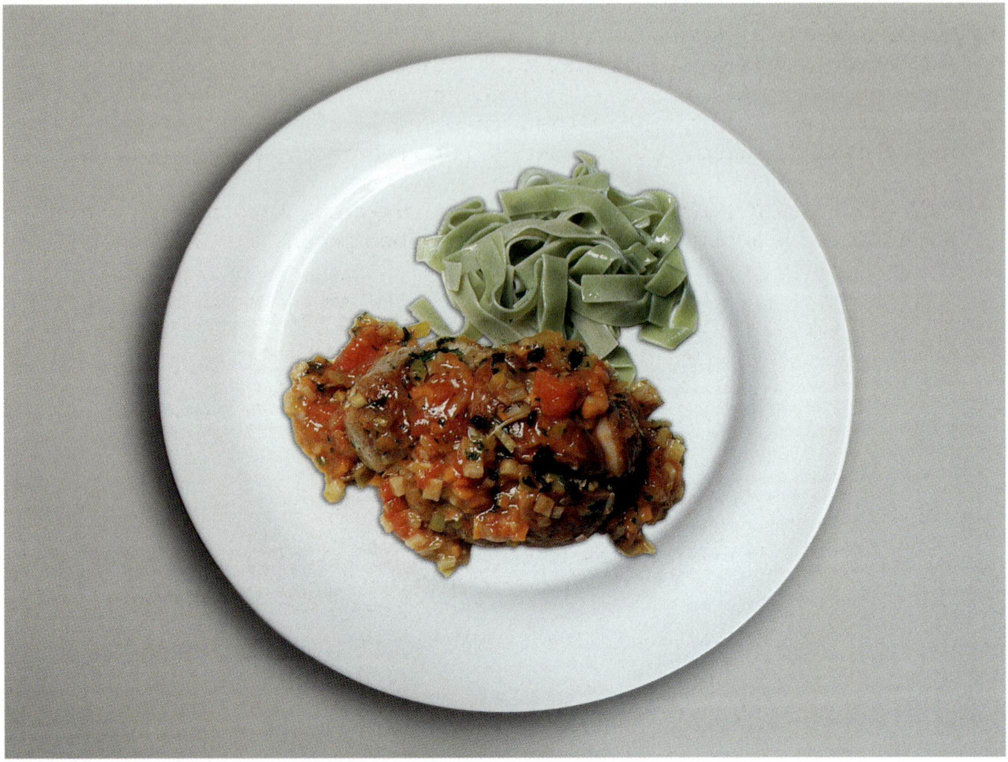

Materialanforderung für 6 Portionen

1.800 g	Kalbshaxenscheiben
50 g	Mehl
100 g	Fett
150 g	Zwiebeln
300 g	Gemüsebrunoise (Sellerie, Karotten, Lauch)
60 g	Tomatenmark
0,7 l	brauner Fond
0,1 l	Weißwein
150 g	Gemüsewürfel als Garnitur
200 g	Tomatenfleischwürfel

Gewürze: Salz, Pfeffer, Knoblauch, gehackte Kräuter, Basilikum

Arbeitsweise

① Kalbshaxe parieren, in Scheiben schneiden (sägen), würzen, in Mehl wenden.
② Von beiden Seiten anbraten, herausnehmen.
③ Zwiebelwürfel und Gemüsebrunoise anschwitzen.
④ Tomatenmark zugeben, glasieren, mit braunem Fond und Weißwein auffüllen.
⑤ Fleisch und Gewürze zugeben, im Ofen schmoren.
⑥ Haxenscheiben ausstechen, Soße passieren und reduzieren, abschmecken, gehackte Kräuter unterziehen.
⑦ Gedünstete Gemüsewürfel und abgezogene, entkernte Tomatenfleischwürfel als Garnitur über die angerichteten Kalbshaxenscheiben geben.

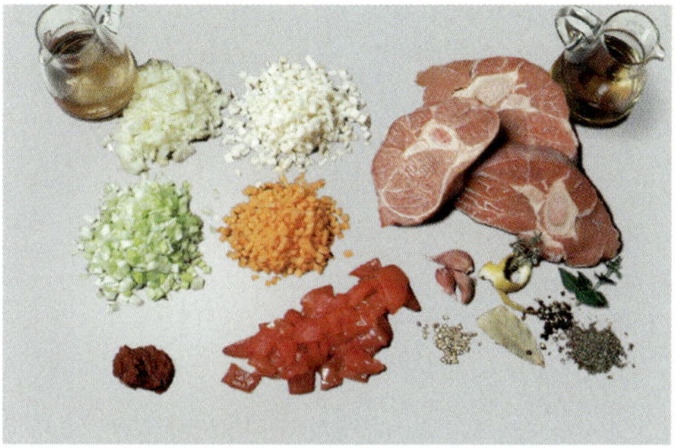

Zutaten vorbereiten und Gemüse anschwitzen.

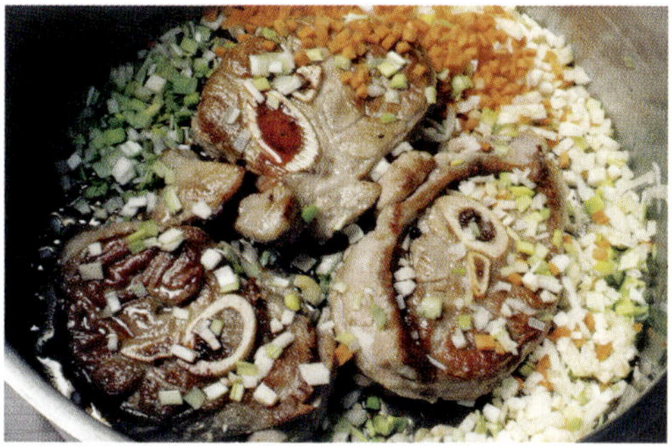

Fleisch zugeben und aufgießen.

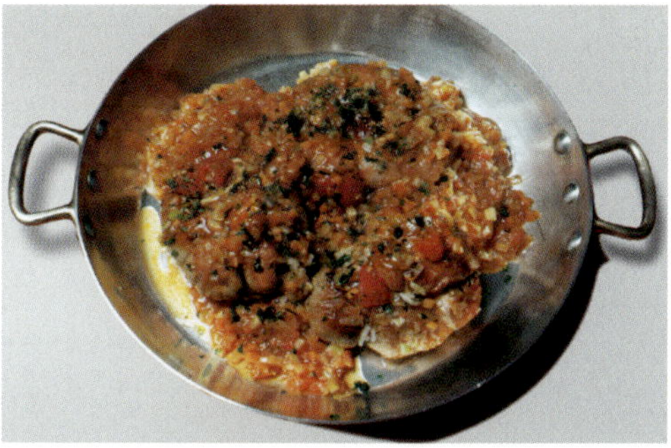

Nach dem Schmoren mit Zutaten anrichten.

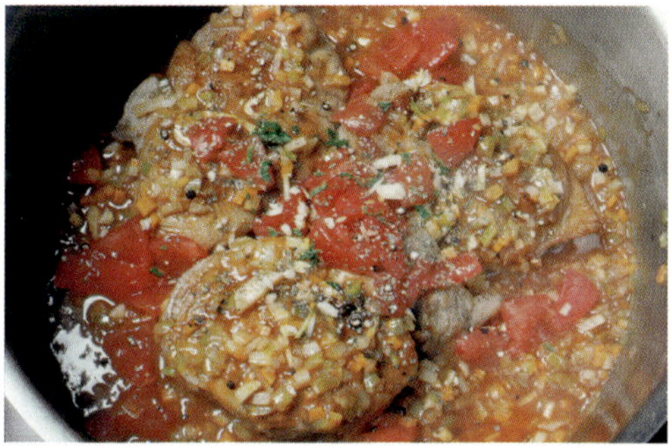

Mit frischen Tomatenwürfeln verfeinern.

3.8 Rind

- Ziel der Verarbeitung: Verarbeitung von Roastbeef, Filet, Schulter, Keule, Brust
- Vorbereitung: Parieren, Zuschneiden, Portionieren, Marinieren, Verwendung von Kräutern
- Zubereitung: Auswahl des Garverfahrens/Zubereitungshinweise: z. B. Kurzbraten, Grillen, Braten, Schmoren, Kochen
- Anrichteweise

Beispiele zur Verwendung

- **Roastbeef**
  - im Ganzen rosa gebraten
  - Rumpsteak/Entrecôte
  - Rostbraten
  - Schmorsteak
- **Rinderfilet**
  - Filetsteak
  - Tournedos
  - Filetgulasch
- **Rinderschulter**
  - Schmorbraten
  - Rindergulasch
- **Rinderkeule**
  - Rinderrouladen
  - Sauerbraten
  - Tafelspitz
- **Rinderbrust**
  - gekochte Rinderbrust

Geschmorte Rinderrouladen

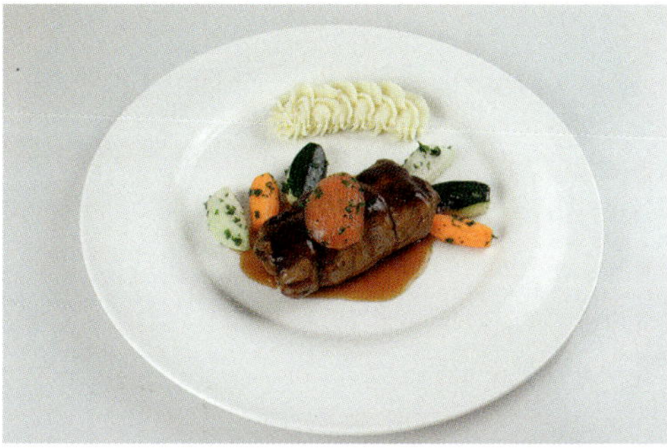

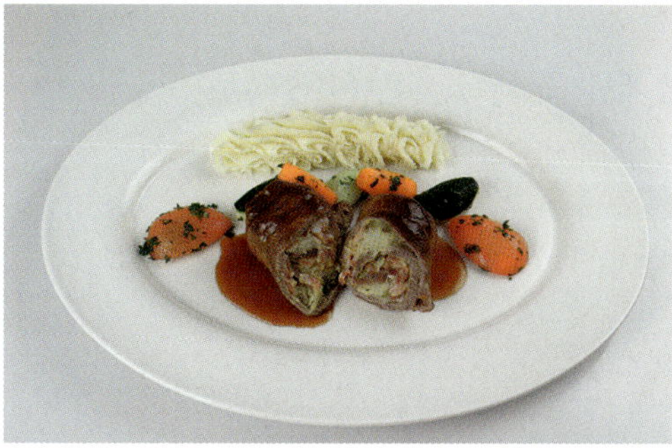

Materialanforderung für 6 Portionen

1.200 g	Rindfleischscheiben aus der Oberschale
50 g	Senf
250 g	Zwiebeljulienne
40 g	Butter
200 g	Speck, geräuchert
150 g	Gewürzgurken
100 g	Fett
100 g	Zwiebeln (Mirepoix)
80 g	Karotten (Mirepoix)
60 g	Sellerie (Mirepoix)
60 g	Lauch
60 g	Tomatenmark
40 g	Mehl
0,2 l	Rotwein
0,7 l	Grandjus
Gewürze:	Salz, Pfeffer, Piment, Lorbeer, Pfefferkörner, Thymian

Arbeitsweise

① Geschnittene Rinderroulade zwischen zwei Folien klopfen.
② Mit Salz und Pfeffer würzen und mit mittelscharfem Senf bestreichen.
③ Speckstreifen und Zwiebeljulienne in Butter andünsten, auskühlen und auflegen.
④ Essiggurkenstreifen auflegen.
⑤ Rouladen rollen, mit Schnur binden oder mit Nadeln stecken.
⑥ Rouladen mehlieren, in Fett kurz anbraten.
⑦ Rouladen herausnehmen, Mirepoix anrösten.
⑧ Tomatenmark zugeben, glasieren (ablöschen und reduzieren).
⑨ Mit Mehl bestäuben, anschwitzen, mit Rotwein ablöschen.
⑩ Mit Grandjus auffüllen, aufkochen, abschäumen, Gewürze zugeben.
⑪ Rouladen zugeben und 1 Stunde zugedeckt schmoren.
⑫ Schnur/Nadeln entfernen, Soße passieren und nachschmecken.

Weiter auf der nächsten Seite

Garnituren:

- *auf bürgerliche Art*: Rouladen mit tournierten, glasierten Gemüsen (Karotten, Sellerie, Rübchen) umlegen.
- *Esterházy*: Julienne von Wurzelgemüse (Sellerie, Karotten, Lauch, Zwiebeln) dünsten und über die Rouladen streuen.

Beilagen: Kartoffelpüree, Dampfkartoffeln, Macaire-Kartoffeln.

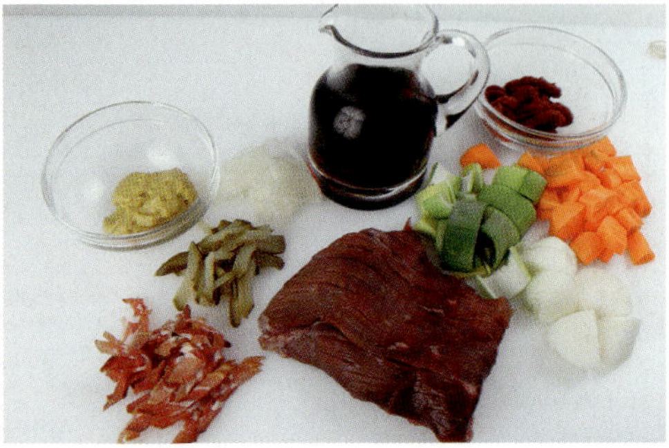

Zutaten bereitstellen.

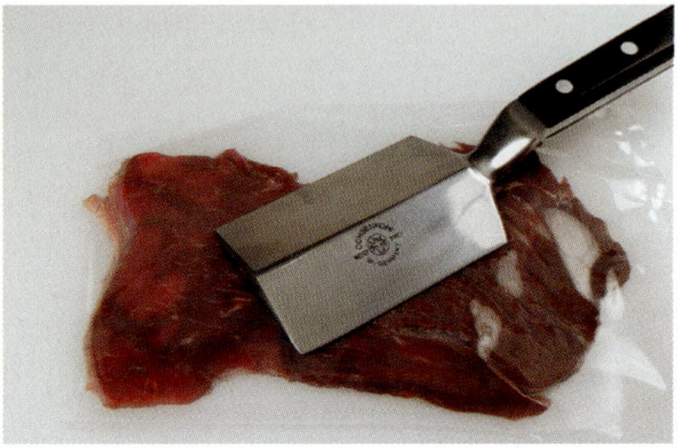

Fleisch zwischen Folien klopfen.

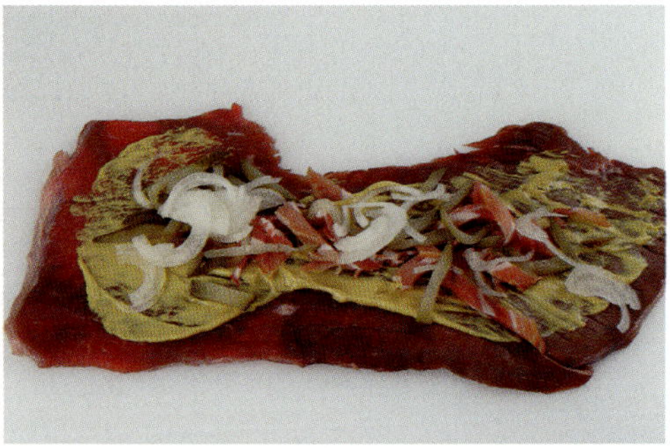

Rouladen füllen, einrollen.

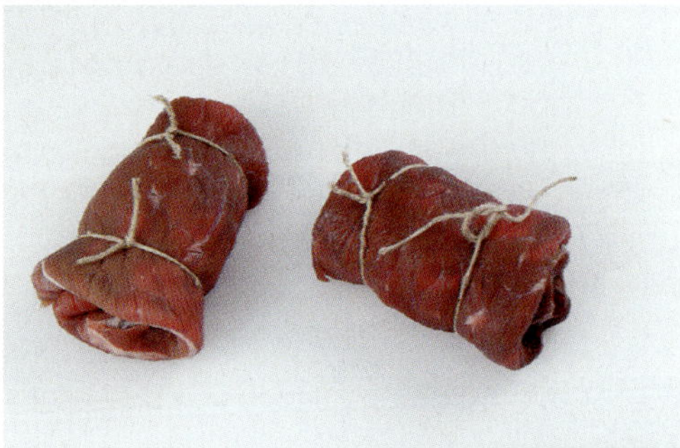

Mit Schnur binden.

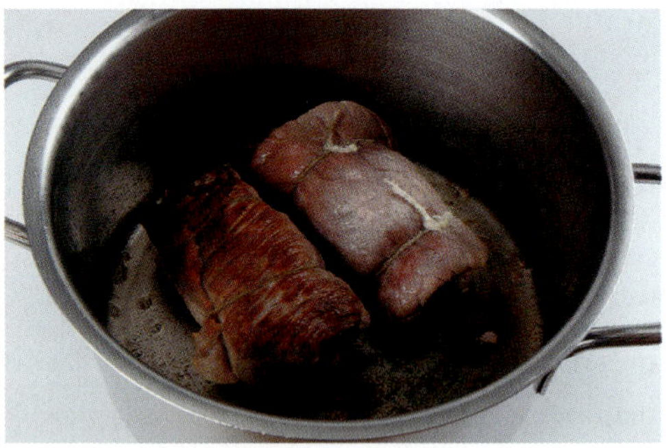

Rouladen anbraten.

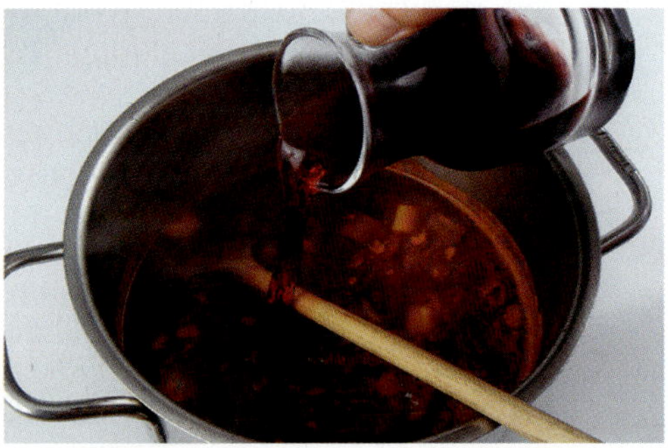

Mit Rotwein ablöschen und reduzieren.

Rheinischer Sauerbraten

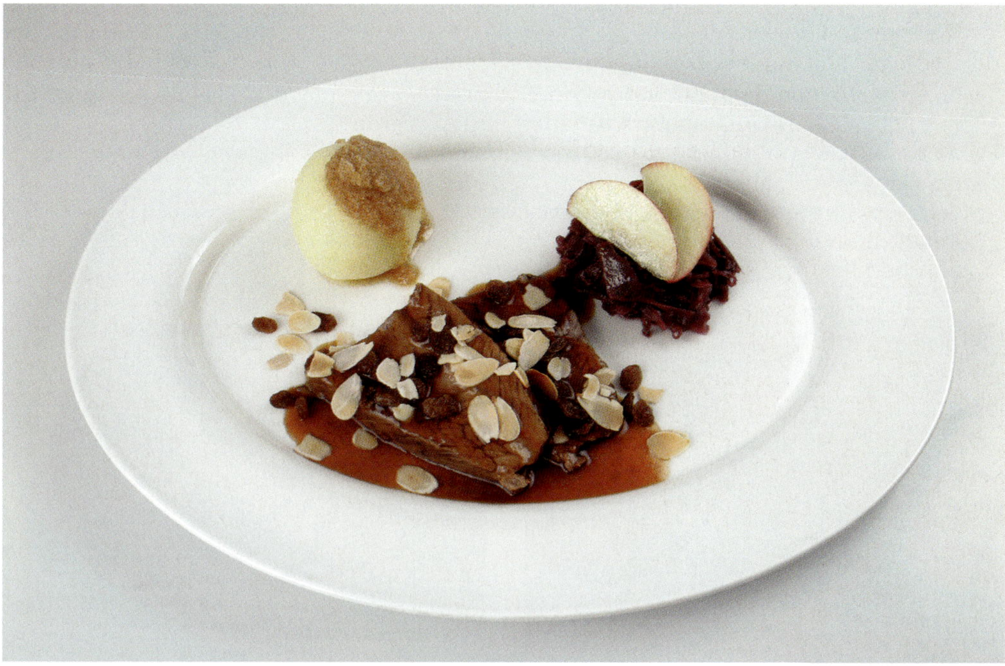

Materialanforderung für 6 Portionen

1.200 g	Rindfleisch (Schwanzstück)	
0,2 l	Essig	Marinade (Beize)
0,4 l	Wasser	
100 g	Zwiebeln	
60 g	Lauch	
80 g	Karotten	
Gewürze:	Lorbeer, Pfefferkörner, Thymian, Nelken	
80 g	Fett	
300 g	Mirepoix	
60 g	Tomatenmark	
40 g	Mehl	
0,2 l	Rotwein	
0,2 l	Marinade	
0,4 l	braune Brühe	
Gewürze:	Salz, Pfefferkörner, Piment, Thymian, Lorbeer	

Weiter auf der nächsten Seite

Arbeitsweise

① Aus Essig, Wasser, Wurzelgemüse und Gewürzen eine Marinade (Beize) herstellen.
② Das Rindfleisch in die Marinade einlegen und mindestens 36 Stunden zugedeckt kühl stehen lassen, mehrmals wenden.
③ Fleisch mit einem Tuch gut abtropfen, Fett erhitzen und gewürztes Fleisch anbraten.
④ Mirepoix rösten, Tomatenmark zugeben und glasieren.
⑤ Mit Mehl bestäuben, kurz rösten, mit Rotwein, brauner Brühe und Marinade auffüllen, Gewürze zugeben.
⑥ Fleisch schmoren, passieren, abschmecken.
⑦ Sauerbraten portionieren, Soße mit gewaschenen Rosinen verfeinern, mit Mandelblättchen bestreuen.

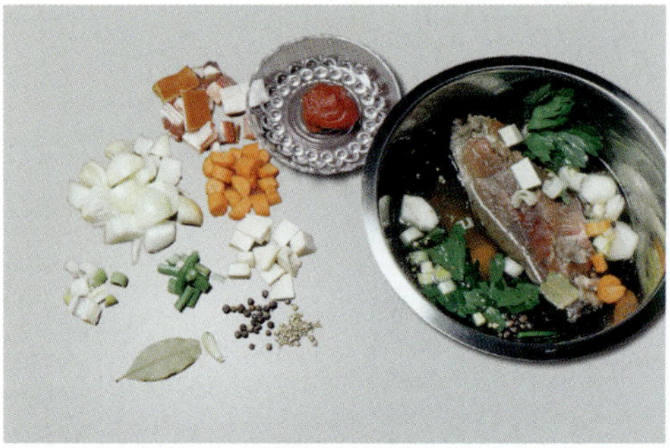

Zutaten bereitstellen.

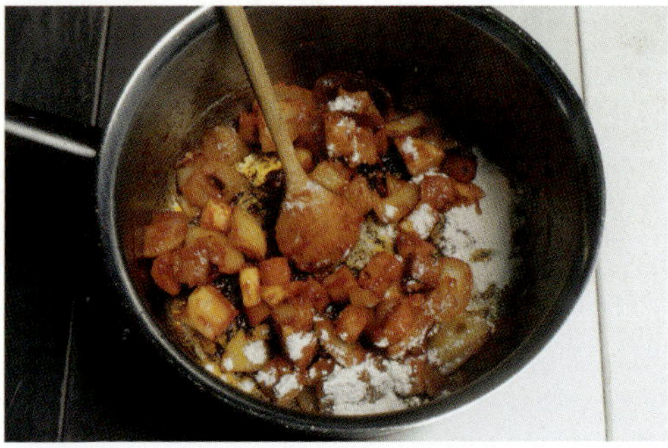

Mirepoix anschwitzen, stäuben.

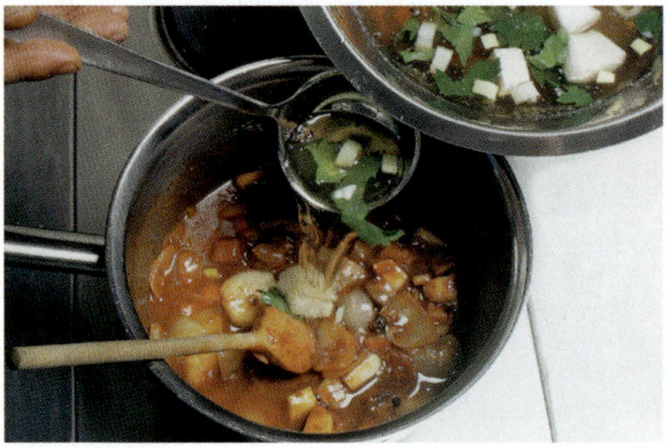

Mit Würzfond aufgießen.

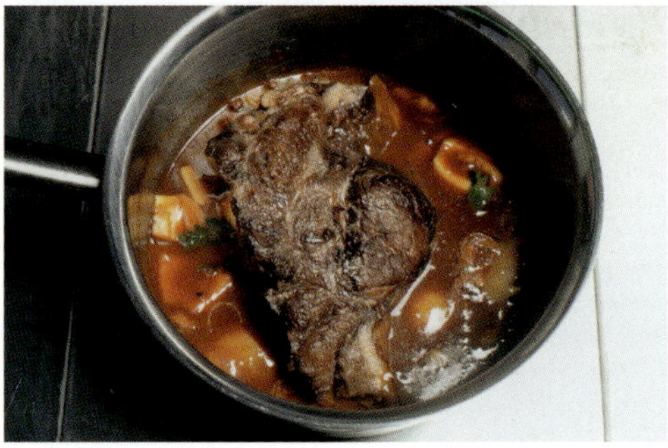

Ca. 90 Minuten schmoren.

Rindergulasch

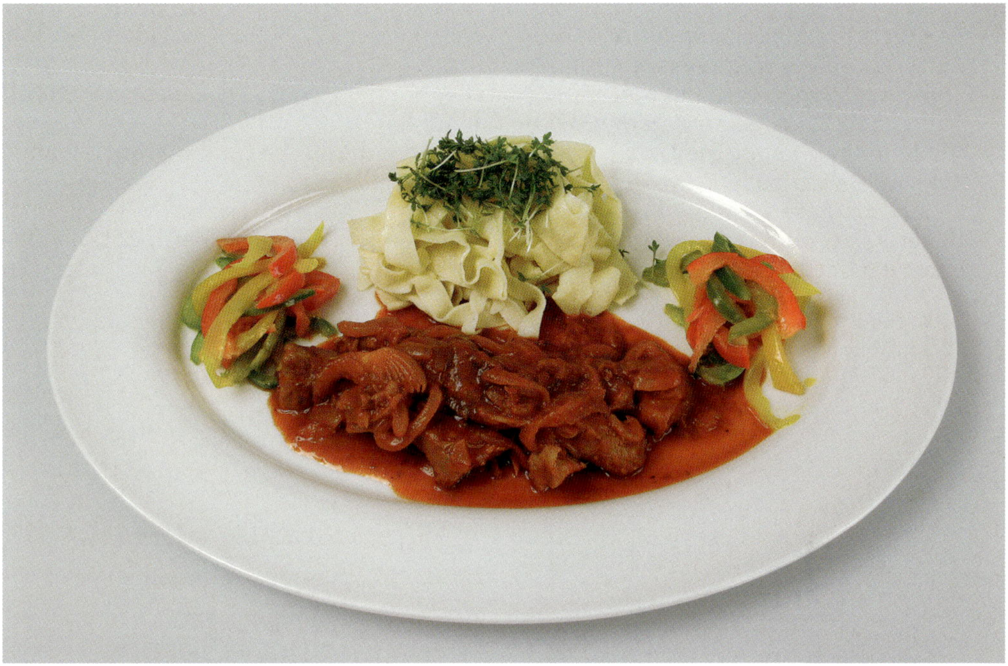

Materialanforderung für 6 Portionen

1.100 g	Rindfleisch (Schulter, Keule, Hesse, Wade)
1.100 g	Zwiebeln
80 g	Fett
25 g	Paprikapulver
1 l	Wasser
Gulaschgewürz:	Knoblauch, Majoran, Kümmel, unbehandelte Zitronenschale
Gewürze:	Salz, weißer Pfeffer

Weiter auf der nächsten Seite

Arbeitsweise

① Zwiebeljulienne andünsten.
② Gewürzte Rindfleischstücke (ca. 40 – 50 g) dazugeben.
③ Fleisch und Zwiebeln vermengen.
④ Zugedeckt, Fond ziehen lassen.
⑤ Abdecken, Flüssigkeit reduzieren, glasieren, mit Paprika bestreuen.
⑥ Mit Wasser auffüllen, mit Deckel ca. 60 Minuten schmoren.
⑦ Kurz vor Garende Gulaschgewürz zugeben, Soße nicht passieren.

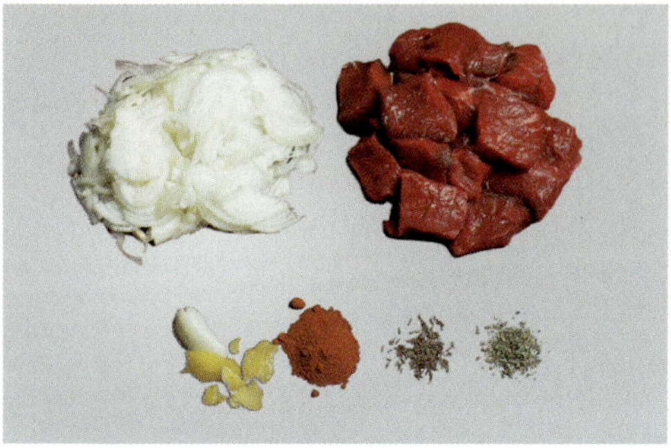

Zutaten bereitstellen.

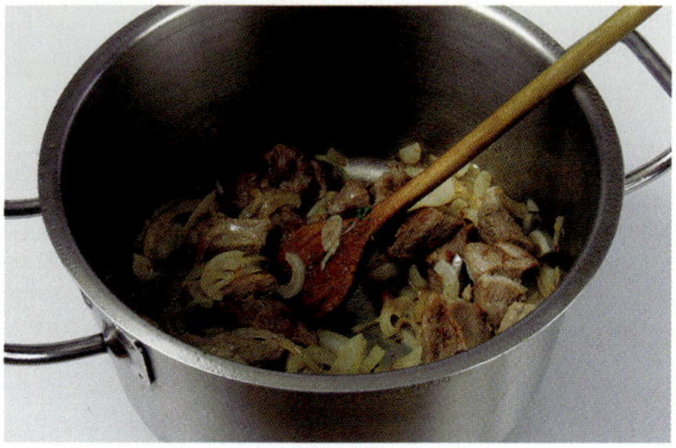

Zwiebeln andünsten, Fleisch mitdünsten.

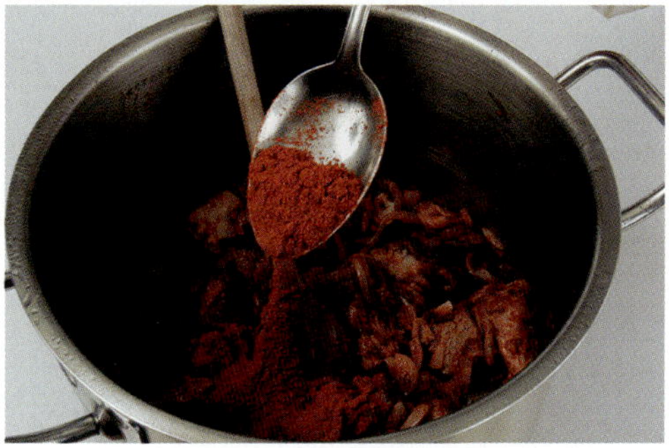

Paprikapulver zum Gulaschansatz geben.

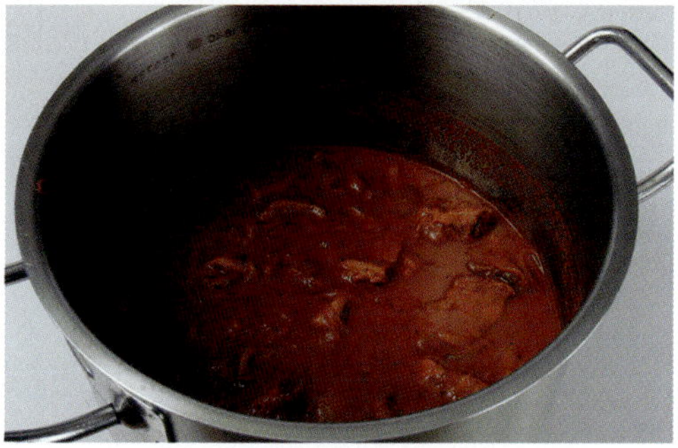

Gulasch schmoren.

3.9 Schwein

- Ziel der Verarbeitung: Verwendung von Schulter, Haxe, Filet, Kotelettstück, Oberschale, Leber, Nieren, Spanferkelteile
- Vorbereitung: Auslösen, Parieren, Zuschneiden, Portionieren
- Zubereitung: Auswahl des Garverfahrens/Zubereitungshinweise: z. B. Kurzbraten, Braten, Poelieren, Schmoren, Soßenherstellung
- Anrichteweise

Beispiele zur Verwendung

- **Schweineschulter**
  - Schweinebraten
  - Schweinegulasch
- **Schweinehaxe**
  - im Ganzen gebraten, geschmort, gekocht, gepökelt und gekocht
- **Schweinefilet**
  - Medaillons
  - im Ganzen gebraten
  - Geschnetzeltes vom Schweinefilet
  - Roulade vom Schweinefilet
  - im Teigmantel gebacken
- **Kotelettstück**
  - Schweinekotelett gebraten, gegrillt, gebacken
  - im Ganzen gebraten
  - ausgelöst als Rollbraten
- **Oberschale**
  - Schweineschnitzel
  - gefüllte Schnitzel
  - Schweineröllchen
- **Schweineleber**
  - Scheiben gebraten
  - geschnetzelte Leber
- **Spanferkelteile**
  - gebraten

Schweinebraten mit Kruste

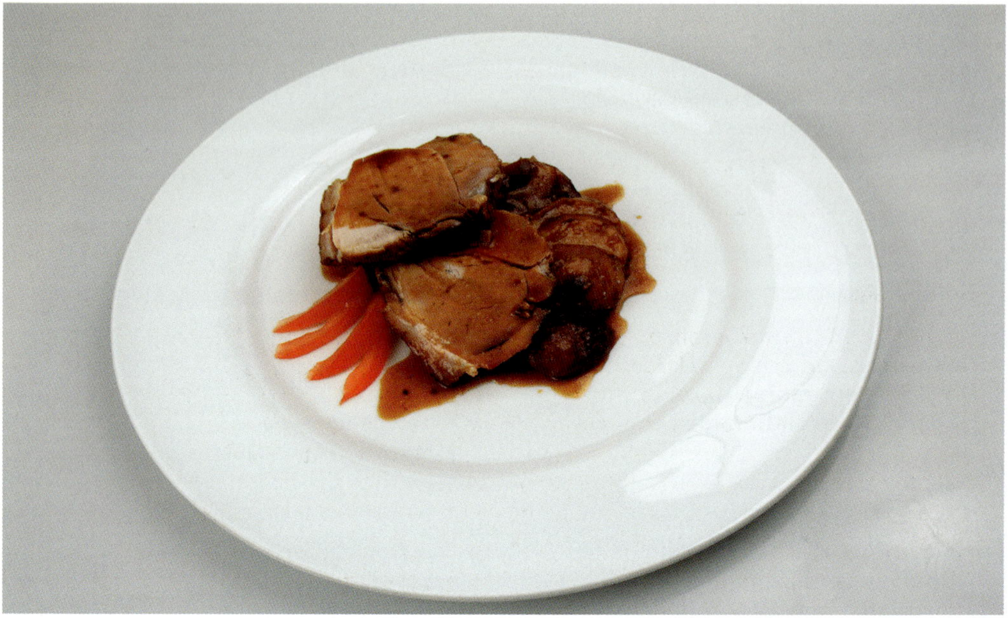

Schweinebraten mit Bäckerin-Kartoffeln.

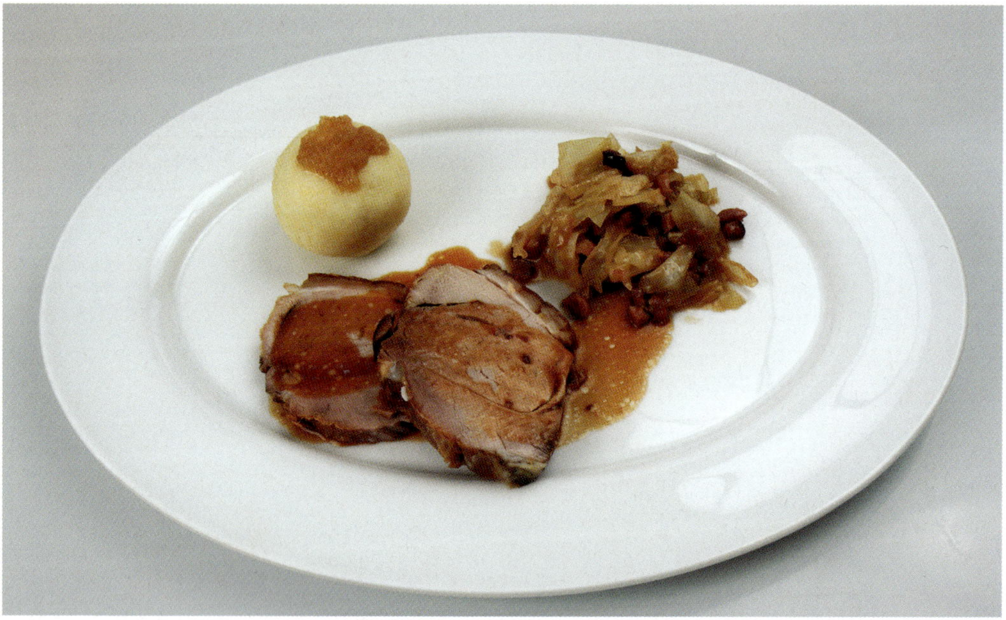

Schweinebraten mit Bayerischem Kraut und Kartoffelknödeln.

Materialanforderung für 6 Portionen

1.200 g	Schweinefleisch (Keule, Schulter mit Schwarte)
600 g	Schweineknochen
60 g	Fett
300 g	Mirepoix
60 g	Tomatenmark
0,4 l	braune Brühe
Gewürze:	Salz, weißer Pfeffer, Kümmel, Knoblauch

Arbeitsweise

① Schweinebraten vorbereiten, Schwarte einschneiden, würzen.
② Klein gehackte Schweineknochen in Fett anrösten, mit Wasser ablöschen.
③ Schweinebraten auf die Knochen legen und bei 220 °C braten, mit dem Bratenfond öfter begießen, Mirepoix zugeben, mit Tomatenmark glasieren.
④ Den durchgebratenen Schweinebraten auf ein Abtropfgitter setzen und den Bratensatz mit der braunen Brühe auffüllen.
⑤ Knochen auskochen, passieren, abschmecken.

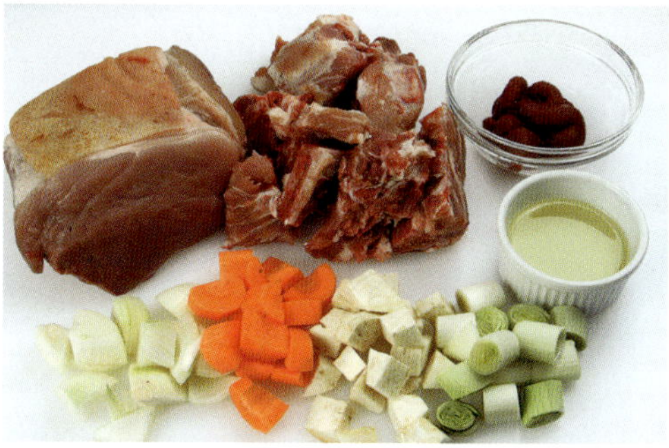

Zutaten bereitstellen.

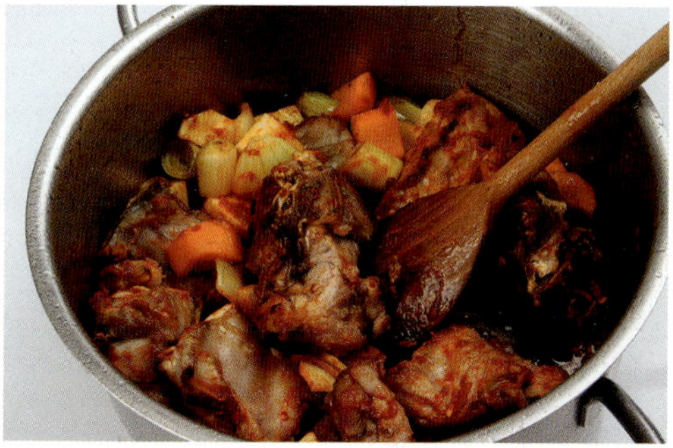

Mit Knochen Soßenansatz herstellen.

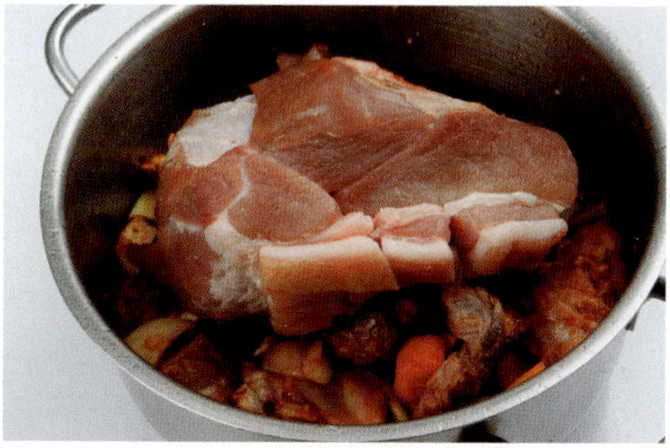

Gewürztes Fleisch auf Knochen legen und braten.

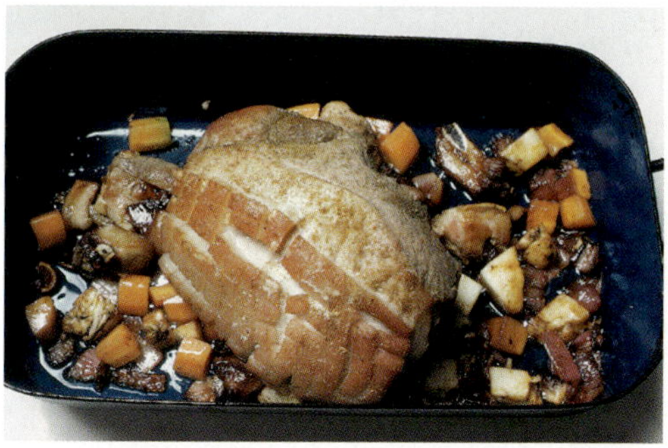

Unter ständigem Begießen braten.

Schweinenierchen sauer

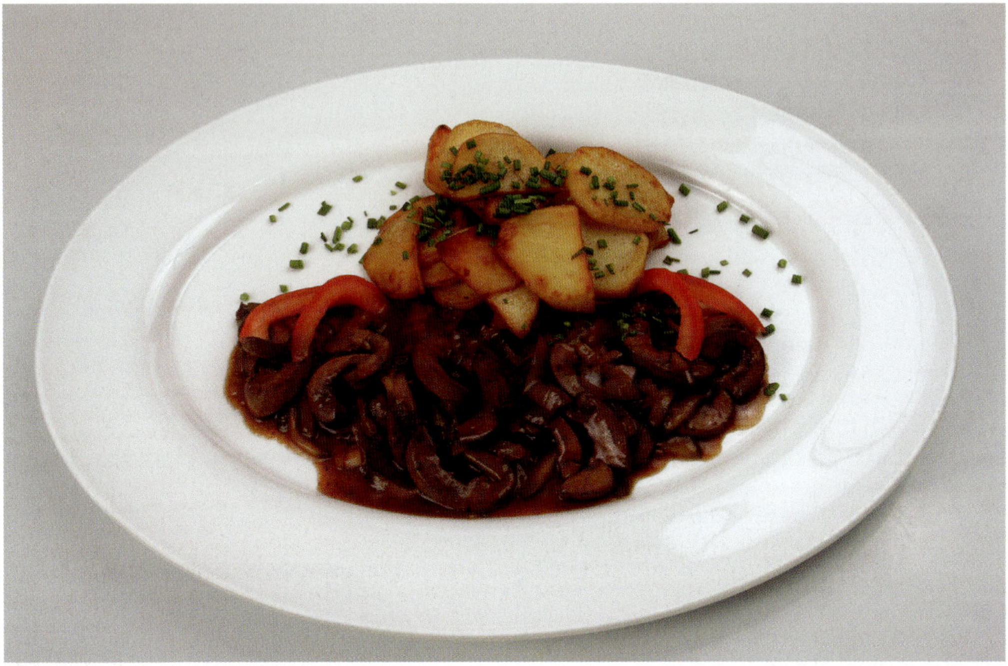

Materialanforderung für 6 Portionen

900 g	Schweinenieren
60 g	Fett
150 g	Zwiebeln
50 g	Butter
0,6 l	Sauce Demiglace
60 g	Essiggurken
Gewürze:	Salz, Pfeffer, Essig

Arbeitsweise

① Nieren vom Fett befreien, der Länge nach durchschneiden (halbieren), weiße Stränge und Adern entfernen.

② Gut wässern (Mineralwasser oder Milch), trocknen und in feine Scheiben schneiden.

③ In erhitztem Öl anrösten (nicht durchbraten), evtl. in Butter nachbraten, warm stellen.

④ In gleicher Pfanne fein geschnittene Zwiebelbrunoise in Butter anschwitzen, mit wenig Essig ablöschen, einkochen und mit Sauce Demiglace auffüllen.

⑤ Sauce nicht mehr kochen lassen, die gerösteten, gewürzten Nierchen zufügen, durchschwenken, abschmecken.

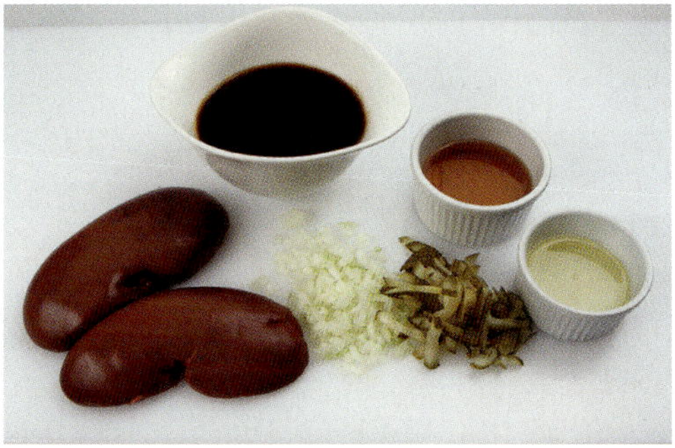

Zutaten bereitstellen.

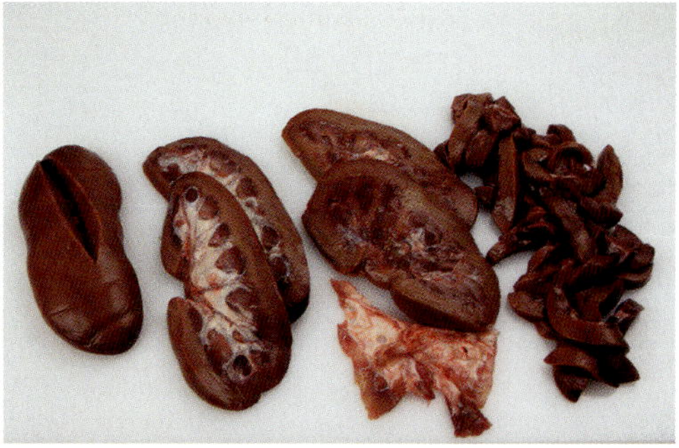

Nieren halbieren, Kanäle entfernen, in Streifen schneiden.

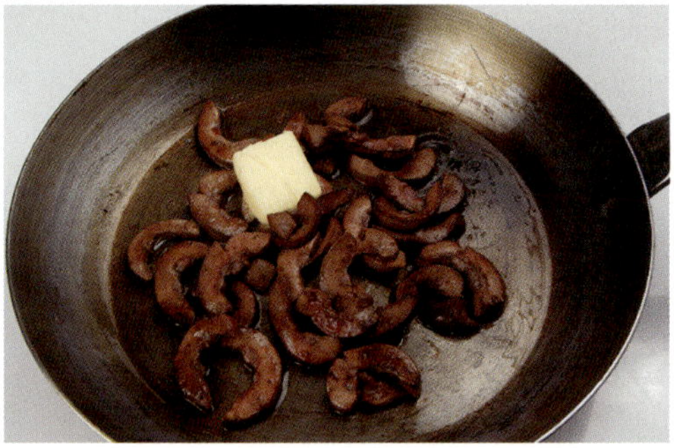

Nierenstreifen anbraten, aus Pfanne entnehmen.

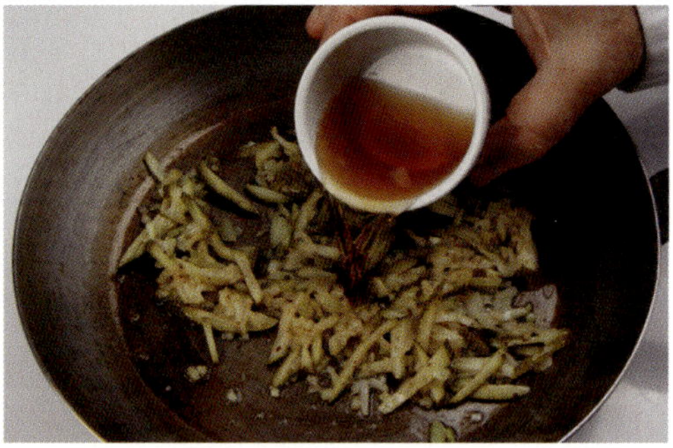

Soßenansatz mit Essig ablöschen.

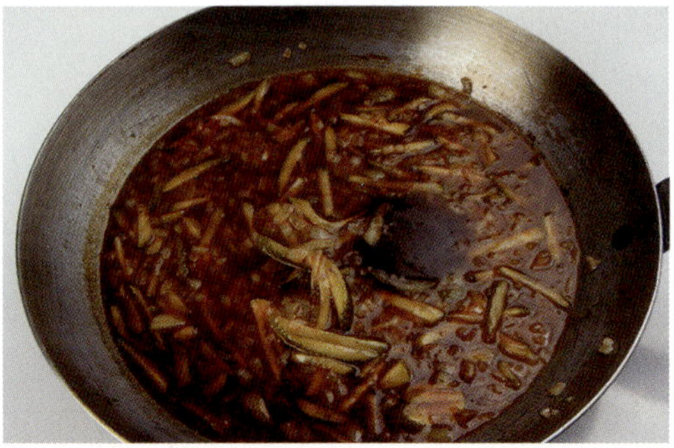

Soßenansatz reduzieren.

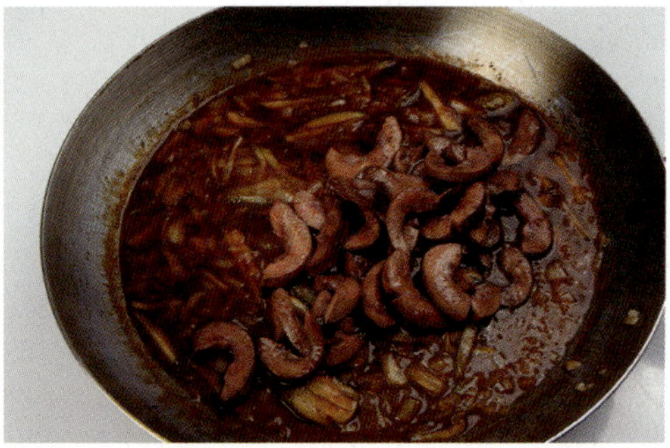

In fertige Soße gebratene Nieren geben und durchschwenken.

Roulade vom Schweinefilet, gefüllt mit Schinkenfarce, in Butter gebraten, Bratensoße

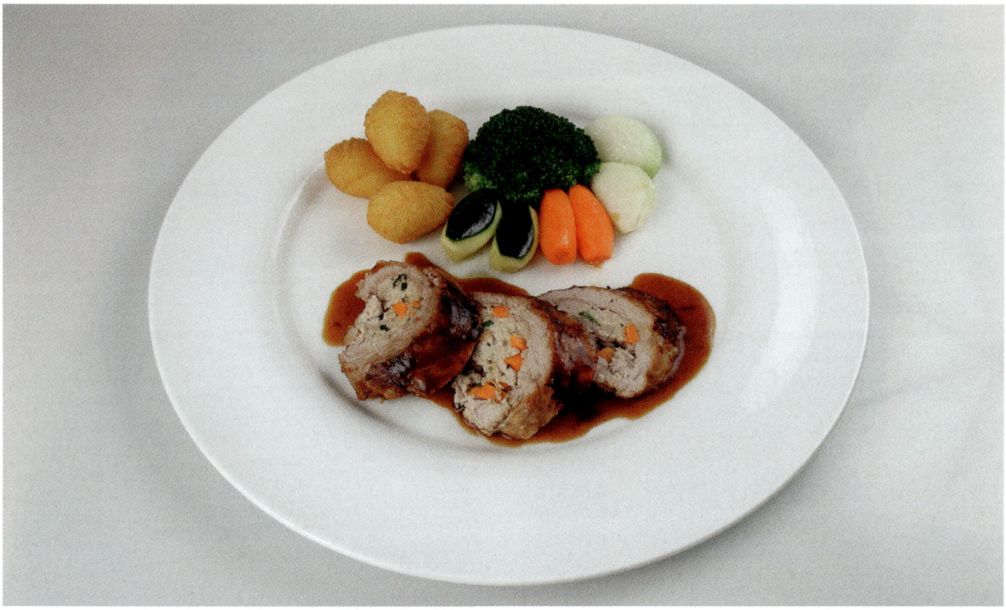

Materialanforderung für 6 Portionen

1.000 g	Schweinefilet, ohne Spitze
200 g	Kalbsfarce, bereits fein zerkleinert
100 g	Kochschinken
100 g	Gemüsebrunoise, blanchiert
0,1 l	Sahne
1 Stck.	Ei
Gewürze:	Salz, Pfeffer

2	Schweinenetze
20 g	Öl, zum Anbraten
30 g	Butter zum Nachbraten
500 g	Schweineknochen
40 g	Öl
300 g	Mirepoix
40 g	Tomatenmark
1,0 l	braune Grundbrühe
Gewürze:	Salz, Pfefferkörner, Knoblauch, Piment, Thymian

Arbeitsweise

① Schweinefilet parieren, längs aufschneiden (nicht durchschneiden), aufklappen, zwischen zwei Folien plattieren.

② Kochschinken fein hacken, Gemüsebrunoise blanchieren.

③ Fleischfarce mit gehacktem Schinken und Gemüsewürfel sowie Sahne und Ei vermengen, abschmecken.

④ Plattiertes Schweinefilet auflegen, würzen, mit Füllmasse gleichmäßig bestreichen, eng zusammenrollen.

⑤ Gewässertes Schweinenetz auf dem Tisch auflegen, Schweineroulade einrollen, fest verschließen.
⑥ Klein gehackte Schweineknochen in Fett anrösten, Mirepoix zugeben, rösten, Tomatenmark beifügen, glasieren (mehrmals ablöschen und reduzieren), mit brauner Grundbrühe auffüllen, köcheln lassen, kurz vor Garende Gewürze zugeben, passieren.
⑦ Roulade in Öl von allen Seiten scharf anbraten, Fett abgießen, in Butter langsam in der Röhre oder im Kombidämpfer fertig braten, kurz ruhen lassen.
⑧ Schweineroulade tranchieren, anrichten auf Soßenspiegel.

Praxis-Tipp:

- *Gemüsebeilagen*: Bohnenbündel, glasierte Zuckerschoten, Blumenkohlröschen überbacken, gedünstete Frühlingszwiebeln, glasierte Fingermöhren
- *Sättigungsbeilagen*: Kartoffelgratin, kleine Kartoffelrösti, Kartoffelnudeln, Herzoginkartoffeln, Kartoffelplätzchen, Kartoffelstrauben

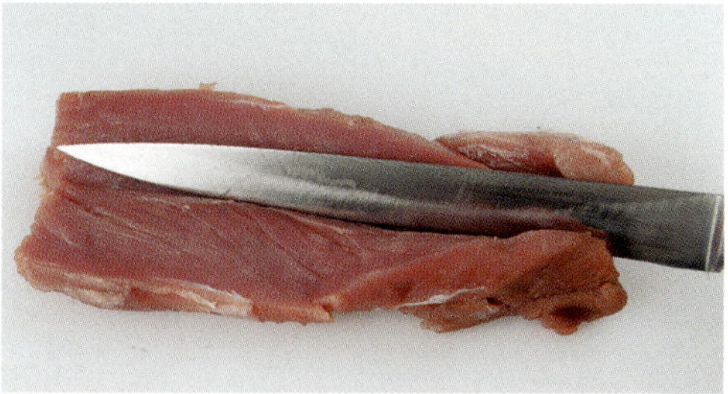

Schweinefilet längs aufschneiden.

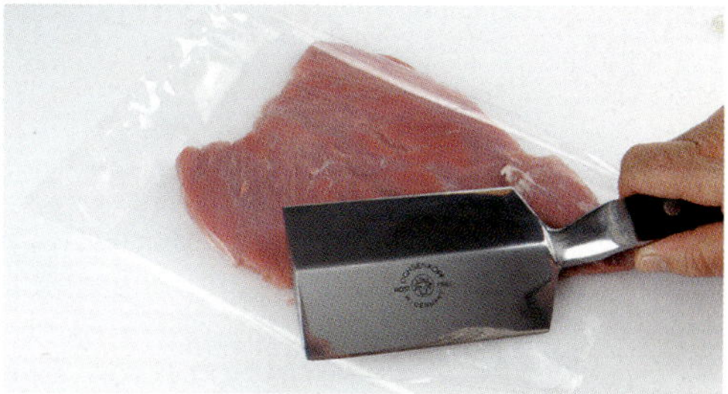

Filet zwischen Folien plattieren.

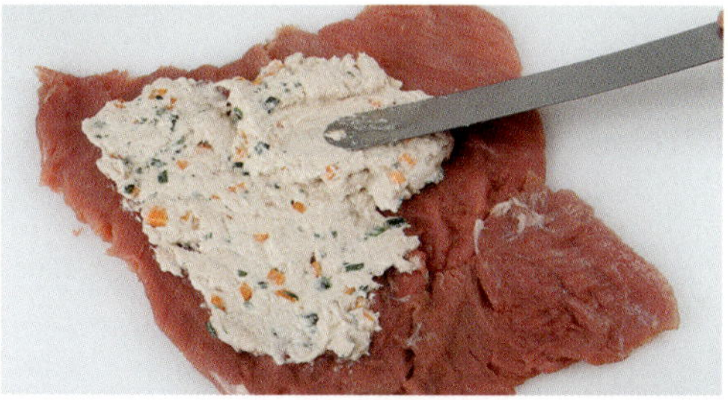

Füllung gleichmäßig aufstreichen.

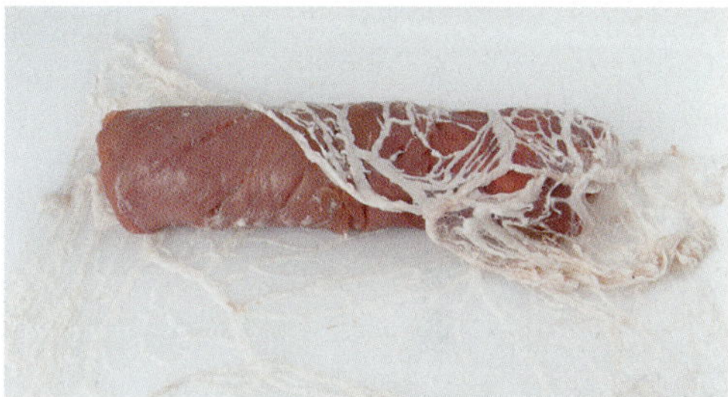

Eingerolltes Filet in Schweinenetz einschlagen.

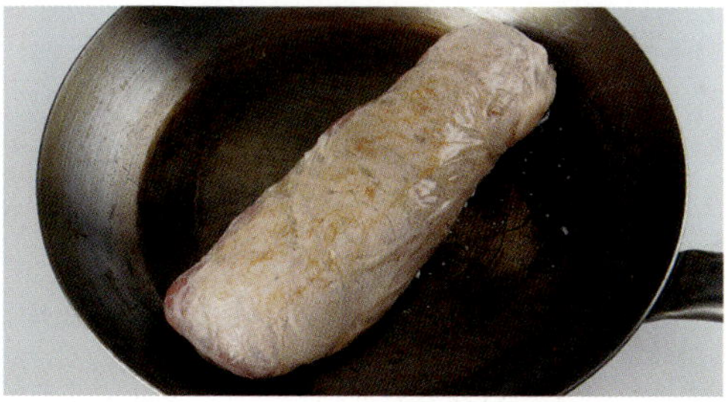

Filetroulade braten.

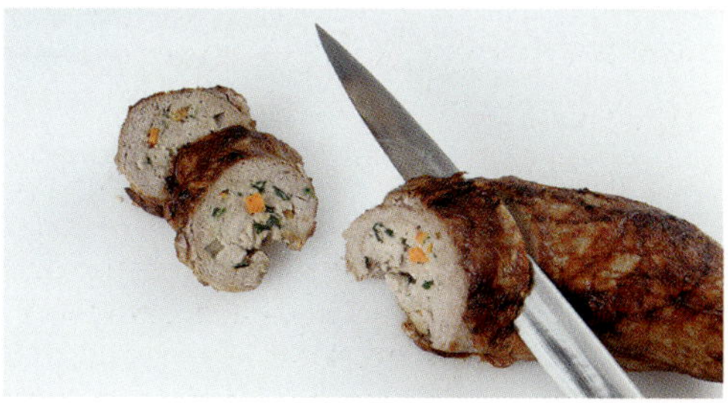

Schweineroulade tranchieren.

Medaillons vom Schweinefilet mit Schwammerlsoße

Materialanforderung für 6 Portionen

900 g	Schweinefilet
40 g	Fett
50 g	Räucherspeck
40 g	Butter
60 g	Zwiebelbrunoise
250 g	Waldpilze
0,1 l	Weißwein
0,1 l	Sahne
0,4 l	Sauce Demiglace
2 EL	Küchenkräuter (Kerbel, Petersilie, Schnittlauch, Estragon)
100 g	Crème double als Garnitur
Gewürze:	Salz, Pfeffer

Arbeitsweise

① Schweinefilet parieren, in Medaillons portionieren.
② Medaillons würzen, evtl. mehlieren, in der Pfanne kurzbraten, aus der Pfanne nehmen, warm stellen.
③ Speck- und Zwiebelbrunoise mit Butter in der Pfanne anschwitzen, geschnittene Waldpilze zugeben, mit Weißwein ablöschen, reduzieren, mit Sahne und Sauce Demiglace auffüllen, verkochen, mit frischen Kräutern abschmecken.
④ Gebratenes Fleisch anrichten, mit der Soße nappieren, Crème double und Kräuter als Garnitur verwenden.

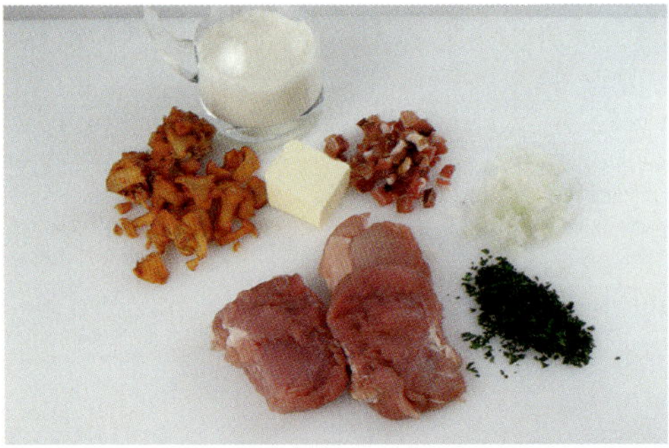

Schweinefilet portionieren und mit übrigen Zutaten bereitstellen.

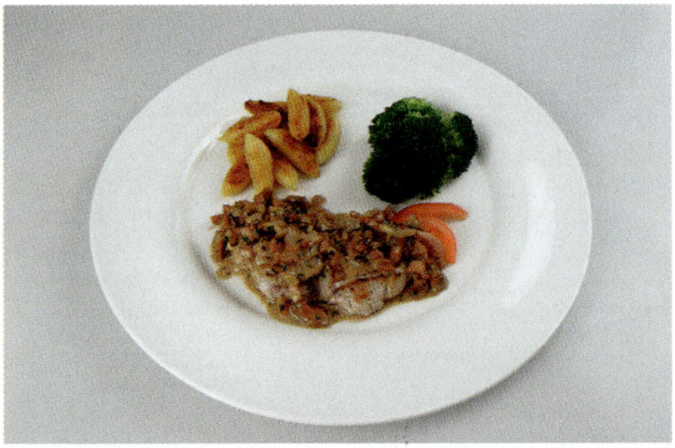

Medaillons mit Pilzsoße überziehen. Mit Brokkoliröschen und Schlosskartoffeln servieren.

3.10 Lamm/Hammel

- Ziel der Verarbeitung: Verwendung von Keule, Schulter, Sattel, Kotelettstück
- Vorbereitung: Auslösen, Parieren, Zuschneiden, Portionieren, Marinieren, Verwendung von Kräutern
- Zubereitung: Auswahl des Garverfahrens/Zubereitungshinweise: z. B. Kurzbraten, Braten, Schmoren, Dünsten, Soßenherstellung
- Anrichteweise

Beispiele zur Verwendung

- **Keule**
  - im Ganzen oder ausgelöst rosa gebraten
  - geschmort
- **Schulter**
  - ausgelöst und geschmort
  - ausgelöst und gekocht
  - Ragout
  - Eintopf
  - Lammcurry
- **Sattel**
  - im Ganzen rosa gebraten
  - Chops (Rückenscheibe)
- **Kotelettstück**
  - im Ganzen rosa gebraten
  - Koteletts
  - ausgelöst und rosa gebraten (Lammlachs)

Auslösen einer Lammkeule

Arbeitsschritte

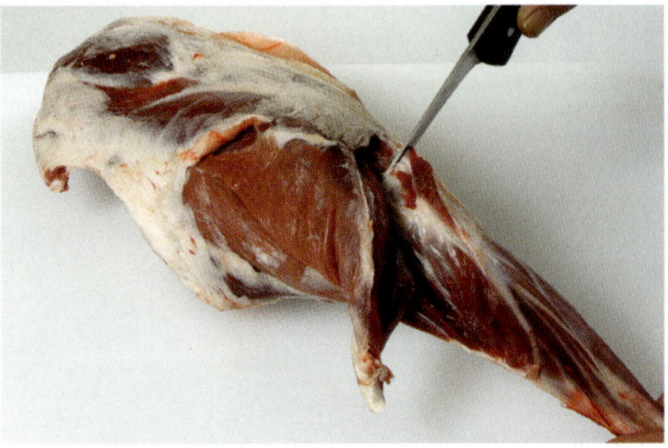

Von der Lammkeule zuerst im Gelenk die Haxe abschneiden.

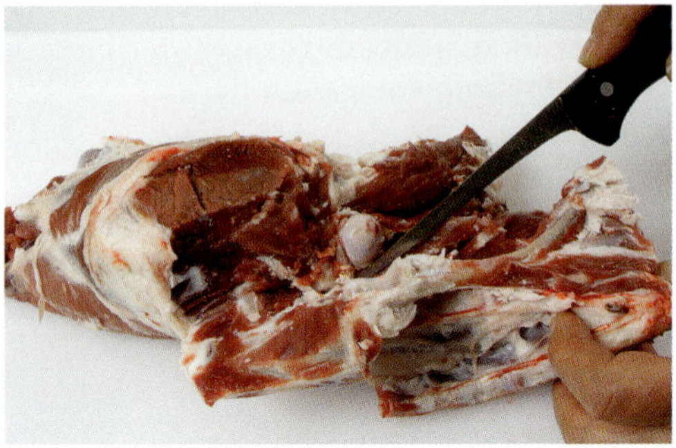

Den Schlussknochen vom Röhrenknochen im Gelenk abtrennen und auslösen.

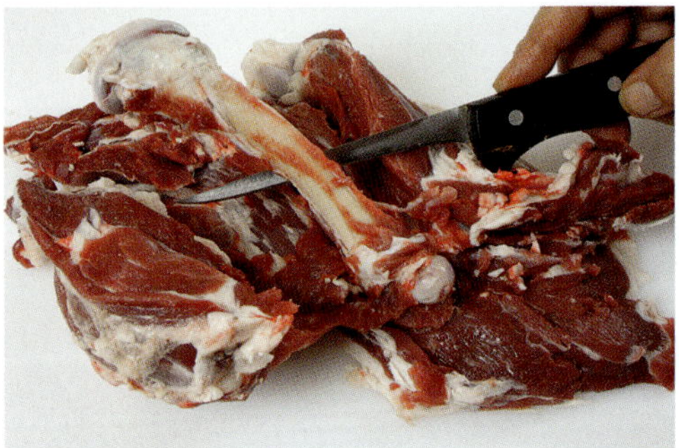

Großen Oberschenkelknochen vorsichtig herauslösen.

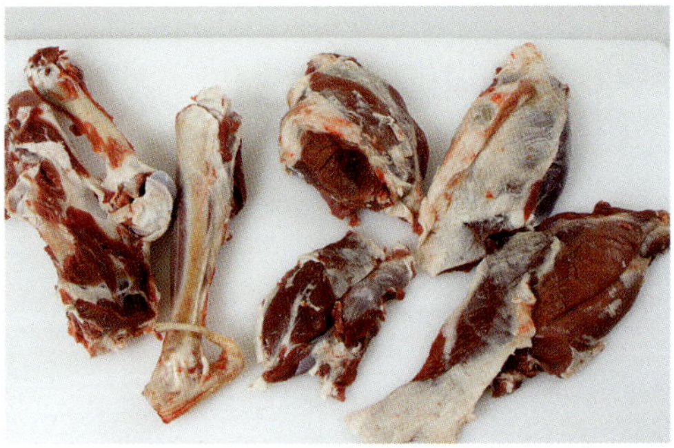

Die zerlegte Lammkeule mit allen Teilen.

Navarin – Braunes Hammelragout

Materialanforderung für 6 Portionen

1.500 g	Hammelfleisch mit Knochen (Schulter)
350 g	Zwiebeln
80 g	Fett/Öl
50 g	Tomatenmark
0,8 l	braune Brühe
Gewürze:	Salz, Pfeffer, Knoblauch, Salbei, Thymian
3 Stck.	Kohlrabi oder weiße Rüben
300 g	Karotten
300 g	Zucchini
200 g	Tomaten
60 g	Butter
800 g	Kartoffeln mit Schale
30 g	frische, gehackte Kräuter

Arbeitsweise

① Hammelfleisch in gleichmäßige Würfel (auch mit Knochen) schneiden (ca. 30 g – 40 g).
② Zwiebelwürfel anschwitzen, Fleisch zugeben, anschwitzen.
③ Tomatenmark zugeben, glasieren.
④ Mit Brühe auffüllen, aufkochen, abschäumen, Gewürze zugeben.
⑤ Zugedeckt schmoren.
⑥ Gemüse und Kartoffeln tournieren; Tomaten abziehen, entkernen, in Viertel schneiden.
⑦ Gemüse glasieren, Kartoffeln kochen, Tomaten anschwenken.
⑧ Fleisch mit Soße reduzieren, abschmecken.
⑨ Schmorgericht mit Gemüse, Tomaten und Kartoffeln zusammen anrichten, mit Kräutern bestreuen.

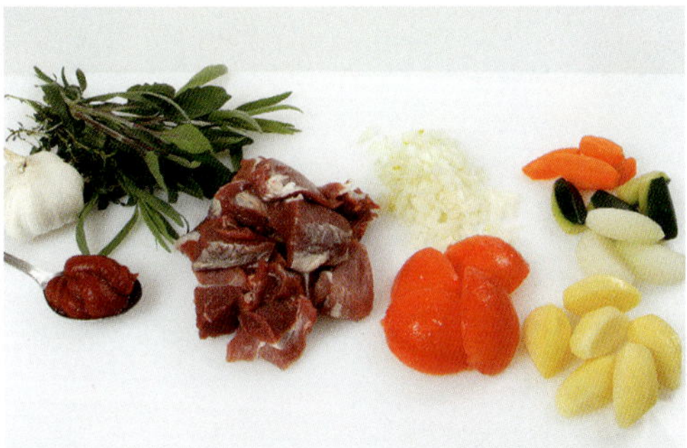

Alle vorbereiteten Zutaten für das Hammelragout.

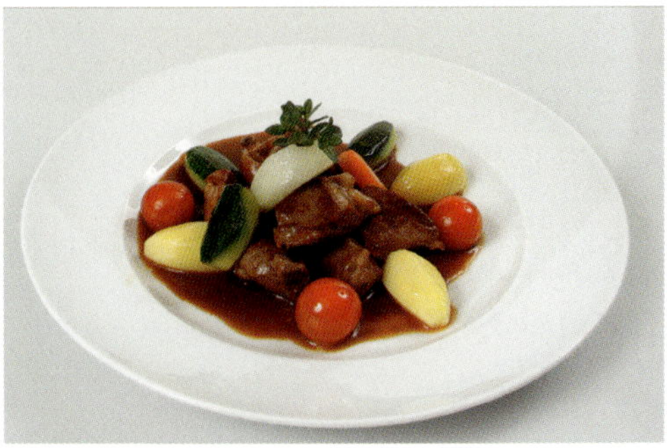

Angerichtetes Hammelragout, wobei einzelne Gemüse besonders dekorativ angeordnet werden.

Lammcurry mit Früchten

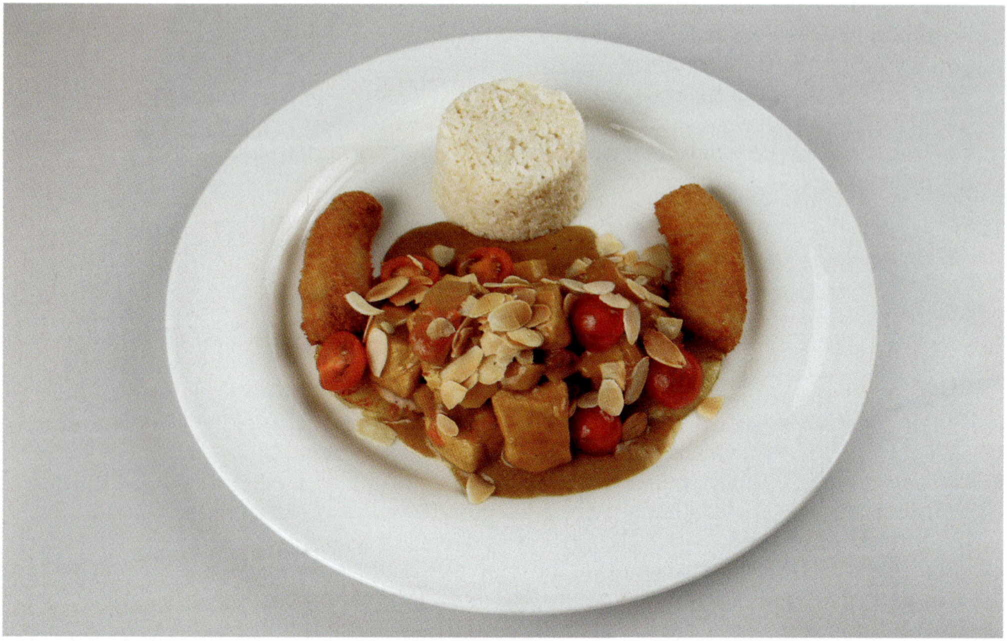

Materialanforderung für 6 Portionen

900 g	Lammschulter ohne Knochen
80 g	Fett
150 g	Zwiebeln
250 g	Äpfel
200 g	Bananen
40 g	Mehl
0,5 l	helle Brühe/Fond
0,2 l	Sahne
Gewürze:	Salz, Pfeffer, Curry, Kräuterbündel
Garnitur:	Gebackene Banane, gebratenen Ananas

Arbeitsweise

① Lammfleisch in gleichmäßige Stücke (30 g) schneiden, würzen.
② In Fett anbraten, Zwiebelbrunoise und Fleischwürfel anschwitzen, Äpfel- und Bananenwürfel zugeben, mit Curry bestäuben.
③ Mit Mehl bestäuben, helle Brühe auffüllen, Kräuterbündel zugeben, zugedeckt weichdünsten.
④ Kräuterbündel herausnehmen, mit Sahne verfeinern, abschmecken, anrichten.

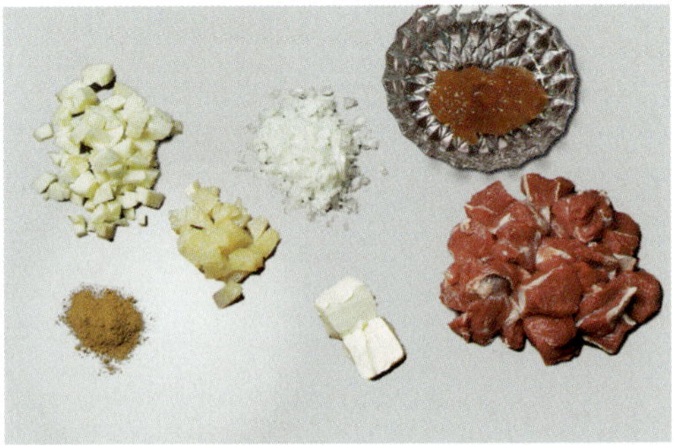

Zutaten bereitstellen.

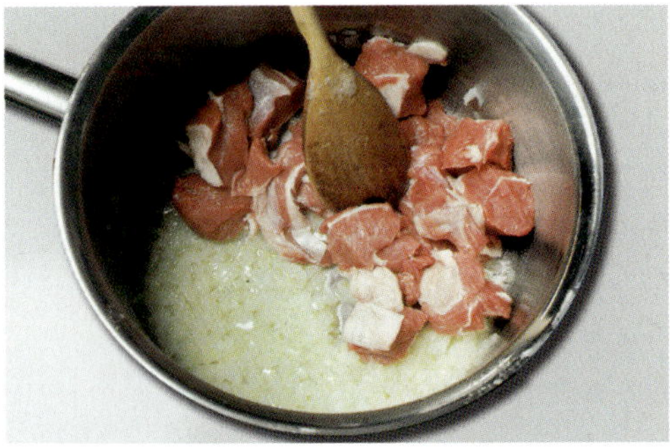

Zwiebeln und Fleisch andünsten.

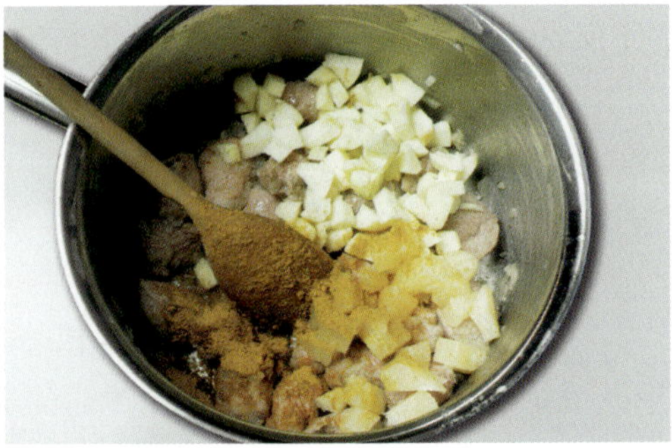

Früchte mitschwitzen.

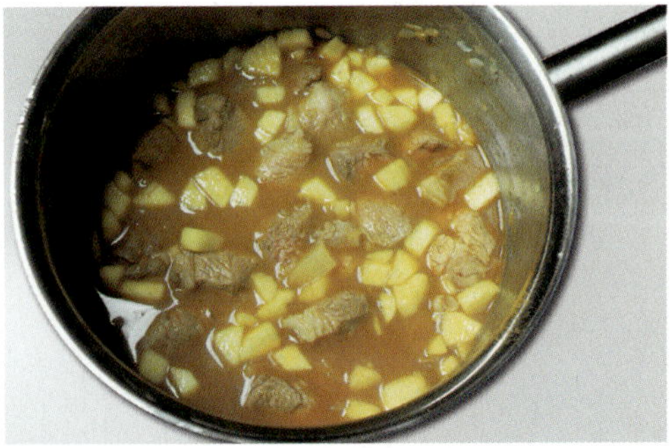

In der Soße ca. 60 Minuten garen.

3.11 Hackfleisch

- Ziel der Verarbeitung: Verwendung von Schlachtfleisch, z. B. Schulter, Brust, Bauch, Hals, Parierabschnitte
- Vorbereitung: Zuschneiden, Zerkleinern
- Zubereitung: Hackmasse herstellen, Auswahl des Garverfahrens/Zubereitungshinweise: z. B. Braten, Schmoren, Dünsten, Kochen, Soßenherstellung
- Anrichteweise

Beispiele zur Verwendung

- **Hackfleisch**
  - Hackfleischsoße für Teigwaren
  - Hackfleischsoße für Lasagne
- **Hackmasse**
  - Hackbraten
  - Hacksteak
  - Fleischklopse
  - gefüllte Kohlköpfchen
  - gefüllte Paprikaschoten
  - gefüllte Auberginen

Krautwickerl (Kohlroulade)

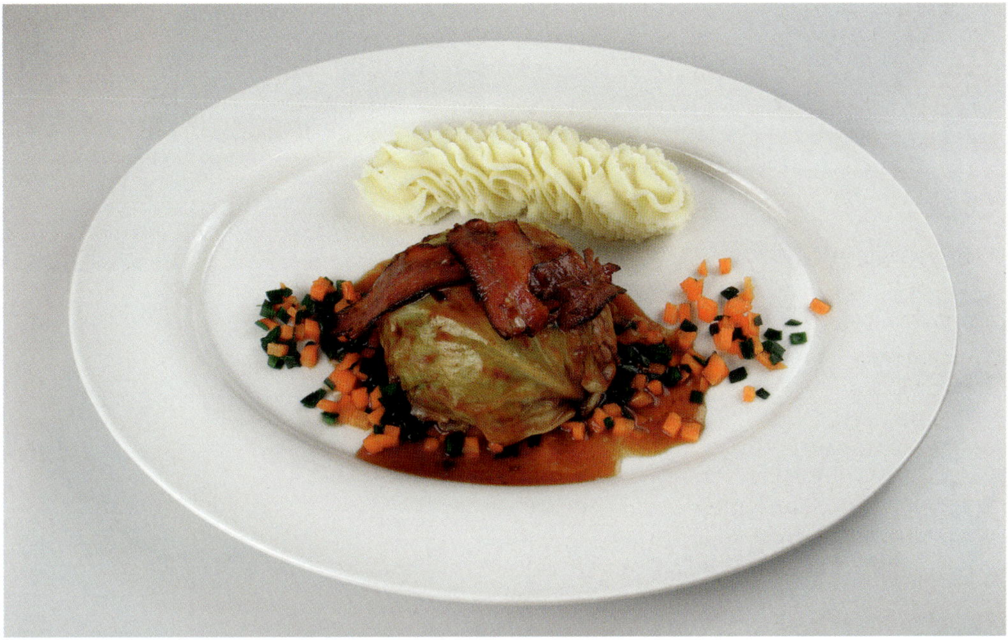

Materialanforderung für 6 Portionen

800 g	Weißkraut
450 g	Hackfleisch
2 Stck.	Semmeln
2 Stck.	Eier
50 g	Zwiebeln
20 g	Butter
50 g	Fett
120 g	Speck, geräuchert
100 g	Karotten
100 g	Sellerie
100 g	Zwiebeln
0,5 l	Bratensoße (Jus)
Gewürze:	Salz, weißer Pfeffer, Knoblauch, Kümmel, Majoran, Muskat, gehackte Petersilie

Weiter auf der nächsten Seite

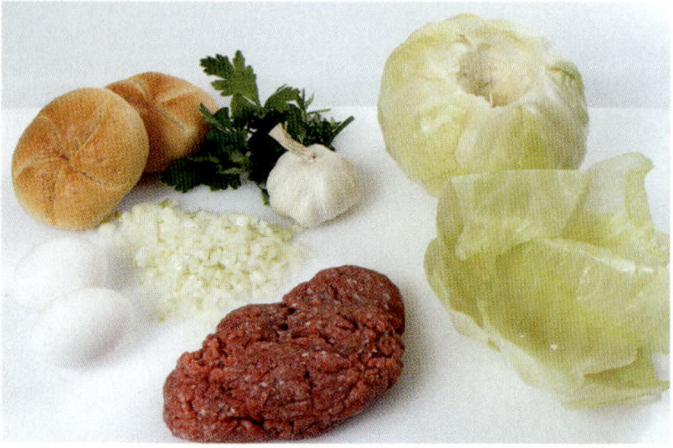

Blanchiertes Weißkraut mit Zutaten bereitstellen.

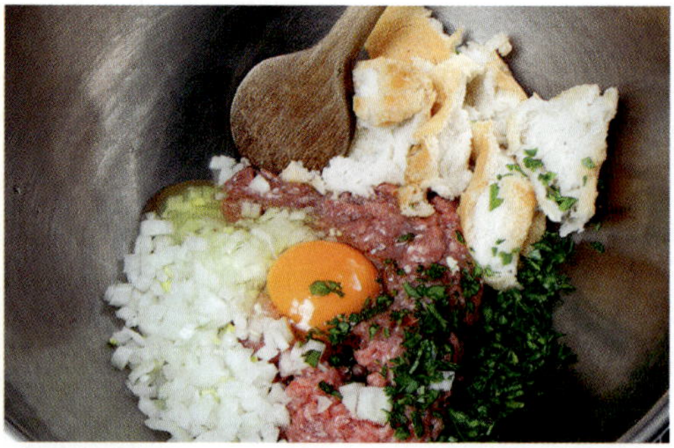

Hackmasse zubereiten.

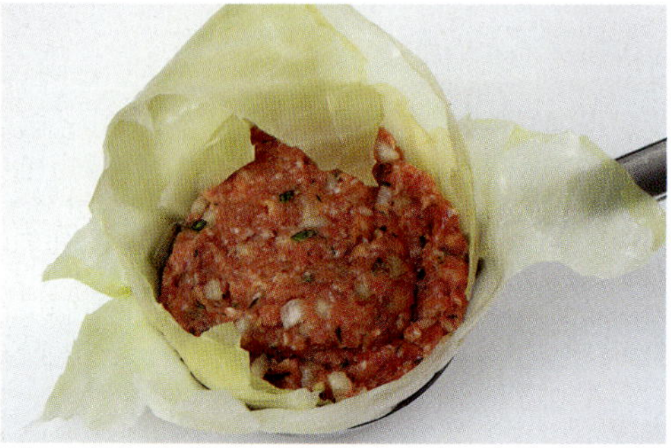

Fleisch in Blätter einfüllen.

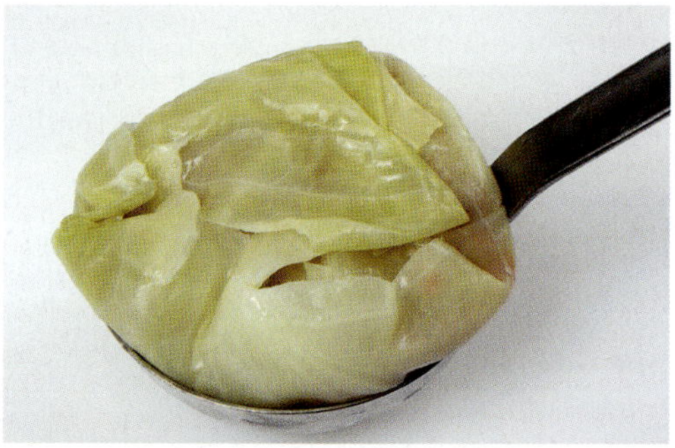

In Schöpfkelle gleichmäßig formen.

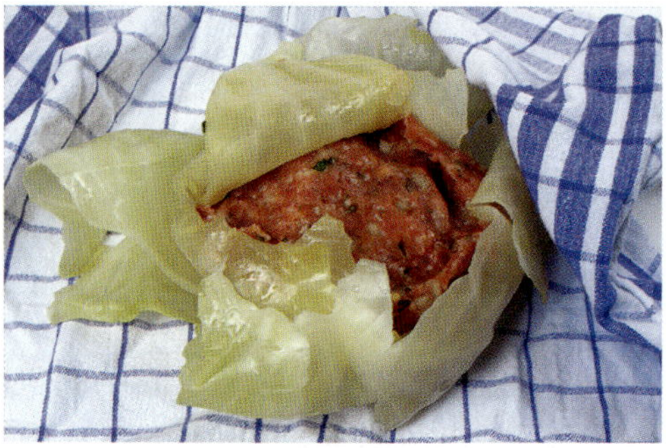

Alternativ in einem Tuch formen.

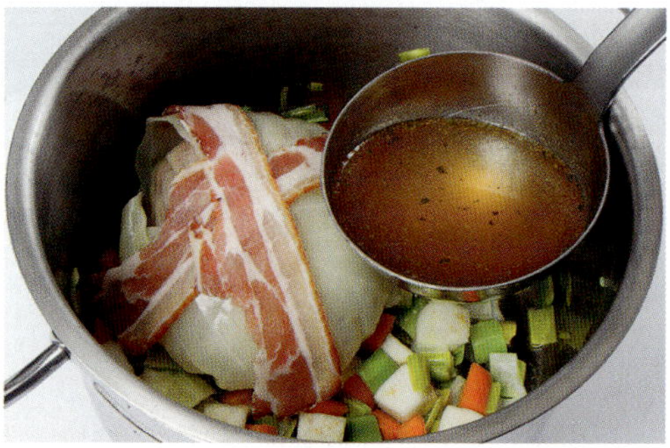

Mit Bratensoße oder Brühe ca. 40 Minuten bei 200 °C schmoren.

Königsberger Klopse

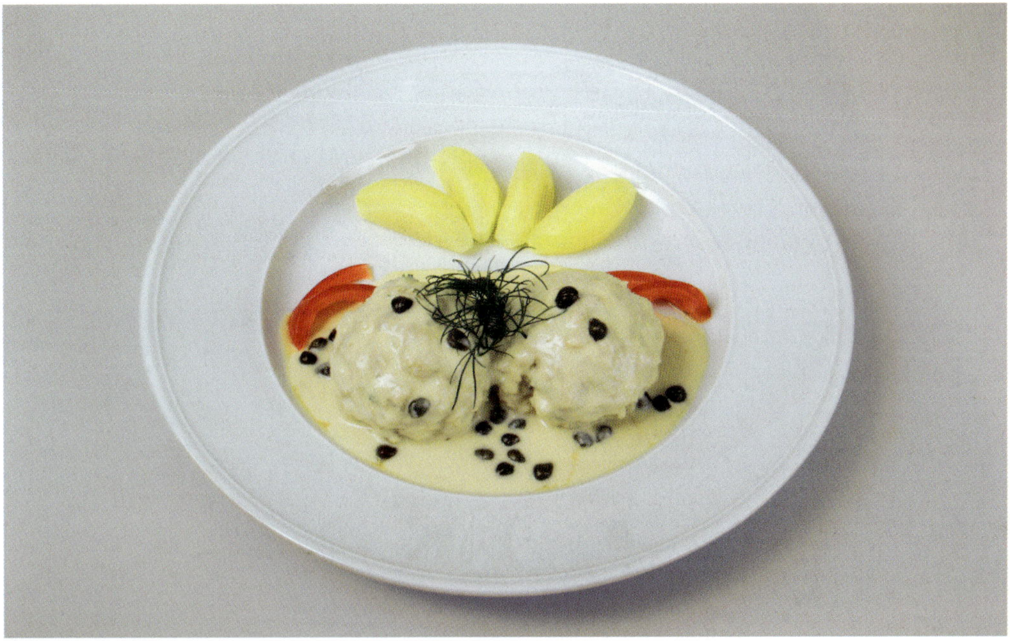

Materialanforderung für 6 Portionen

500 g	Hackfleisch
50 g	Zwiebelbrunoise
20 g	Butter
2 Stck.	Semmeln oder 4 Stck. Toastbrotscheiben
2 Stck.	Eier
30 g	Sardellenfilets
40 g	Butter
40 g	Mehl
0,6 l	Fond
30 g	Kapern
0,1 l	Sauerrahm
Gewürze:	Salz, weißer Pfeffer, Knoblauch, gespickte Zwiebel, Muskat

Weiter auf der nächsten Seite

Arbeitsweise

① Hackfleisch mit den Zutaten und den gewässerten, entgräteten und fein gehackten Sardellenfilets vermengen.
② Pro Portion 2 Bällchen à 60 g formen.
③ Klopse in eine heiße helle Fleischbrühe mit einer gespickten Zwiebel geben und ca. 10 Minuten unter dem Siedepunkt garen.
④ Aus Butter und Mehl eine Mehlschwitze (Roux) herstellen, mit dem Fond der Klopse auffüllen.
⑤ Soße aufkochen, abschmecken und passieren.
⑥ Mit Sauerrahm und Kapern verfeinern, Klopse in der Soße mit Salzkartoffeln servieren.

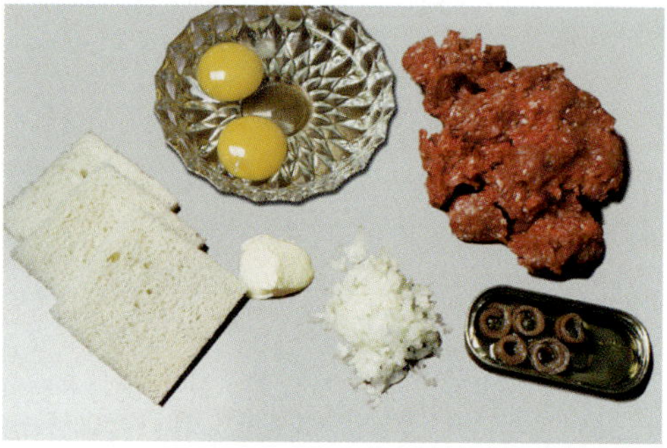

Zutaten bereitstellen und Hackmasse zubereiten.

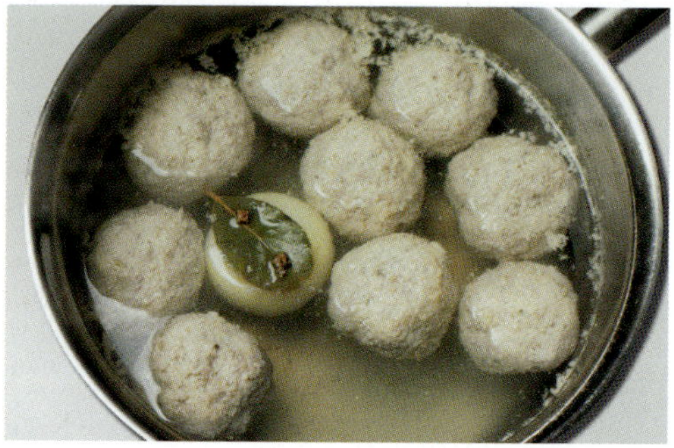

Klopse in gewürzter Brühe mit gespickter Zwiebel garen.

3.12 Buttermischungen

- **Kräuterbutter:** Schaumig geschlagene Butter mit Estragon, Petersilie, Schnittlauch, Kerbel sowie fein geschnittenen Schalotten vermengen. Mit Salz, Pfeffer und Zitronensaft abschmecken.
  Verwendung: Gebratene, gegrillte und gebackene Fleisch- und Fischgerichte. Zum Montieren von Soßen und Suppen.
- **Roquefortbutter:** Schaumig geschlagene Butter mit passiertem Edelpilzkäse (z. B. Roquefort) vermengen, mit Salz, weißem Pfeffer und Zitronensaft würzen.
  Verwendung: zum Bestreichen von Brot, Baguettes usw., als Bereicherung für Käsebuffets
- **Zitronenbutter:** Schaumig geschlagene Butter mit Zitronensaft, Zitronenzeste und Crème fraîche vermengen, mit Salz und weißem Pfeffer abschmecken.
  Verwendung: gebratene Fischgerichte, gegrillte Krustentiere, zum Montieren von Soßen
- **Colbertbutter:** Schaumig geschlagene Butter mit Fleischextrakt und Petersilie vermengen. Mit Salz, Pfeffer und Zitronensaft abschmecken.
  Verwendung: Seezunge Colbert, gebratene, gegrillte und gebackene Fleisch- und Fischgerichte.
- **Sardellenbutter:** Schaumig geschlagene Butter mit gewaschenen, entgräteten und zerdrückten Sardellenfilets und evtl. zerhackten Schalotten vermengen. Mit Salz und Pfeffer abschmecken.
  Verwendung: Garnitur Mirabeau
  Gebratene Fischgerichte, zum Bestreichen von Schnittchen.
- **Pfefferbutter:** Schaumig geschlagene Butter mit zerdrückten farbigen Pfefferkörnern vermengen.
  Verwendung: Gebratene, gegrillte Fleisch- und Fischgerichte, zum Montieren von Soßen.

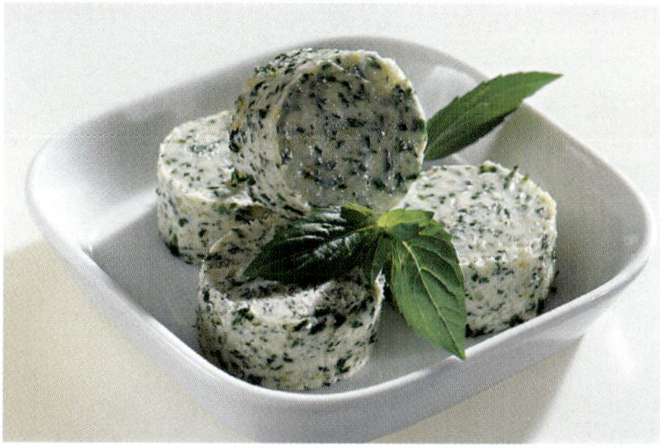
Kräuterbutter

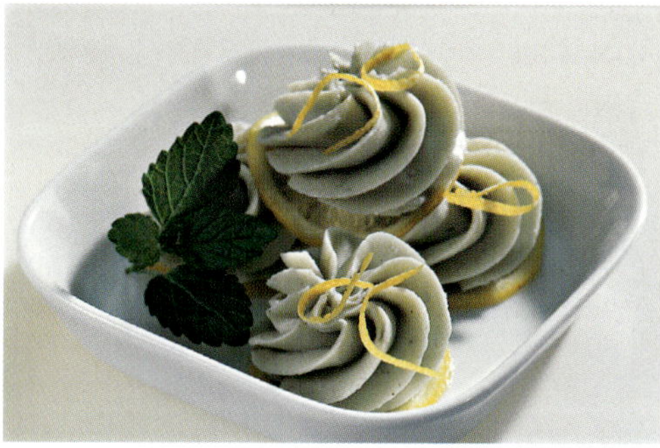
Roquefortbutter

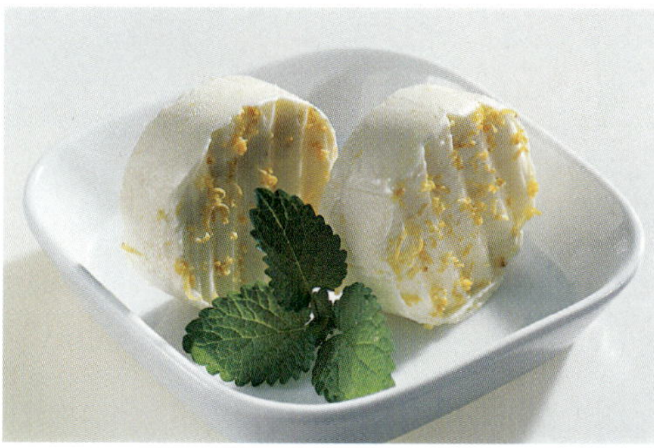
Zitronenbutter

3.13 Soßen

Sauce Demiglace (Braune Kraftsoße)

Materialanforderung für 10 Portionen (= 1 Liter)

1.200 g	Kalbs- und Schweineknochen, Parüren
200 g	Speckschwarten
120 g	Fett
300 g	Mirepoix
50 g	Tomatenmark
80 g	Mehl
0,2 l	Weißwein
1,6 l	braune Brühe
Gewürze:	Salz, Pfefferkörner, Paprika, Knoblauch, Thymian, Lorbeer, Piment

Arbeitsweise

① Klein gehackte Knochen, Parüren und Speck in heißem Fett anrösten.
② Mirepoix zugeben und ebenfalls rösten.
③ Tomatenmark beifügen und glasieren.
④ Mit Mehl bestäuben, rösten und mit Paprika bestreuen.
⑤ Auffüllen mit Weißwein und kalter brauner Brühe.
⑥ Langsam kochen, anschäumen und abfetten, Gewürze zugeben.
⑦ Grundsoße passieren und weiterverarbeiten.

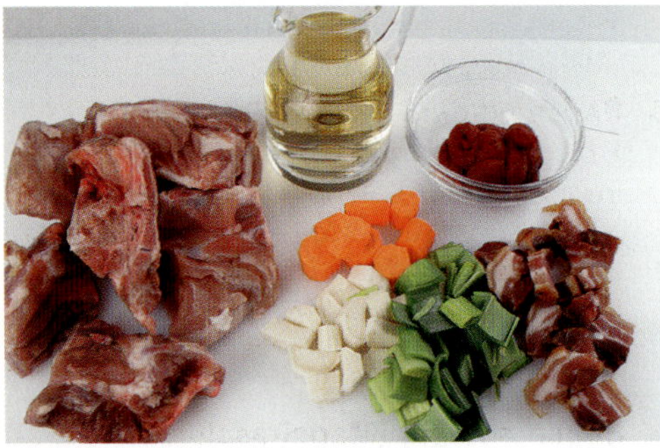

Knochen zerkleinern, Zutaten bereitstellen.

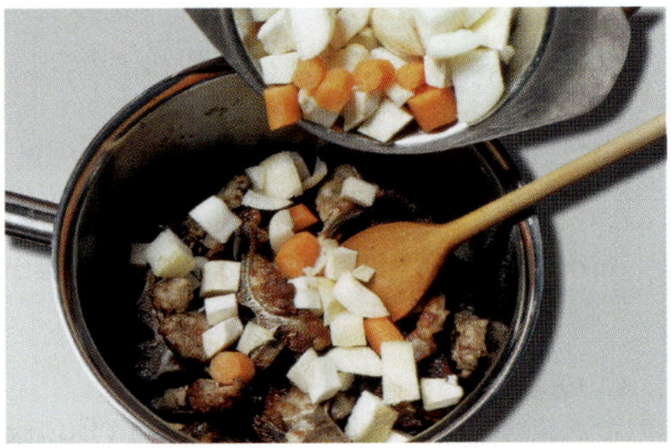

Knochen anbraten, Mirepoix zufügen.

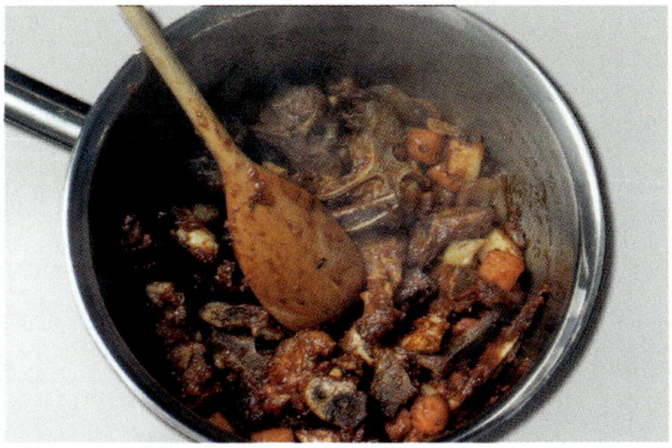

Kräftig Farbe nehmen lassen.

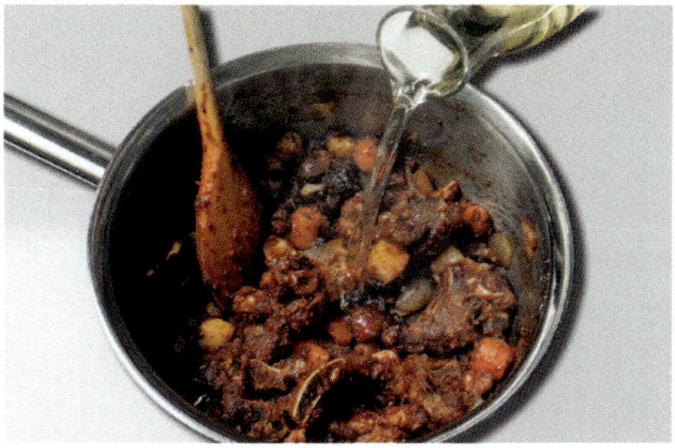

Mit Wein und Fond mehrmals glasieren.

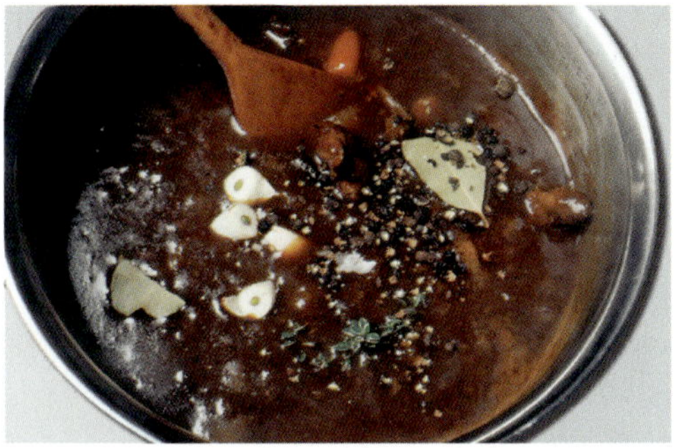

Gewürze zufügen, vier Stunden kochen.

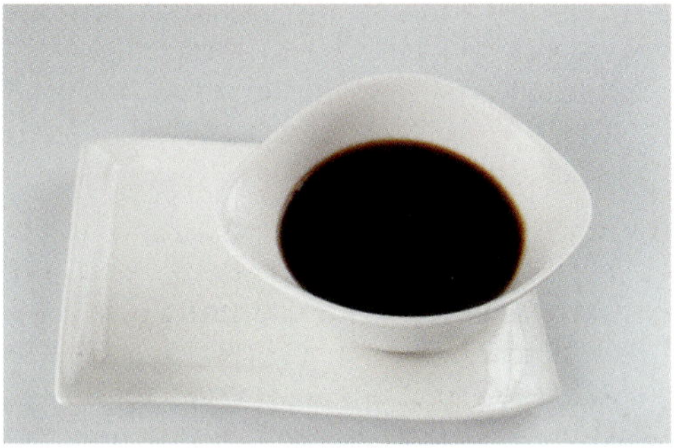

Passierte Grundsoße.

Ableitungen der Sauce Demiglace

- **Sauce Robert (Robertsoße)**
  Arbeitsweise: Zwiebelbrunoise in Butter anschwitzen, Senf zugeben und sofort mit Weißwein ablöschen, mit Demiglace auffüllen, langsam kochen lassen, abschmecken.

- **Sauce piquante (Pikante Soße)**
  Arbeitsweise: Zwiebelbrunoise in Butter anschwitzen, mit Essig ablöschen, mit Demiglace auffüllen, langsam kochen lassen, Essiggurkenwürfel und gehackte Petersilie zugeben, mit Butter montieren.

- **Sauce diable (Teufelsoße)**
  Arbeitsweise: Zwiebelbrunoise in Butter anschwitzen, zerdrückte Pfefferkörner zugeben, mit Weißwein ablöschen, Demiglace auffüllen, langsam kochen lassen, reduzieren, mit Butter montieren.

- **Sauce madère (Madeirasoße)**
  Arbeitsweise: Zwiebelbrunoise in Butter anschwitzen, mit Madeirawein ablöschen, Demiglace auffüllen, reduzieren, passieren, mit Butter montieren.

Veloutés (Weiße Grundsoßen)

Materialanforderung für 10 Portionen (= 1 Liter)

80 g Butter
50 g Zwiebeln
80 g Mehl
1,2 l entsprechend heller Fond

Gewürze: Salz, weißer Pfeffer, Zitronensaft

Arbeitsweise

① Zwiebelbrunoise in Butter farblos andünsten, mit Mehl bestäuben, Mehlschwitze (Roux) herstellen.
② Kalte Roux mit heißer entsprechender Flüssigkeit auffüllen, Gewürze zugeben, ca. 20 Minuten langsam kochen lassen, passieren.

Ableitungen

- **Velouté de veau (Kalbsgrundsoße)**
  Mit Sahne und Eigelb legieren; = Sauce allemande (Deutsche Soße).
- **Velouté de volaille (Geflügelgrundsoße)**
  Mit Sahne und Butterflocken montieren; = Sauce suprême (Geflügelrahmsoße).
- **Velouté de poisson (Fischgrundsoße)**
  Mit Eigelb und Sahne legieren, mit Weißwein verfeinern; = Sauce au vin blanc (Weißweinsoße).

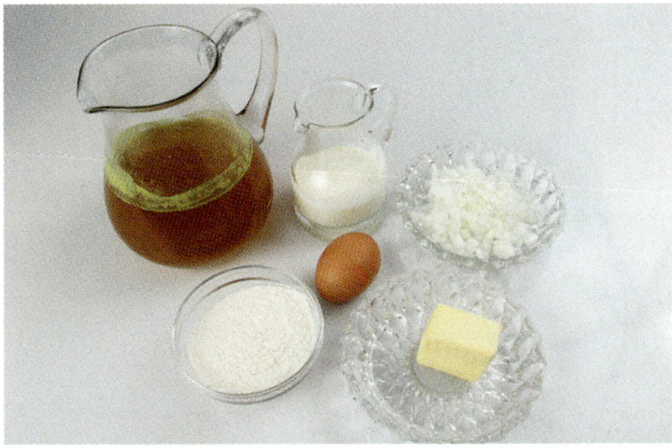

Zutaten bereitstellen.

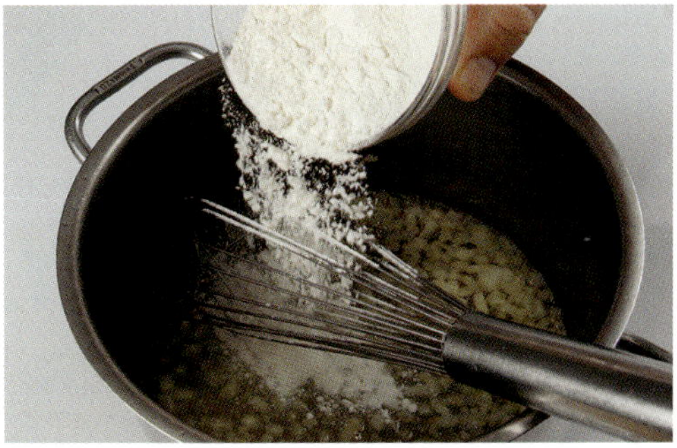

Mehlschwitze zubereiten.

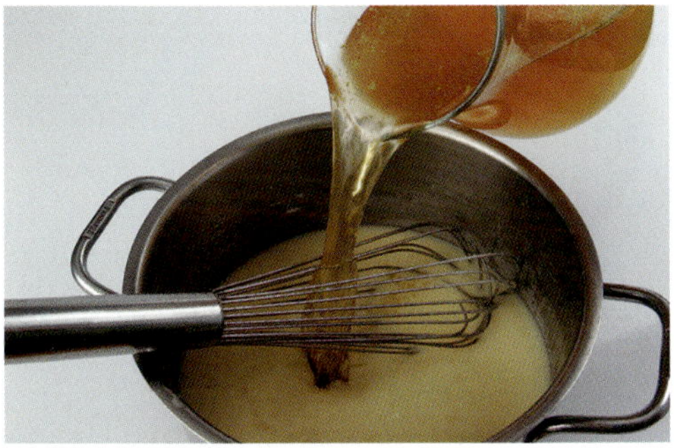

Mit Brühe auffüllen, leicht kochen lassen.

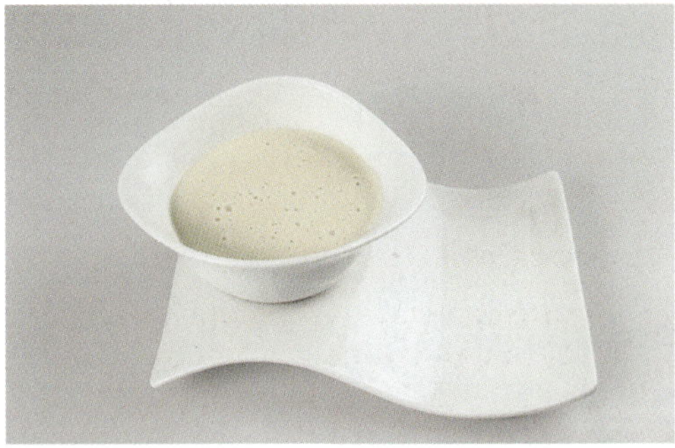

Mit Eigelb und Sahne legieren, passieren.

Sauce Béchamel (Weiße Milchgrundsoße)

Materialanforderung für 10 Portionen (= 1 Liter)

100 g	Butter
50 g	Zwiebeln
100 g	Mehl
0,6 l	Milch
0,6 l	heller Fond
Gewürze:	Salz, weißer Pfeffer, Zitronensaft

Arbeitsweise

① Zwiebeljulienne in Butter andünsten, mit Mehl bestäuben, Mehlschwitze (Roux) herstellen.
② Kalte Roux mit heißer Flüssigkeit auffüllen, Gewürze hinzugeben, ca. 20 Minuten langsam kochen lassen, passieren.
③ Grundsoße mit Butterflocken bestreuen, warm stellen und weiterverarbeiten.

Ableitungen

- **Sauce mornay (Mornaysoße)**
  Arbeitsweise: Fertige Sauce Béchamel aufkochen, Legierung aus Eigelb und Sahne unterziehen und geriebenen Parmesankäse sowie Butterflocken einarbeiten.
- **Sauce raifort (Meerrettichsoße)**
  Arbeitsweise: Fertige Milchgrundsoße mit Fleischbrühe verkochen, frisch geriebenen Meerrettich sowie Essig, Zucker, Salz, Pfeffer unterziehen, mit Sahne und Butter montieren.
- **Sauce à la crème (Rahmsoße)**
  Arbeitsweise: Fertige Sauce Béchamel mit Sahne aufkochen und mit Butter montieren. Besonders geeignet zum Binden von Gemüsen und Teigwaren.

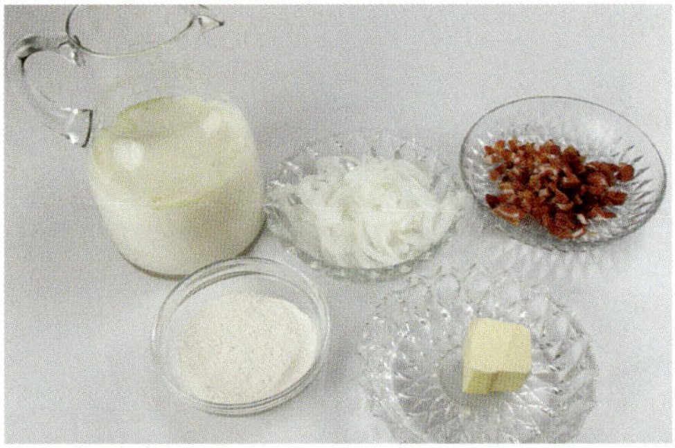

Zutaten bereitstellen.

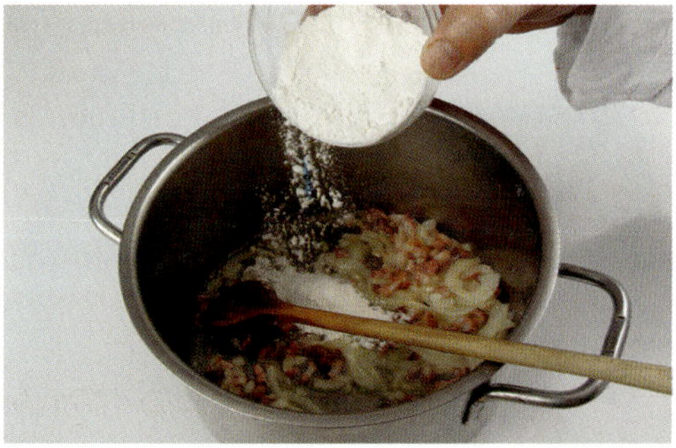

Mehlschwitze herstellen.

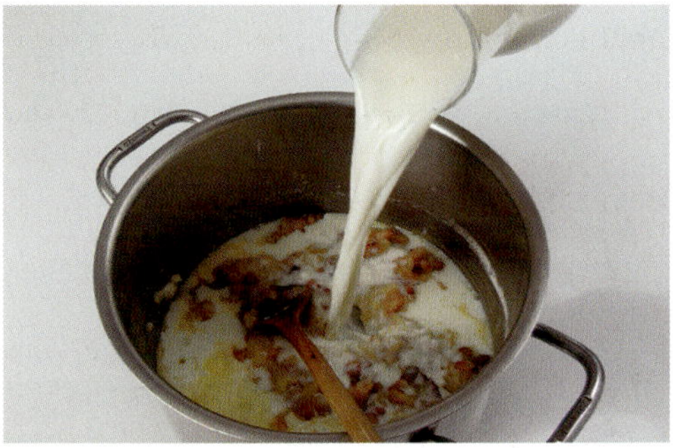

Mit Milch auffüllen.

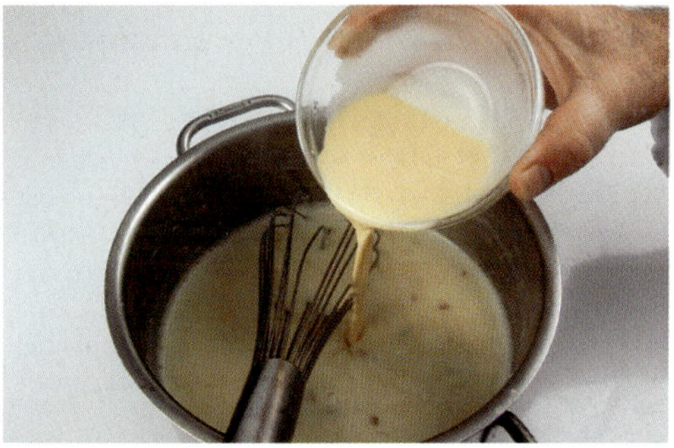

Mit Eigelb und Sahne (Liaison) verfeinern.

Sauce hollandaise (Holländische Soße)

Materialanforderung für 10 Portionen (= 1 Liter)

6 Stck.	Eigelb
500 g	Butter
Gewürze:	Salz, Zitronensaft, Cayennepfeffer
	Reduktion
0,2 l	Wasser oder Weißwein
60 g	Zwiebeln
	Pfefferkörner, Essig, Lorbeer

Arbeitsweise

① Butter bei mäßiger Hitze zerlassen, bis die Molkereste auf den Boden sinken und die Butter klar ist, abkühlen lassen.
② Reduktion aus den angegebenen Zutaten herstellen und einkochen.
③ Eigelbe mit der passierten, abgekühlten Reduktion verrühren und auf heißem Wasserbad (70 °C) mit einem Schneebesen aufschlagen, bis sich eine kremige Masse bildet.
④ Die lauwarme, geklärte Butter tropfenweise unter die Eigelbmasse rühren, abschmecken.

Ableitungen

- **Sauce béarnaise (Bearner Soße)**
  Arbeitsweise: Fertige holländische Soße mit gehacktem Kerbel und Estragon sowie Estragonessig, Pfeffer und Zitronensaft abschmecken.
- **Sauce mousseline (Schaumsoße)**
  Arbeitsweise: Fertige holländische Soße mit geschlagener Sahne und Zitronensaft verfeinern.
- **Sauce choron (Choronsoße)**
  Arbeitsweise: Fertige holländische Soße mit erhitztem Tomatenmark vermengen, mit Estragonessig und Pfeffer abschmecken, als Einlage abgezogene, entkernte Tomatenfleischwürfel verwenden.

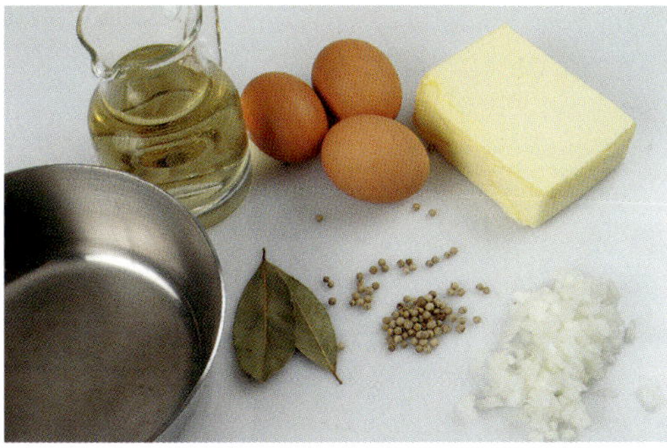

Zutaten bereitstellen.

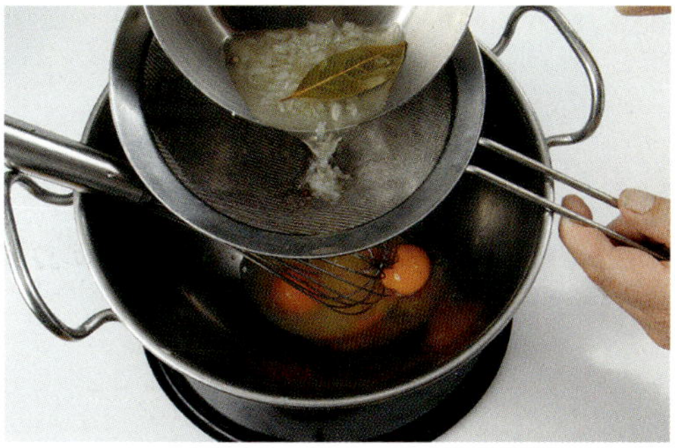

Reduktion auf Eigelbe gießen.

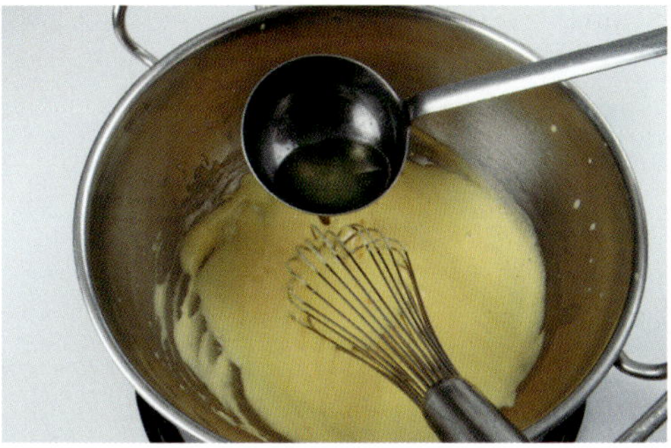

Unter Erhitzen aufschlagen, Butter langsam einrühren.

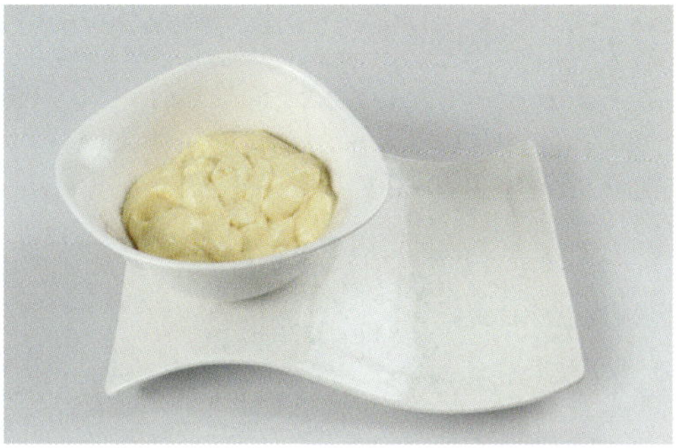

Angerichtete Sauce hollandaise.

Mayonnaise

Materialanforderung für 10 Portionen

6 Stck.	Eigelb
1 l	Öl
2 EL	Essig oder Zitronensaft
2 EL	Wasser
Gewürze:	Salz, weißer Pfeffer

Arbeitsweise

① Eigelbe mit Salz und Pfeffer schaumig schlagen.
② Öl am Anfang tropfenweise unterrühren.
③ Später kann die Ölmenge erhöht werden.
④ Die Festigkeit der Mayonnaise mit lauwarmem Wasser regulieren.
⑤ Mit Zitronensaft oder Essig abschmecken.

Ableitungen

- **Sauce rémoulade (Remouladensoße)**
  Arbeitsweise: Fertige Mayonnaise mit gehackten Kapern, Essiggurken und Sardellen vermengen; mit Kerbel, Estragon, Petersilie (evtl. klein geschnittene Zwiebelwürfel) abschmecken.
- **Sauce tartare (Tatarensoße)**
  Arbeitsweise: Fertige Mayonnaise pikant abschmecken, gekochte, gehackte Eier und fein geschnittenen Schnittlauch unterheben.
- **Sauce Chantilly (Chantillysoße)**
  Arbeitsweise: Fertige Mayonnaise mit geschlagener Sahne, Zitronensaft und Cayennepfeffer verfeinern.

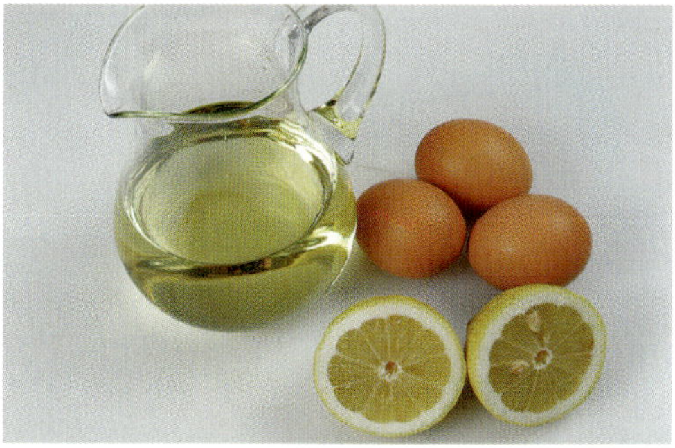
Temperierte Zutaten bereitstellen.

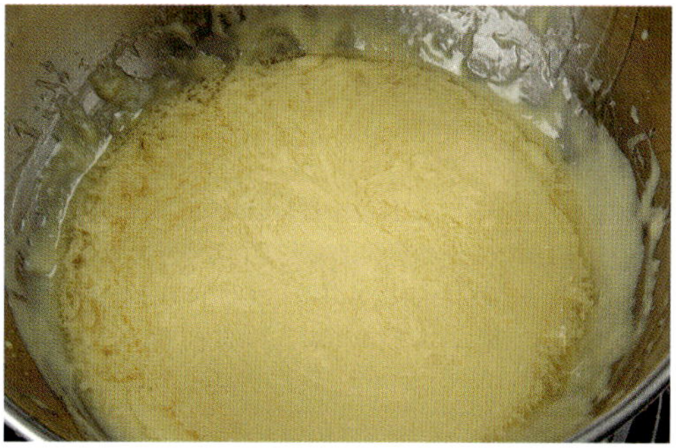
Bei zu schneller Ölzugabe gerinnt die Emulsion.

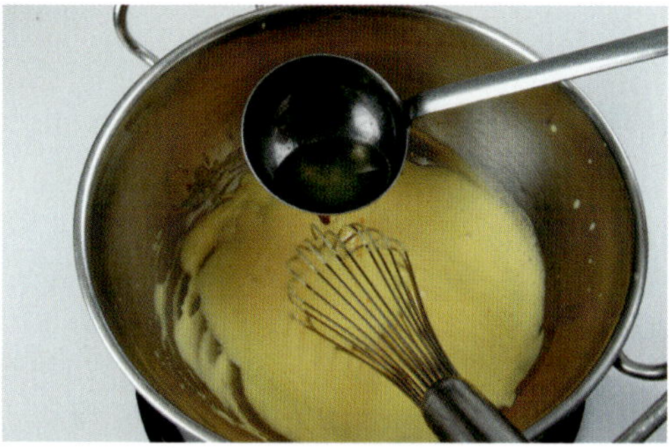
Durch Einrühren von warmem Wasser stabilisiert sich die Emulsion wieder.

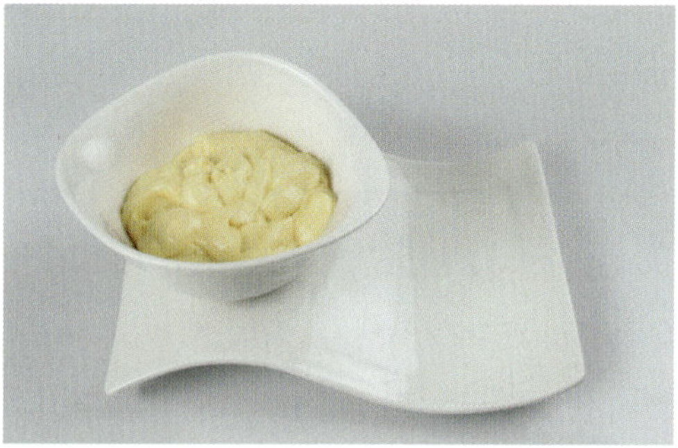
Angerichtete Mayonnaise.

3.14 Gemüse

Glasierte Karotten

Arbeitsweise

① Karotten waschen, schälen, danach tournieren.
② In Butter anschwitzen. Zucker und wenig Salz zugeben.
③ Brühe zuschütten und zugedeckt weichdünsten.
④ Vor Ende der Garzeit Deckel abheben und Dünstflüssigkeit sirupartig einkochen. Dabei die Karotten in der Sauteuse schwenken.

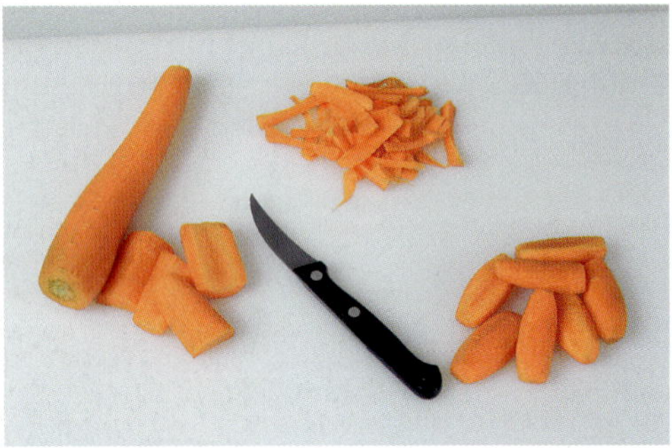

Karotten zurechtschneiden – tournieren.

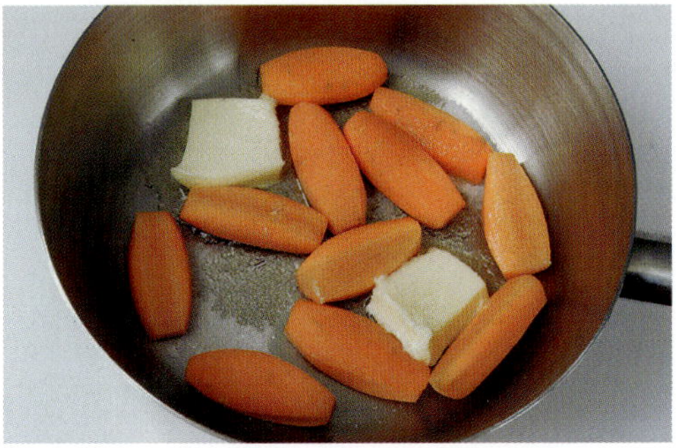

Mit Butter und Zucker anschwitzen.

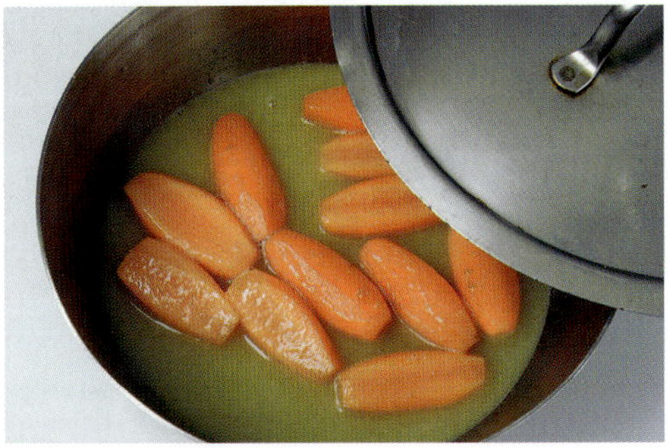

Mit wenig Brühe dünsten.

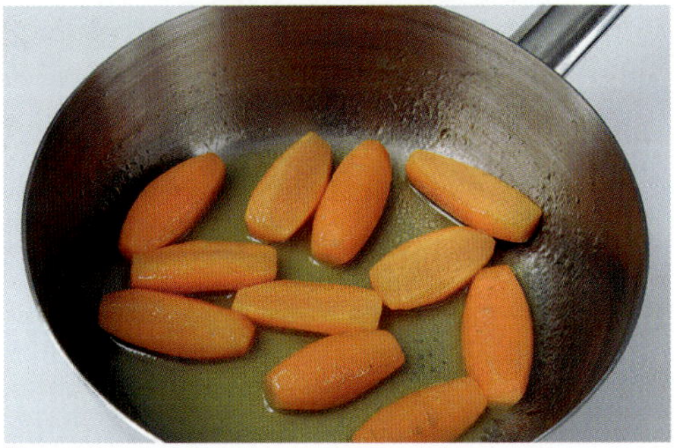

Mit dem Reduzieren der Brühe werden die Karotten glasiert.

Geschmorter Lauch

Arbeitsweise

① Lauch der Länge nach halbieren und gründlich waschen.
② In kochendem Salzwasser blanchieren, in Eiswasser abschrecken.
③ Speck und Zwiebelbrunoise anschwitzen. Portionierten Lauch einsetzen, mit wenig Fleischbrühe begießen und zugedeckt in der Bratröhre schmoren.

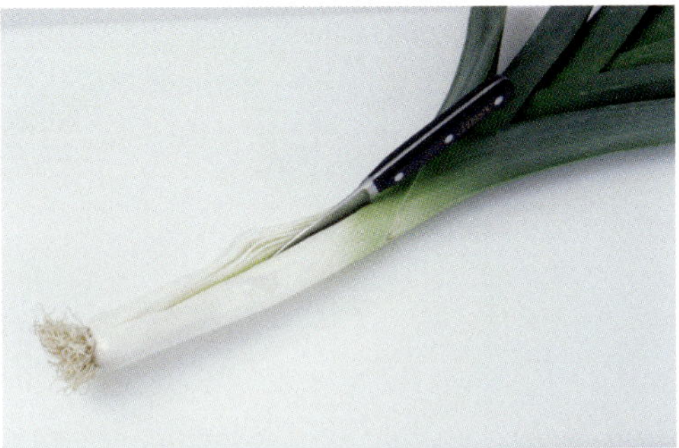

Lauch zum Waschen in der Mitte einschneiden.

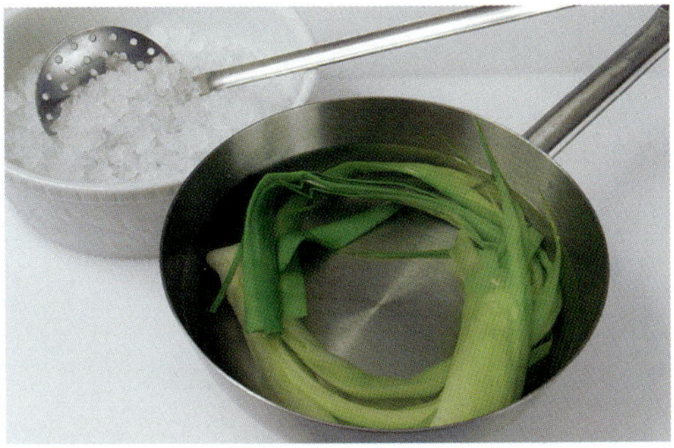

Blanchierten Lauch in Eiswasser abschrecken.

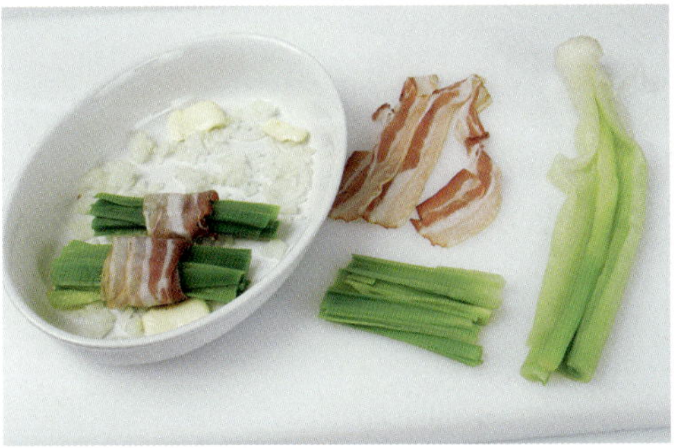

Lauchbündel einsetzen.

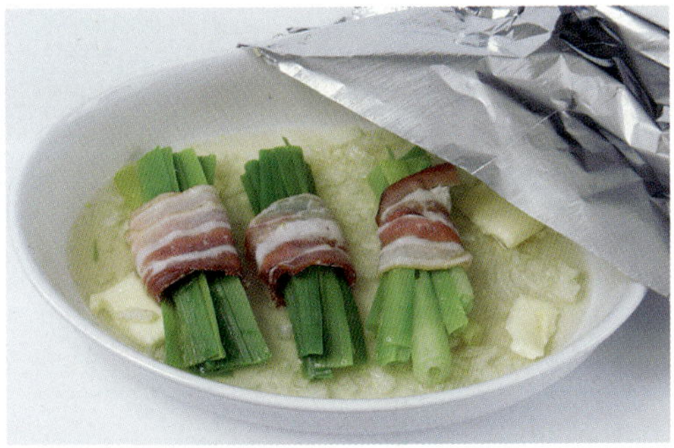

Mit Brühe angießen und dünsten.

Gebackener Blumenkohl

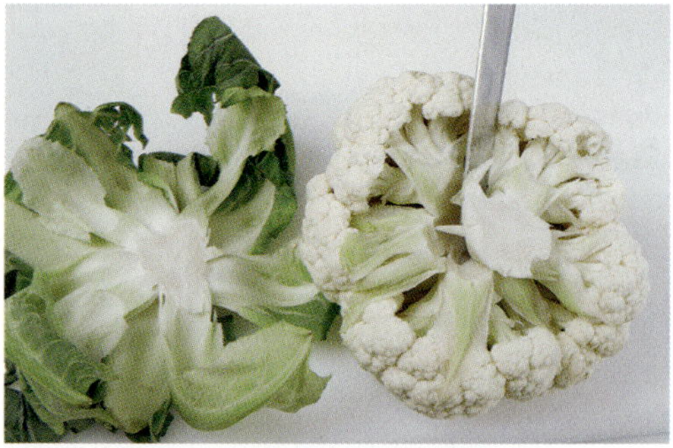

Blätter und Strunk entfernen, kochen.

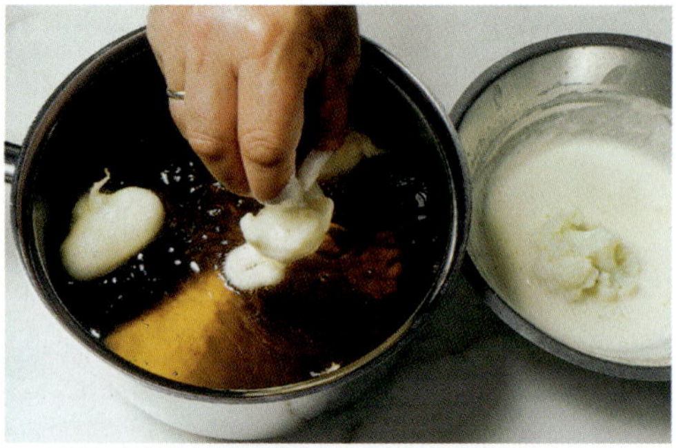

In Bierteig panieren.

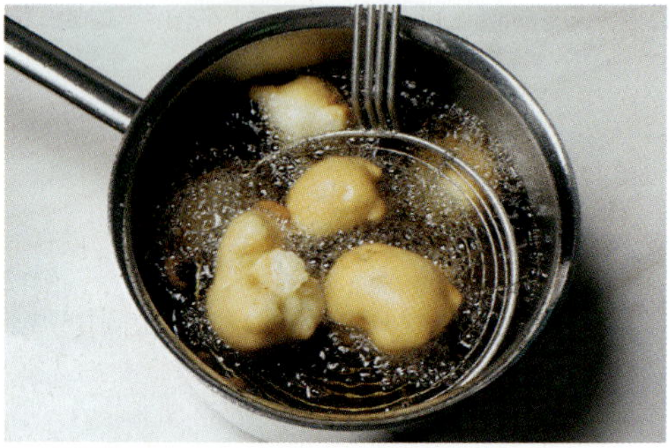

In heißem Fett backen.

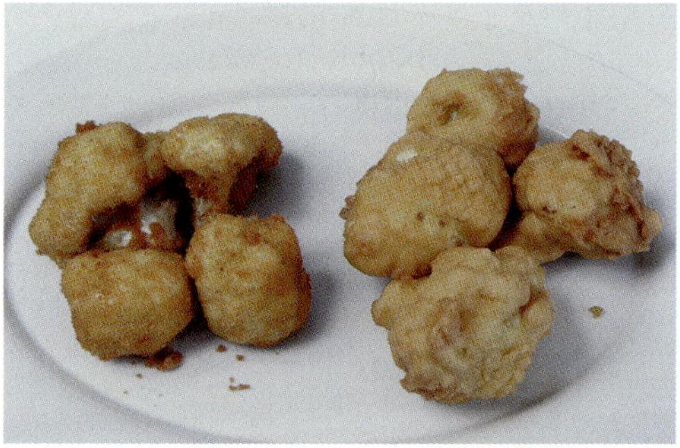

Links: In Bierteig gebacken.
Rechts: In Wiener Panierung gebacken.

Sauerkraut

Materialanforderung für 6 Portionen

600 g	Sauerkraut
50 g	Schweineschmalz
100 g	Äpfel
100 g	Zwiebeln
0,2 l	Weißwein
0,3 l	helle Fleischbrühe
150 g	rohe Kartoffeln, gerieben

Gewürze: Salz, Zucker

Gewürzbeutel: Lorbeer, Piment, Nelken, Kümmel, Pfefferkörner

Arbeitsweise

① Apfel- und Zwiebeljulienne in Schmalz glasig anschwitzen.
② Sauerkraut evtl. waschen, zugeben, mit Weißwein und Fleischbrühe auffüllen, würzen, Gewürzbeutel zugeben.
③ Sauerkraut zugedeckt weichdünsten, kurz vor Garende die geriebenen rohen Kartoffeln zur Bindung unterziehen.
④ Vor dem Anrichten Gewürzbeutel entfernen.

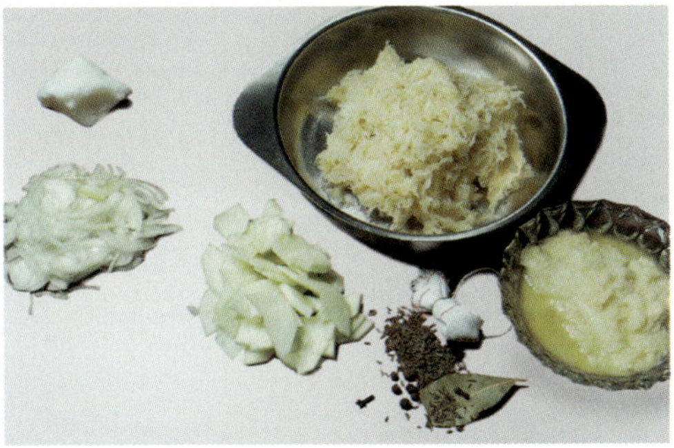

Zutaten mit Gewürzbeutel bereitstellen.

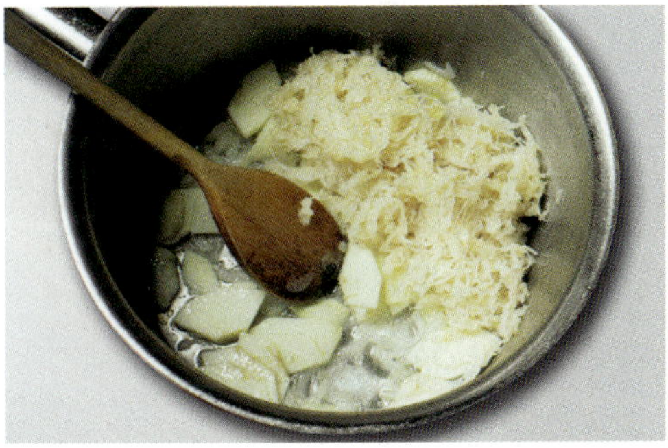

Äpfel und Zwiebeln anschwitzen.

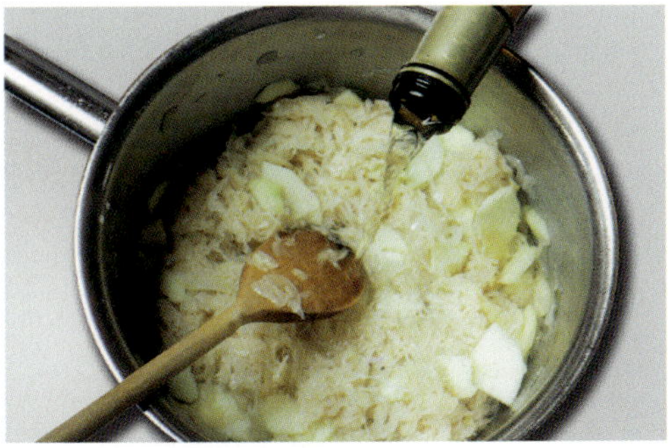

Wein und Brühe angießen.

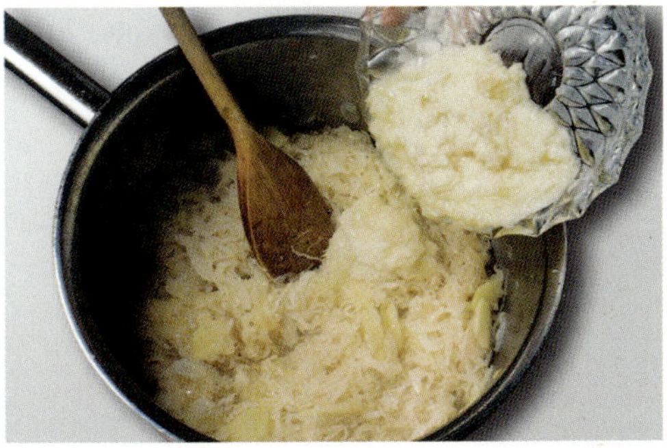

Geriebene, rohe Kartoffeln zur Bindung zufügen.

Wirsing

Arbeitsweise

① Wirsingkohl putzen, Strunk entfernen.
② In Salzwasser kräftig blanchieren, in Eiswasser abschrecken, abkühlen, ausdrücken und grob hacken.
③ Speck-Zwiebelbrunoise in Schweineschmalz anschwitzen. Den gehackten Wirsing zugeben und ebenfalls anschwitzen.
④ Fertige Milchgrundsoße (Sauce Bechamel) zugeben und aufkochen.
⑤ Mit Salz, weißem Pfeffer, Muskat und etwas brauner Butter abschmecken.

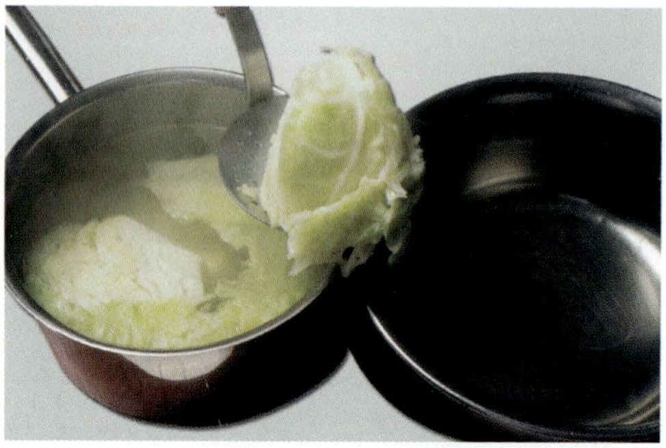

Wirsing blanchieren.

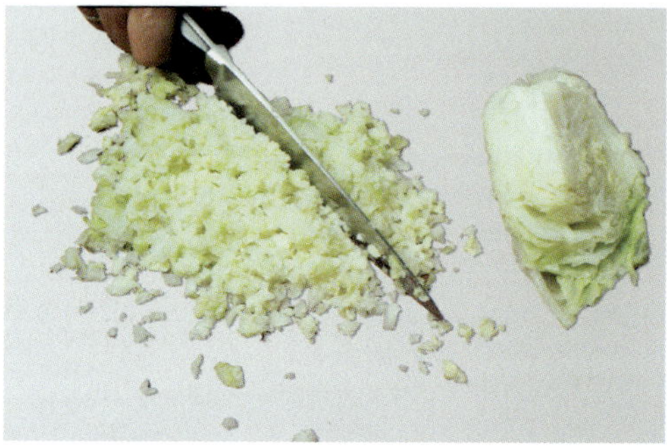

Wirsing hacken.

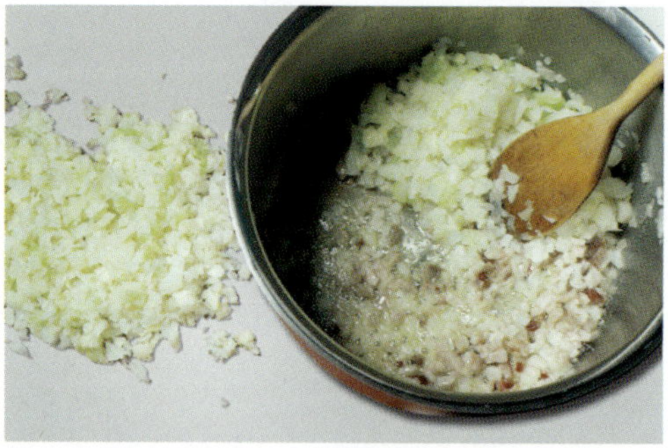

Speck, Zwiebeln und Wirsing anschwitzen.

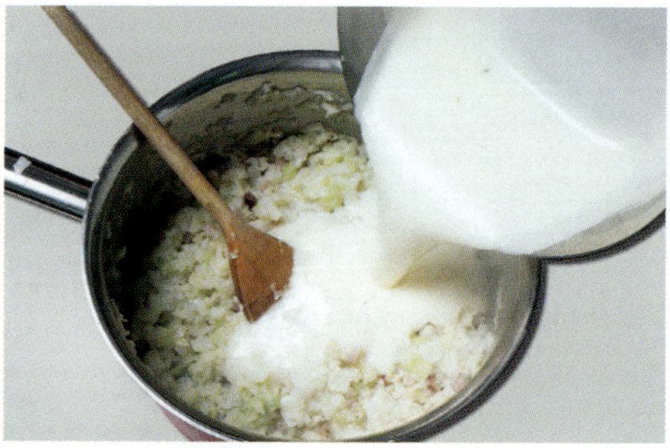

Mit Béchamelsoße binden.

Champignons in Sahne

Arbeitsweise

① Champignons in Zitronen-Mehlwasser waschen.
② Zwiebelbrunoise in Butter hell anschwitzen.
③ Zerkleinerte Champignons zugeben.
④ Kurz zugedeckt dünsten.
⑤ Mit Salz, weißem Pfeffer würzen. Sahne zugießen, einkochen lassen und bei Bedarf mit Mehlbutter (beurre manie) binden.
⑥ Mit frischen Kräutern verfeinern.

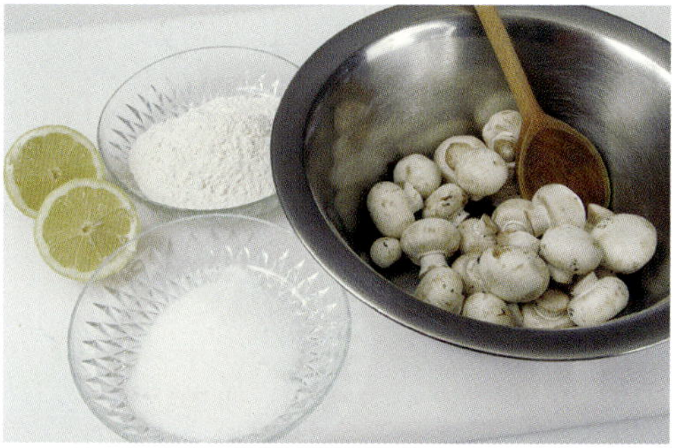

Champignons in Salzwasser mit Mehl und Zitronensaft waschen.

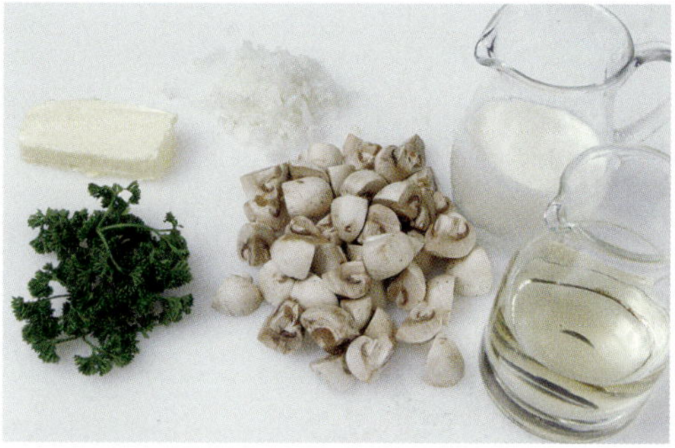

Champignons vierteln oder halbieren.

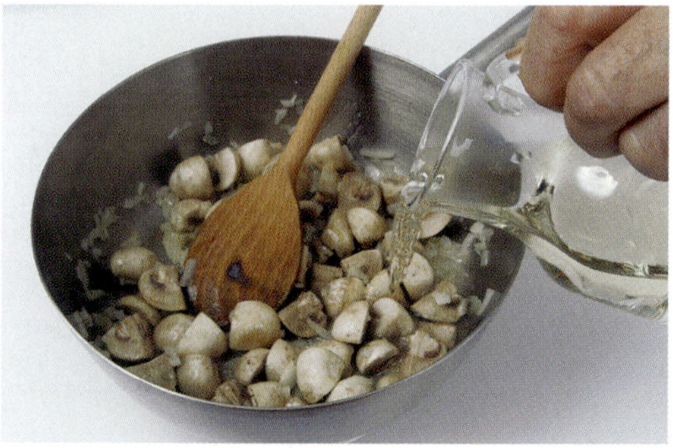

In Butter und Wein dünsten, mit Mehlbutter binden.

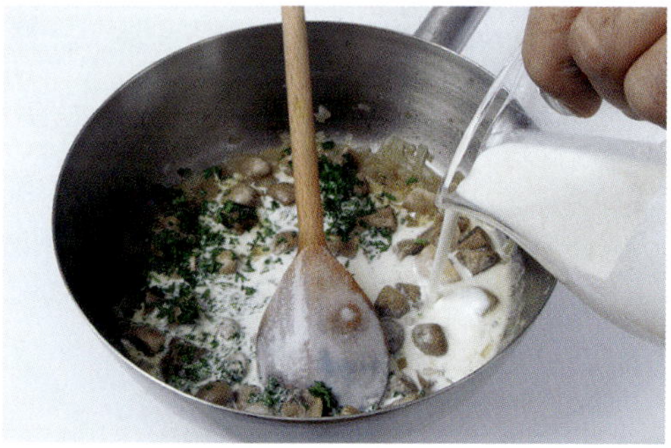

Mit Sahne verfeinern.

Bayerisches Kraut

Materialanforderung für 6 Portionen

1.000 g	Weißkraut
100 g	Speck, geräuchert
100 g	Zwiebeln
40 g	Schweineschmalz
0,3 l	Fleischbrühe
Gewürze:	Salz, weißer Pfeffer, Zucker, Kümmel, Essig

Arbeitsweise

① Weißkohlkopf putzen, vierteln, Strunk entfernen und den Kohl in feine Blättchen oder Streifen schneiden.
② Mageren Speck und Zwiebelbrunoise in Schweineschmalz anschwitzen.
③ Mit Zucker bestreuen, karamellisieren und mit Essig ablöschen, Kraut dazu geben.
④ Restliche Gewürze zufügen, mit Fleischbrühe auffüllen, zugedeckt weich dünsten.

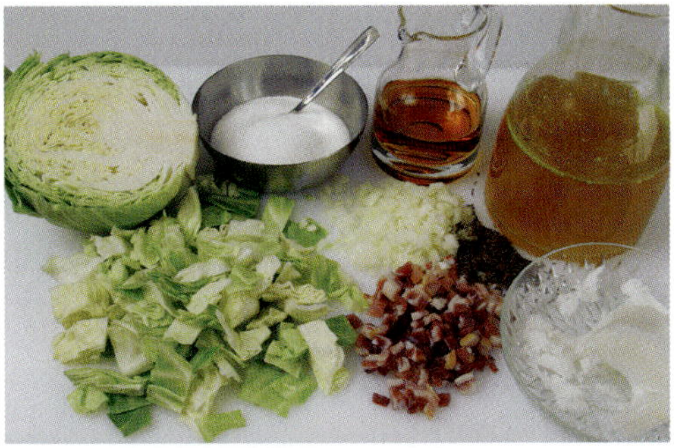

Zutaten für Bayerisches Kraut.

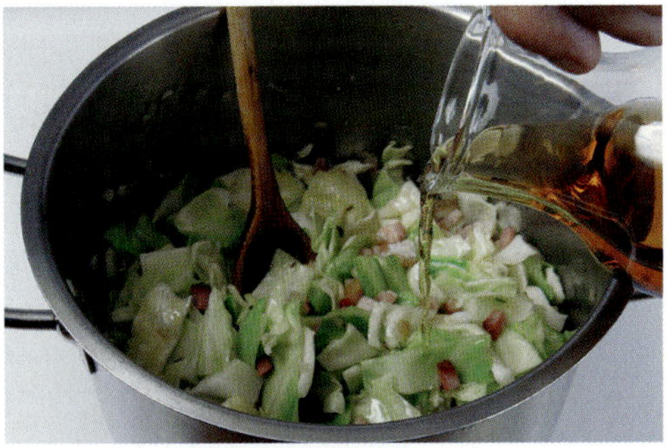

Karamellisiertes Kraut mit Essig ablöschen.

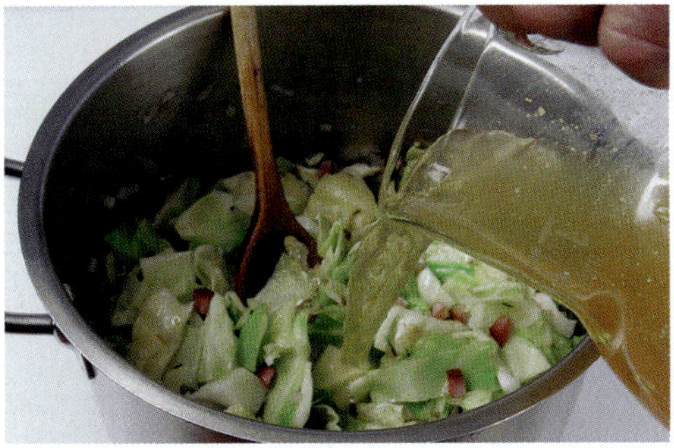

Mit Fleischbrühe auffüllen, dünsten.

Verwendung: Als Beilage zu gebratenem Schweinefleisch.

Rotkohl (Rotkraut)

Materialanforderung für 6 Portionen

800 g	Rotkraut
50 g	Schweineschmalz
80 g	Zwiebeln
150 g	Äpfel
0,1 l	Rotwein
0,1 l	Fleischbrühe
30 g	Johannisbeergelee
Gewürze:	Salz, Essig, Zucker
Gewürzbeutel:	Nelken, Piment, Lorbeer, Zimtstange, Pfefferkörner
Garnitur:	100 g Äpfel

Arbeitsweise

① Rotkraut in Streifen schneiden, mit den Gewürzen und dem Gewürzbeutel sowie dem Rotwein 2 Stunden marinieren.
② Zwiebeljulienne im Schweineschmalz weichdünsten.
③ Entkernte Apfelscheiben und das marinierte Rotkraut zugeben und mit der Fleischbrühe auffüllen.
④ Zugedeckt weichdünsten, Johannisbeergelee zugeben und abschmecken, evtl. Flüssigkeit reduzieren.
⑤ Apfelspalten in Läuterzucker pochieren, als Garnitur verwenden.

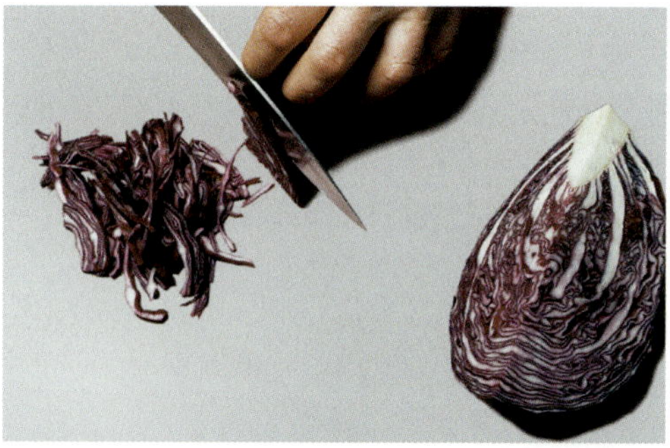

Auf gleichmäßiges und feines Schneiden ist zu achten.

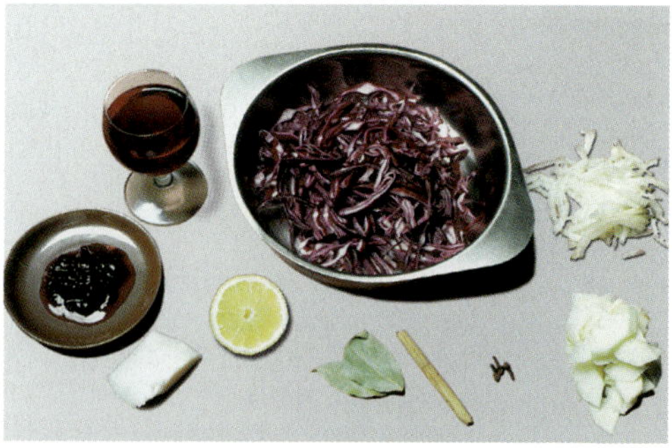

Krautjulienne mit Gewürzen und Wein marinieren.

Frischer Stangenspargel

Arbeitsweise

① Spargelstangen mit Sparschäler/Spargelschäler schälen. Beim Schälen die Stange mit den Fingerspitzen halten, der Spargel ruht dabei auf dem Unterarm.
② Gleichmäßige Portionsbündel bilden. Brutto sind für eine Portion 500 g Spargel anzusetzen. Für eine Gemüsebeilage reichen 250 g brutto aus. Der Schälverlust beträgt durchschnittlich 30 bis 40 % vom Bruttogewicht.
③ Die gleichmäßigen Spargelbündel in leichtem Salzwasser, etwa 20 bis 30 Minuten kochen. Das Salzwasser mit einer kräftigen Prise Zucker, Zitronensaft und Butter würzen.
④ Für kalte Spargelgerichte den abgekochten Spargel im Fond abkühlen lassen.

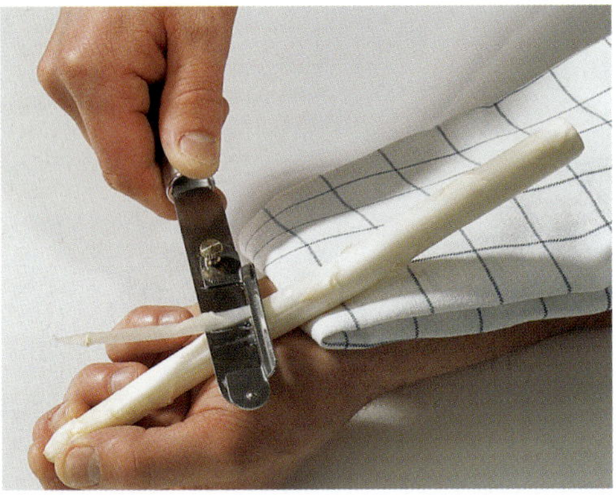

Eingeweichten Spargel vom Kopf aus abschälen.

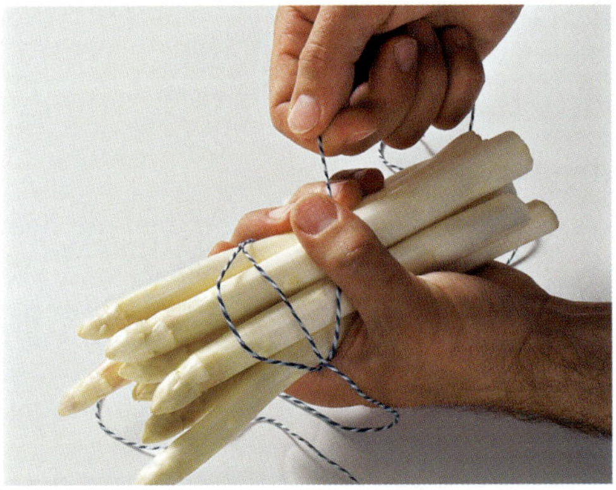

Gleichmäßige Portionen binden.

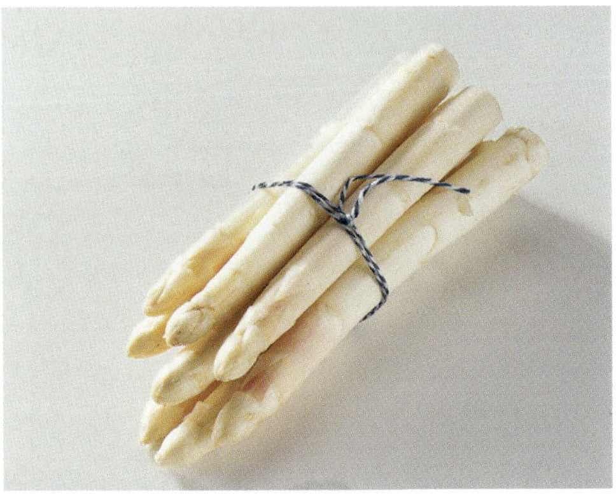

Auf gleiche Länge schneiden.

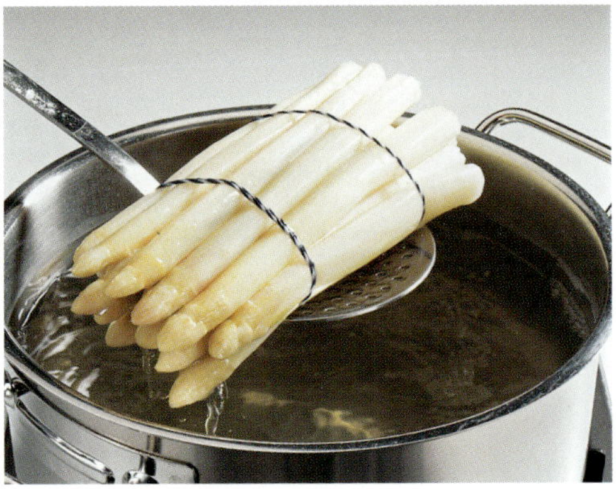

In Zitronen-Zuckerwasser mit etwas Butter kochen.

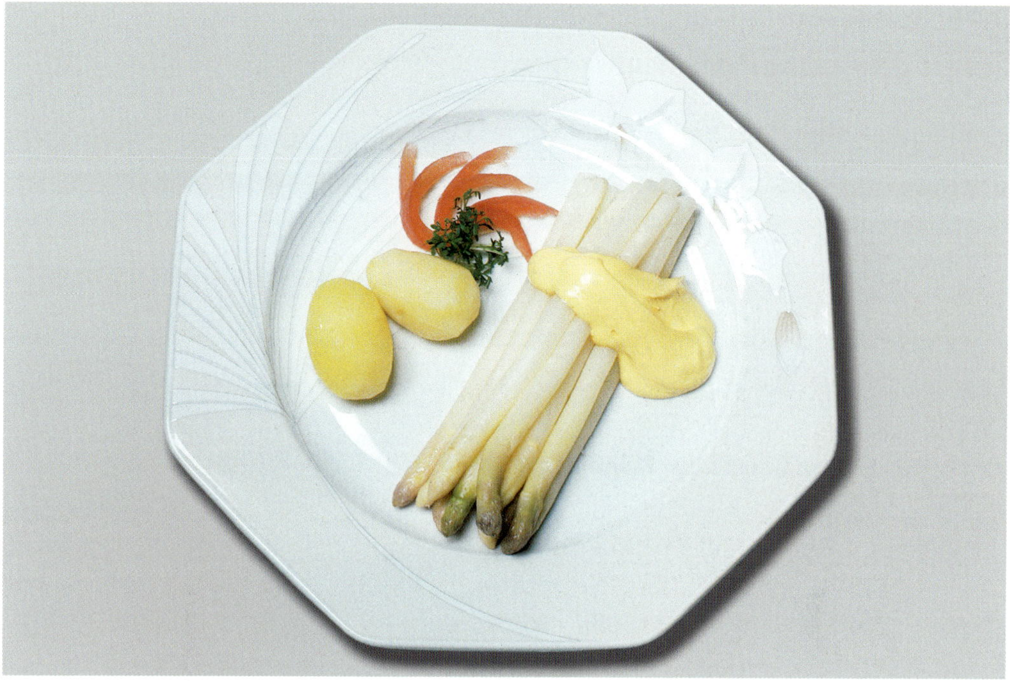

Stangenspargel mit holländischer Soße

3.15 Beilagen

In Fett gebackene Kartoffeln

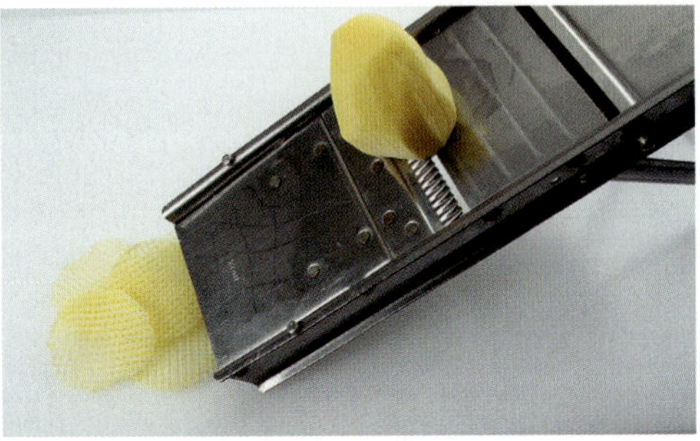

Die Mandoline – der Universalhobel dient zum Schneiden nebenstehender Kartoffelsorten.

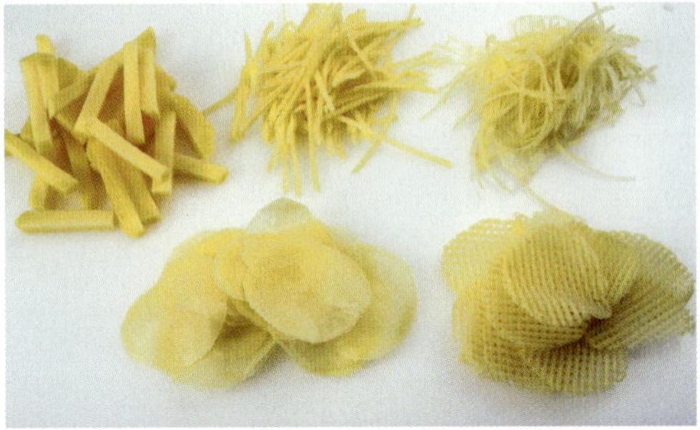

Oben von links: Pommes frites, Streichholzkartoffeln, Strohkartoffeln.
Unten von links: Kartoffelchips, Waffelkartoffeln.

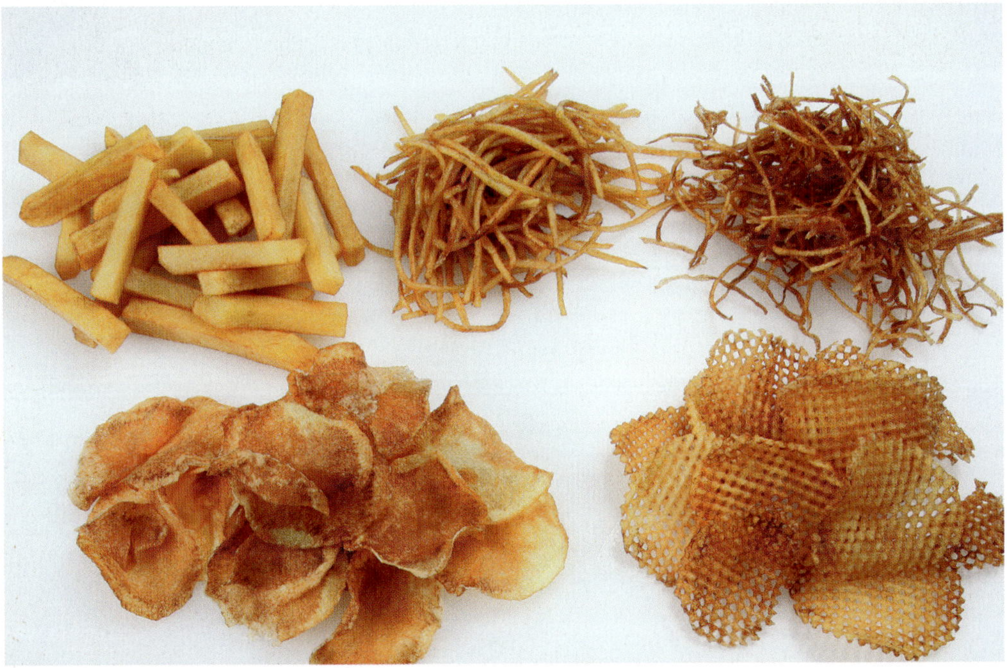

Oben von links: Pommes frites, Streichholzkartoffeln, Strohkartoffeln.
Unten von links: Kartoffelchips, Waffelkartoffeln.

Merke: Zum Backen müssen die Kartoffeln vorher gut abgetrocknet werden. Die dicken Pommes frites müssen einmal in Fett blanchiert werden.

In der Pfanne gebratene Kartoffeln

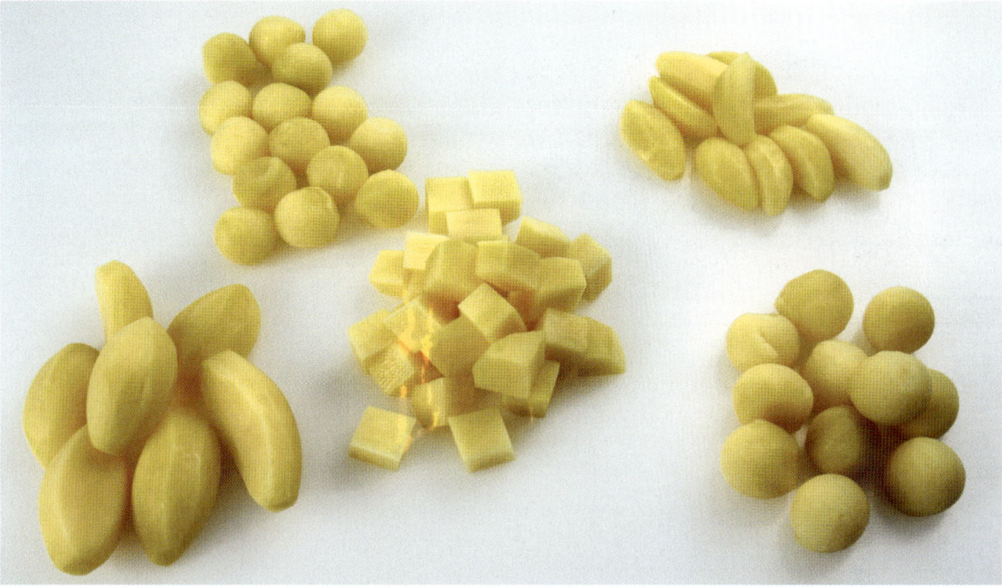

In der Pfanne gebratene Kartoffeln werden zuerst in Wasser blanchiert, abgegossen und abgekühlt, dann in Butter gebraten.
Von links oben nach rechts unten: Nusskartoffeln, Olivenkartoffeln, Schlosskartoffeln, Würfelkartoffeln und Pariser Kartoffeln.

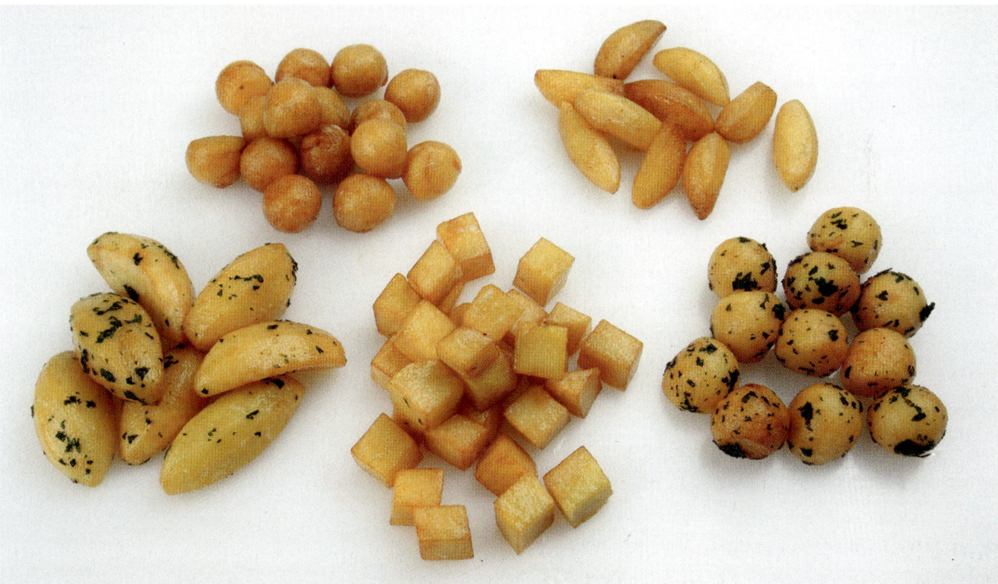

Kartoffelteig

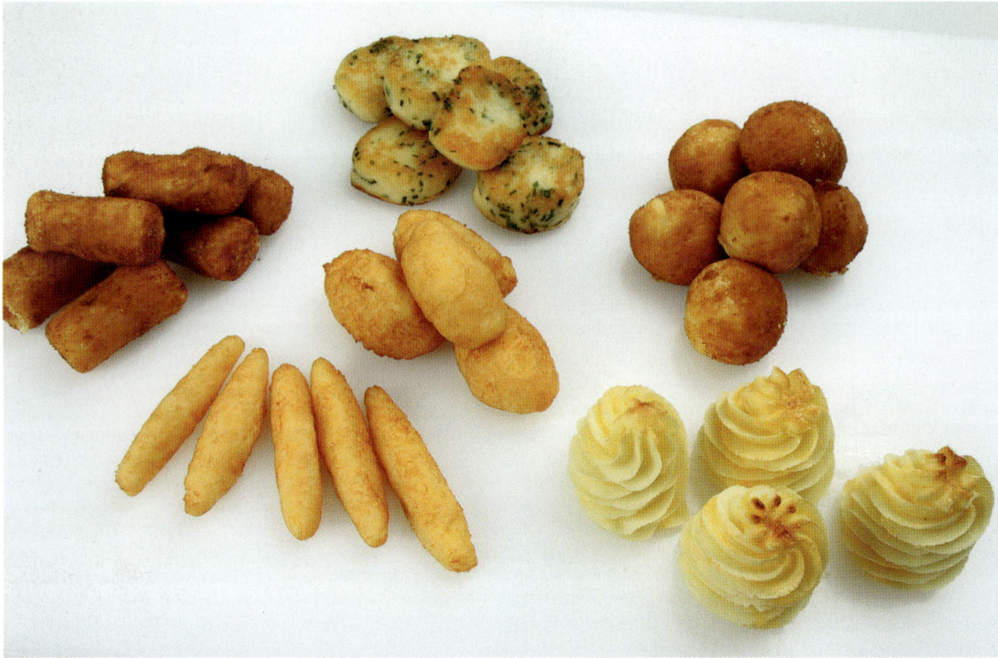

Von links oben nach rechts unten: Kartoffelkroketten, Macairekartoffeln, Kartoffelbällchen, Kartoffelnudeln, Dauphinekartoffeln, Herzoginkartoffeln.

Materialanforderung für 6 Portionen

1.200 g	rohe Kartoffeln mit Schale
3 Stck.	Eigelb
20 g	Butter
20 g	Stärkemehl
Gewürze:	Salz, Muskat

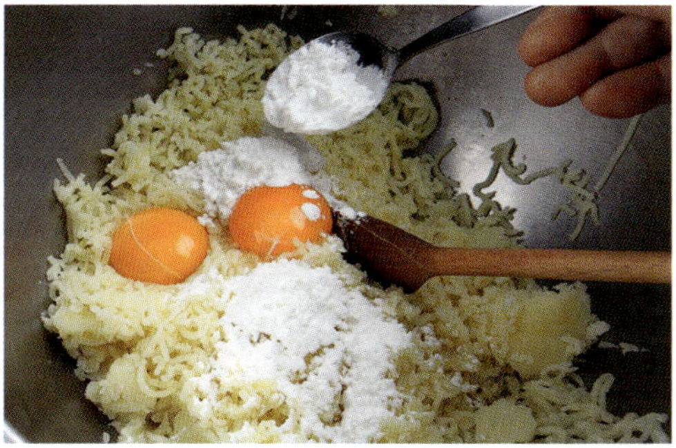

Herstellen der Kartoffelmasse mit Eigelb und Stärkemehl.

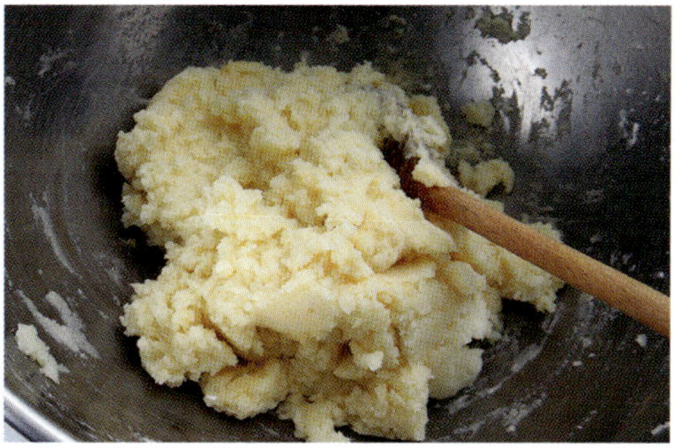

Gutes Vermengen der Kartoffelmasse.

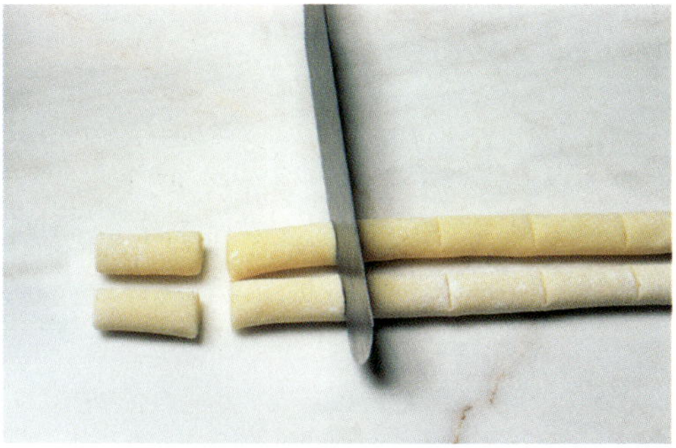

Eine Arbeitserleichterung ist das Spritzen der Krokettenmasse auf ein bemehltes Brett. Mit der Palette werden gleichmäßige Kroketten geschnitten.

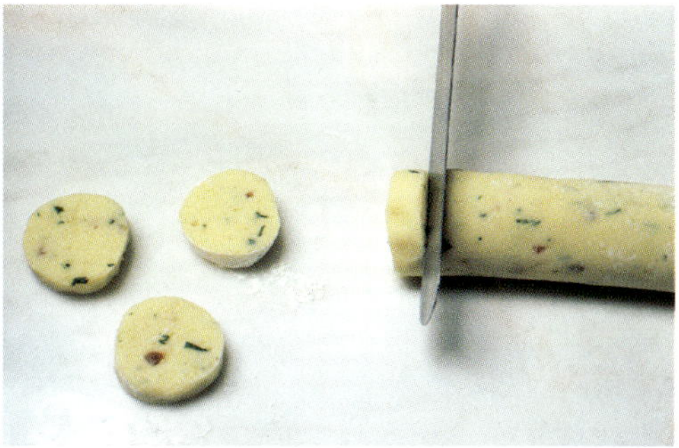

Für die Macairekartoffeln Walzen mit 4 cm Durchmesser formen, Scheiben abschneiden.

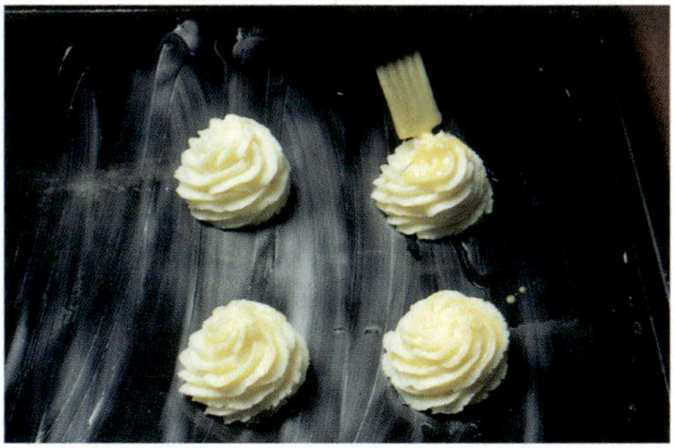

Herzoginkartoffeln auf gebuttertes Blech spritzen, mit Eigelb beträufeln und backen.

Im Ofen gegarte Kartoffeln

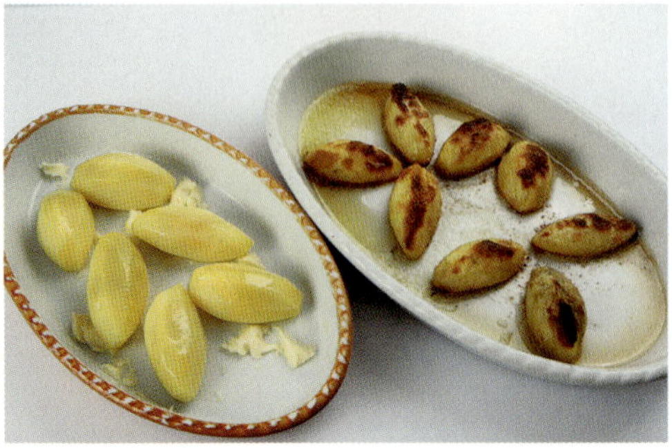

Schmelzkartoffeln (Pommes fondantes): Länglich tournierte Kartoffeln mit Butter und wenig Brühe im Ofen hellbraun dünsten.

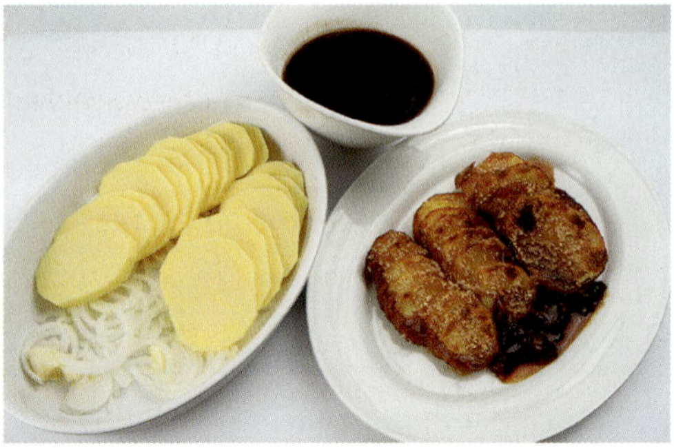

Bäckerinkartoffeln (Pommes boulangère): Rohe Kartoffelscheiben mit Zwiebeljulienne in Bratensaft im Ofen schmoren.

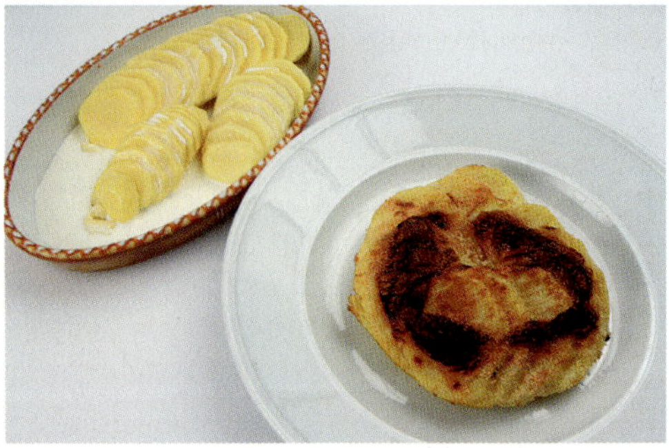

Kartoffelgratin: Rohe Kartoffelscheiben mit Sahne in feuerfester Form im Ofen backen und gratinieren.

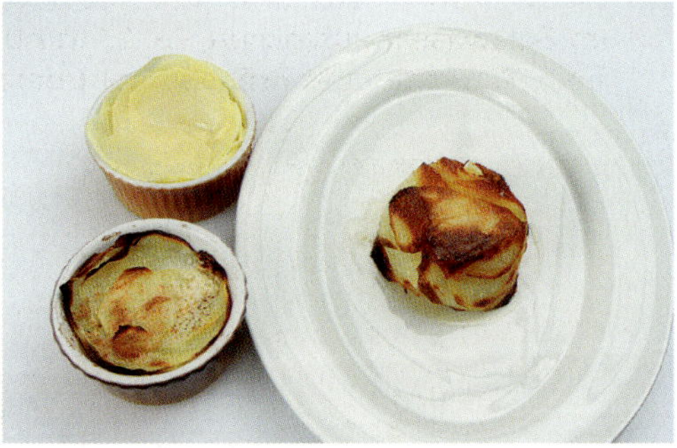

Annakartoffeln (Pommes Anna): Kleine, rohe Kartoffelscheiben in gebutterte Förmchen rosettenförmig einschichten. Fest eindrücken und mit Butter beträufeln. Im Ofen backen und stürzen.

Rohe Kartoffelklöße

Materialanforderung für 6 Portionen

1.200 g	rohe Kartoffeln ohne Schale	40 g	Butter
400 g	gekochte Kartoffeln	2 Scheiben	Weißbrot
1 Stck.	Eigelb oder Ei		
30 – 40 g	Stärke und Eigenstärke		
Gewürze:	Salz, Muskat, weißer Pfeffer		

Arbeitsweise

① Rohe Kartoffeln reiben, im Tuch fest ausdrücken.
② Geschälte Kartoffeln kochen, abdämpfen, durchdrücken.
③ Beide Massen zusammengeben, Eier einarbeiten, abschmecken, mit Stärke und der Eigenstärke binden.
④ Klöße formen, Croutons als Einlage verwenden.
⑤ Im Salzwasser aufkochen, ca. 20 Minuten ohne Deckel ziehen lassen.
⑥ Beim Anrichten mit Bröselbutter überziehen.

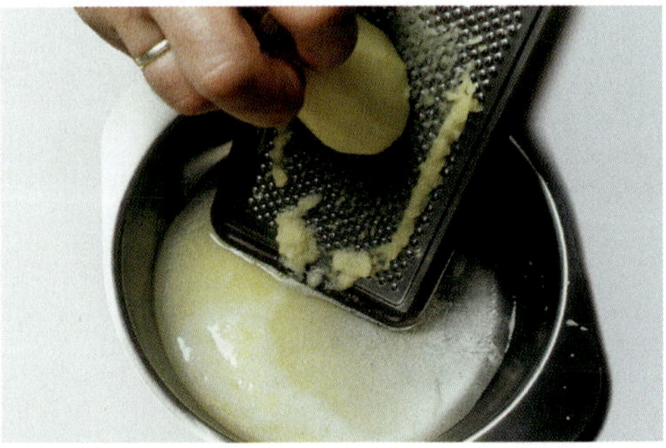

Rohe Kartoffeln in leichtes Essigwasser reiben.

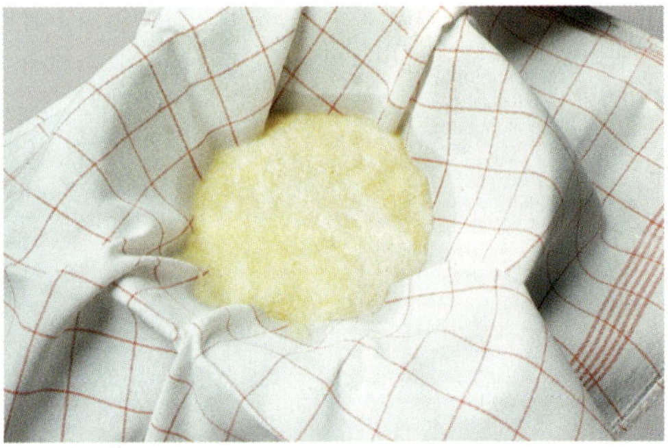

Gut ausdrücken, abgesetzte Stärke mitverwenden.

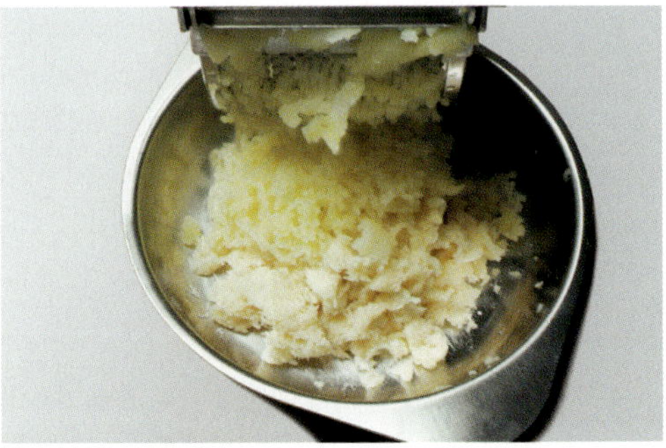

Rohe und gekochte Kartoffeln vermischen.

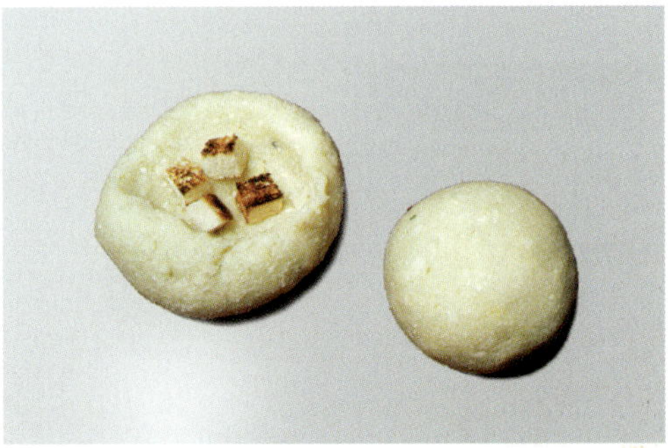

Knödel mit gerösteten Brotwürfeln füllen.

Pilaf – Gedünsteter Reis

Materialanforderung für 6 Portionen

360 g	Reis (Langkorn)
100 g	Zwiebeln
50 g	Öl
525 ml	helle Fleischbrühe/Gemüsebrühe
100 g	Parmesankäse
50 g	Butter
Gewürz:	Salz

Arbeitsweise

① Zwiebelbrunoise in Öl anschwitzen.
② Gewaschenen Reis zugeben.
③ Mit der $1^1/_2$-fachen Menge Fleischbrühe auffüllen.
④ Würzen, aufkochen.
⑤ Zugedeckt in der Röhre bei 200 °C 18 Minuten garen.
⑥ Geriebenen Parmesankäse und Butterflocken mit der Fleischgabel unterheben.

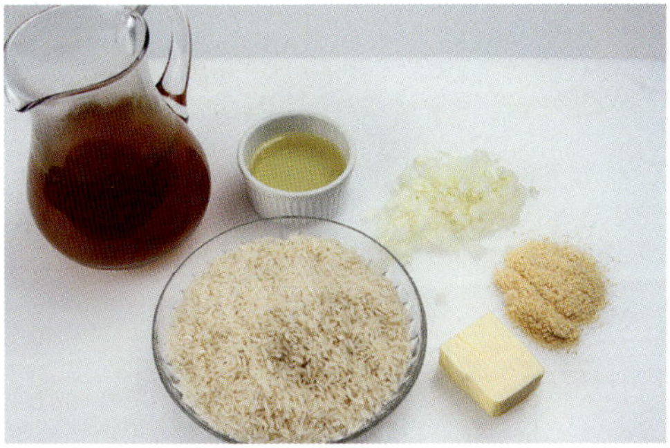

Zutaten: Öl, Zwiebelbrunoise, gewaschener Reis, Fleischbrühe und Parmesankäse.

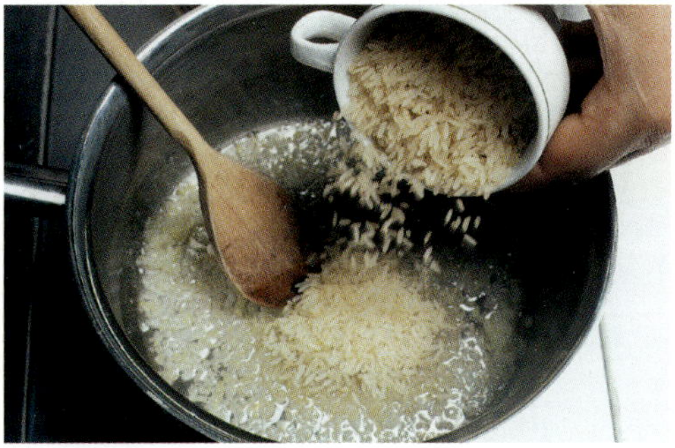

Zwiebeln in Öl glasig schwitzen, Reis zugeben und mit eineinhalbfacher Menge gewürzter Brühe aufgießen. Zugedeckt 18 Minuten garen.

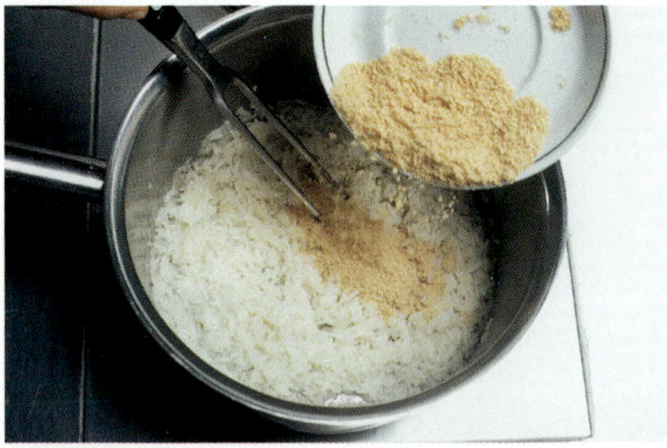

Mithilfe einer Gabel den geriebenen Parmesankäse als Gewürz unterheben.

Risotto

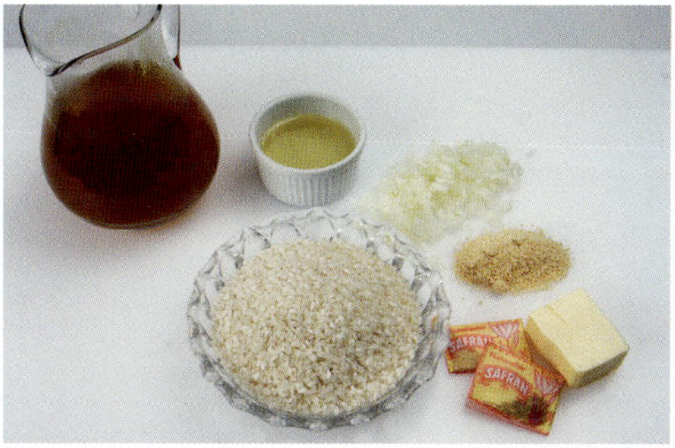

Zutaten für Risotto.

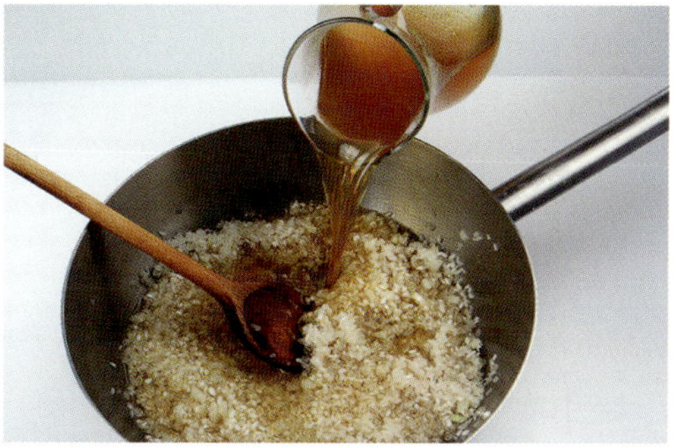

Ansatz mit heller Brühe aufgießen.

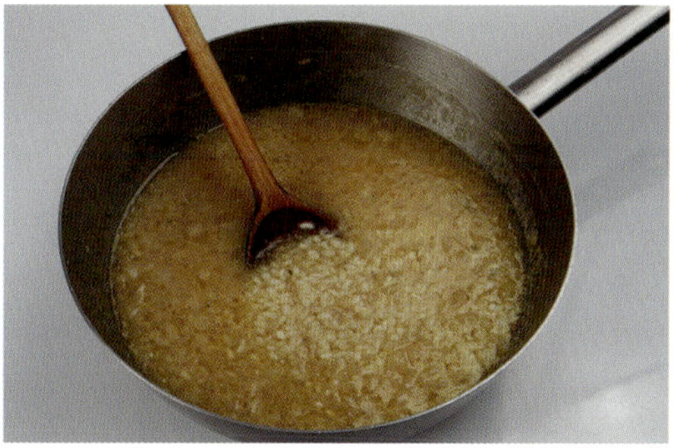

Auf dem Ofen langsam dünsten.

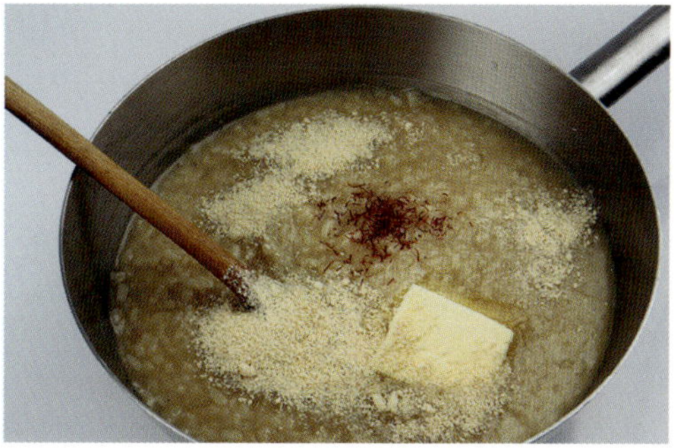

Mit Butterflocken und Parmesan verfeinern.

Bandnudeln

Materialanforderung für 6 Portionen

300 g	Mehl
3 Stck.	Eier
2 EL	Öl
2 EL	lauwarmes Wasser
Gewürz:	Salz

Arbeitsweise

① Gesiebtes Mehl mit den Zutaten auf einer Arbeitsfläche zu einem glatten Teig verkneten.
② Zugedeckt an einem warmen Ort ca. 30 Minuten ruhen lassen.
③ Teig auf bemehltem Arbeitstisch dünn ausrollen und übertrocknen lassen.
④ Teigplatte in kleine rechteckige Stücke zerteilen, zusammenrollen und in Bänder schneiden, auflockern und endgültig trocknen.
⑤ Bei der Verwendung einer Nudelmaschine übernimmt diese das Ausrollen und Formen der Nudeln.
⑥ Bandnudeln im Salzwasser mit etwas Öl weichkochen (al dente), mit kaltem Wasser abschrecken und noch warm in Butter anschwenken.

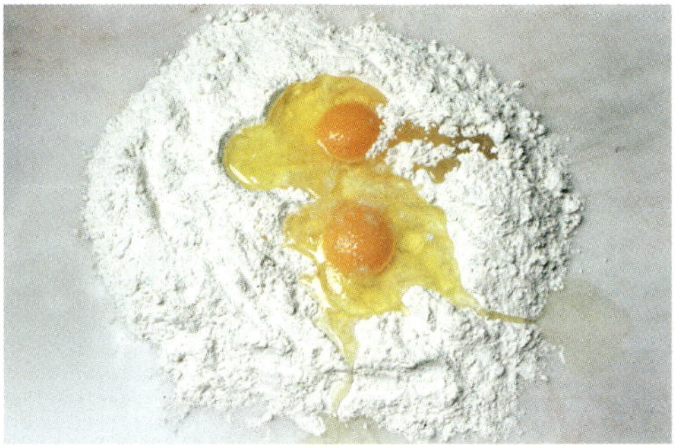

Zutaten zu einem glatten Teig verkneten.

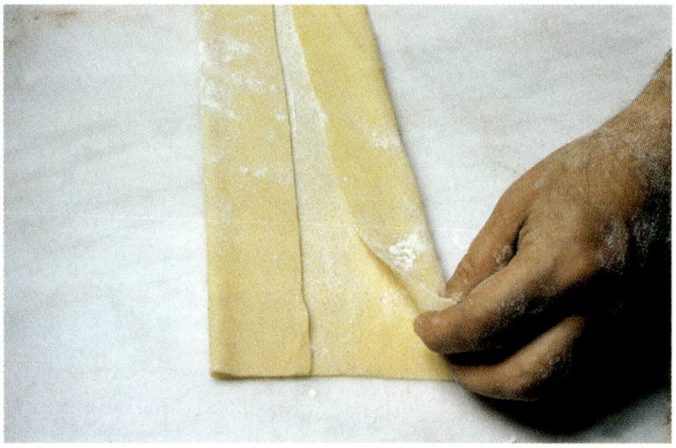

Teigenden zur Mitte schlagen.

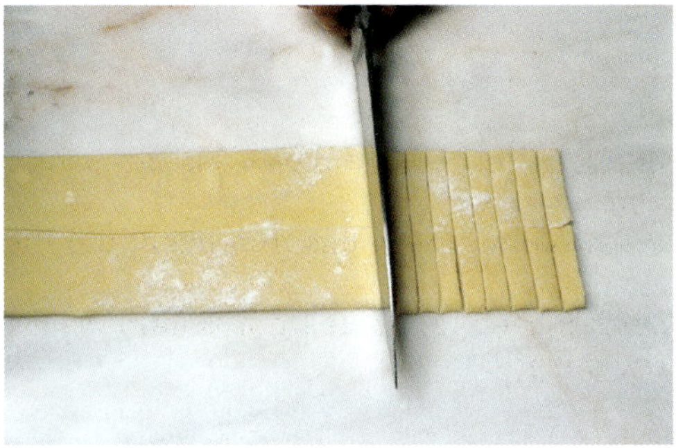

In gleichmäßige Stücke schneiden.

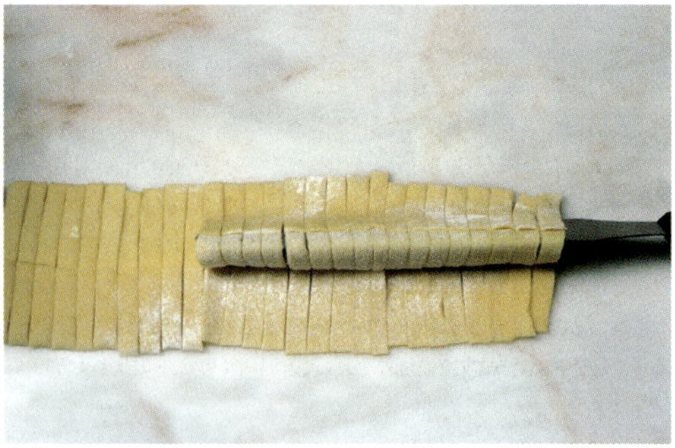

Mit einer Palette abheben.

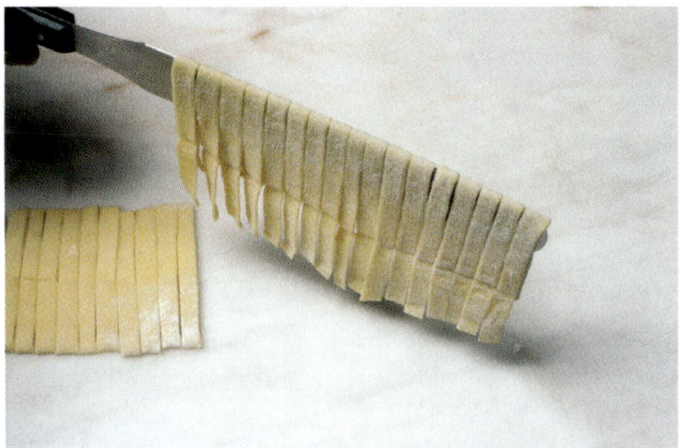

Zum Trocknen auf bemehltes Tuch legen.

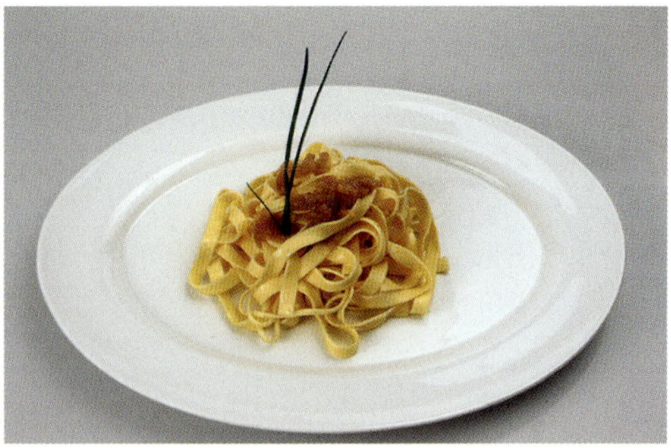

Angerichtete Bandnudeln.

Spätzle

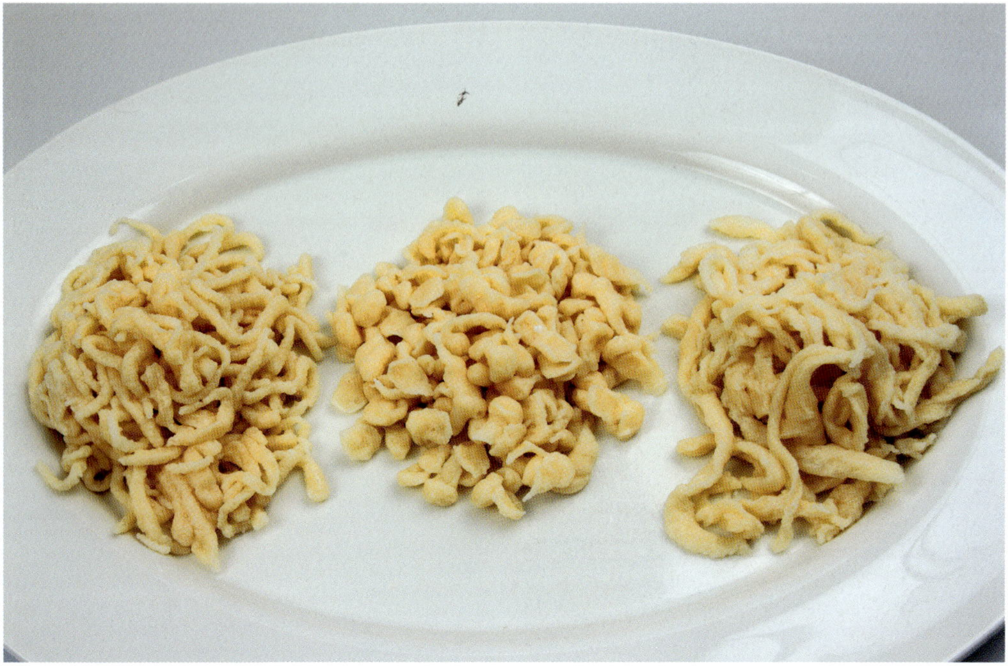

Von links: Mit Spätzlepresse, mit Spätzlehobel hergestellte, vom Brett handgeschabte Spätzle.

Materialanforderung für 6 Portionen

300 g	Mehl
3 – 4 Stck.	Eier
0,1 l	Milch oder lauwarmes Wasser
Gewürze:	Salz, Muskat

Arbeitsweise

① Gesiebtes Mehl und die restlichen Zutaten zu einem glatten Teig schlagen.
② Spätzleteig auf ein angefeuchtetes Brett geben, mit der Palette dünne Streifchen in kochendes Salzwasser abstreifen oder Spätzlehobel oder Spätzlepresse verwenden.
③ Die gekochten Spätzle werden in kaltes Wasser umgesetzt, gut abgetropft und in Butter angeschwenkt.

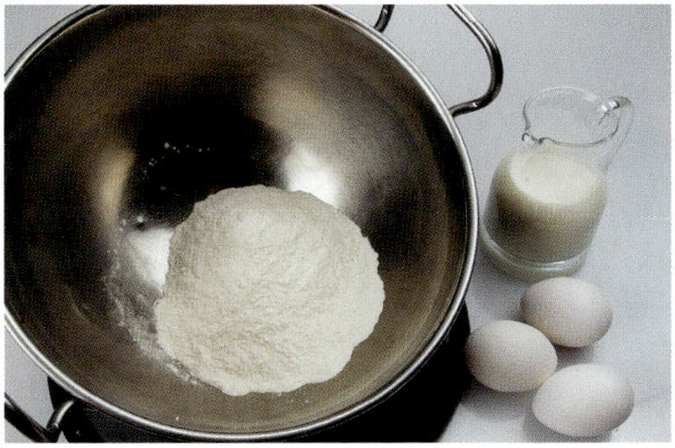

Zutaten für Spätzleteig.

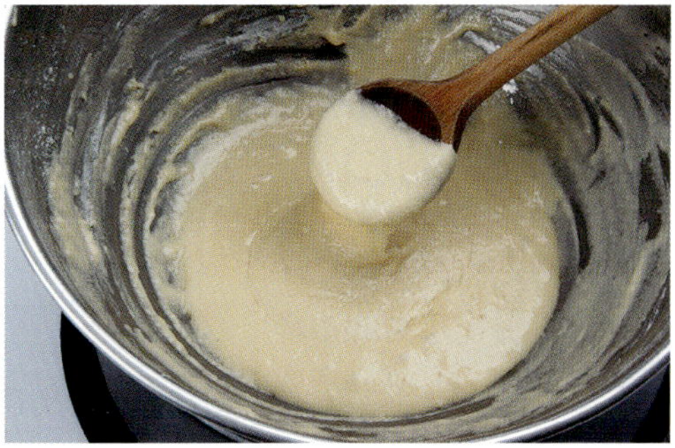

Teig bis zur Blasenbildung schlagen.

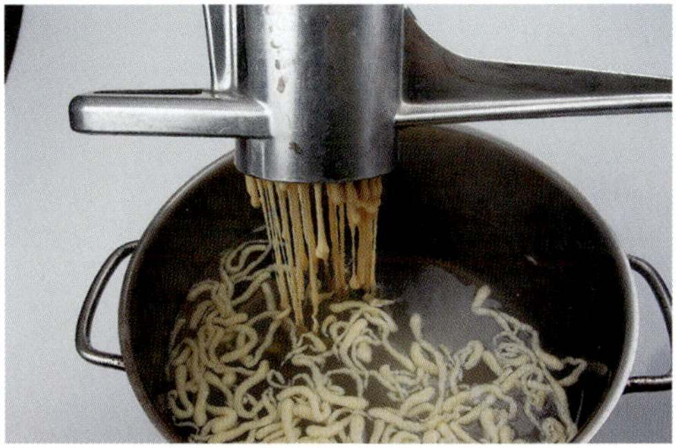

Mit Spätzlepresse in kochendes Wasser drücken.

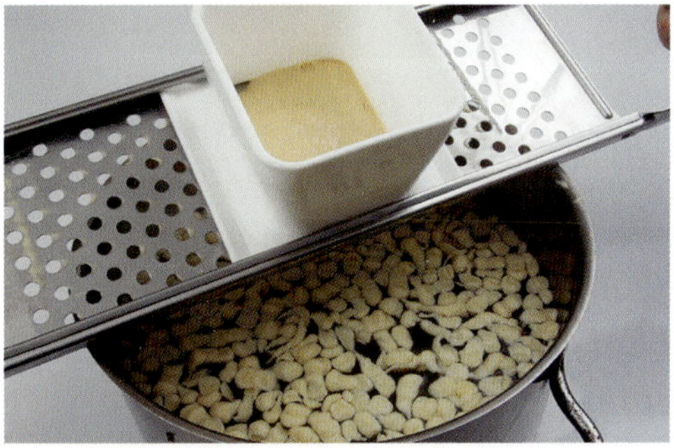

Mit Spätzlehobel in kochendes Wasser drücken.

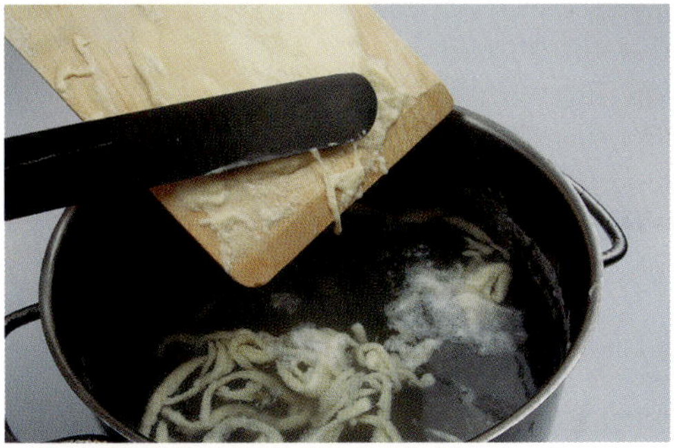

Mit Spätzlebrett und Palette in kochendes Wasser schaben.

Semmelknödel

Materialanforderung für 6 Portionen

10 Stck.	Semmeln
0,2 l	Milch
100 g	Zwiebeln
50 g	Butter
4 Stck.	Eier
Gewürze:	Salz, Muskat, weißer Pfeffer, Petersilie

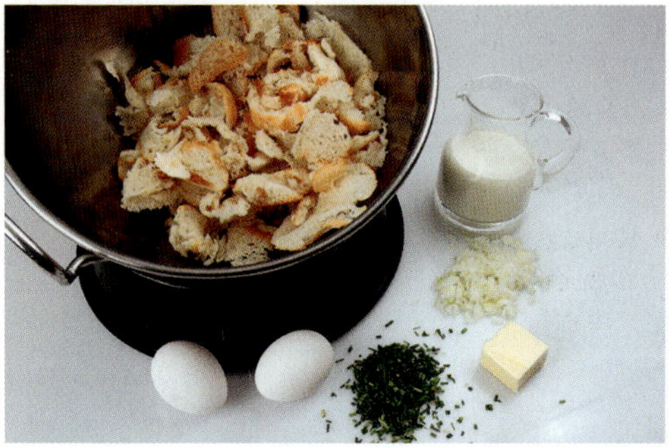

Zutaten bereitstellen. Knödelbrot in gleichmäßige, dünne Scheiben schneiden, mit heißer Milch übergießen und zugedeckt stehen lassen.

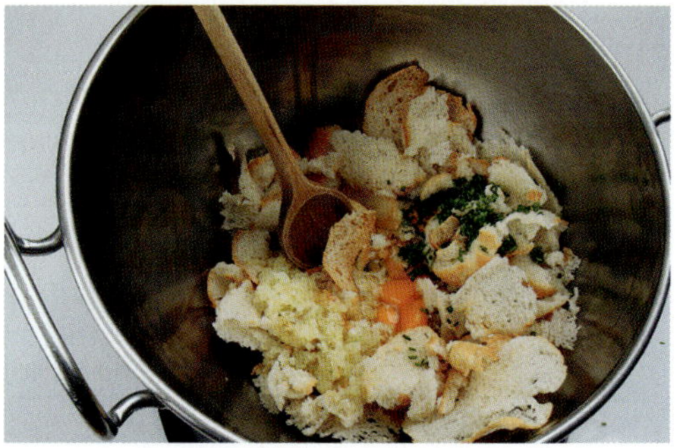

In Butter gedünstete Zwiebelwürfel, Eier, Petersilie, Salz und Muskat zufügen und zu einem lockeren Teig vermischen. Knödel formen und in Salzwasser garziehen lassen.

3.16 Dessert

Auswahlmöglichkeiten für Dessertaufgaben

Teige und Massen:

- Dessert von oder mit
  - Hefeteig
  - Strudelteig
  - Mürbeteig
  - Pfannkuchenteig
  - Bier- oder Weinteig
  - Blätterteig
  - Biskuit
  - Baisermasse

Süßspeisen:

- Dessert von oder mit
  - Krem (z. B. Bayerische Krem)
  - Reis oder Grieß
  - Schokolade
  - Quark oder Joghurt
  - Mus
- Desserts von oder mit
  - Früchten und Beeren (z. B. Rote Grütze, Salat von frischen Früchten)
- Dessert von oder mit
  - Eis (z. B. eigene Eisherstellung oder Verwendung von vorgefertigter Ware)
- Dessert von
  - pochiertem Pudding (z. B. Soufflé, Auflauf)

Bayerische Krem

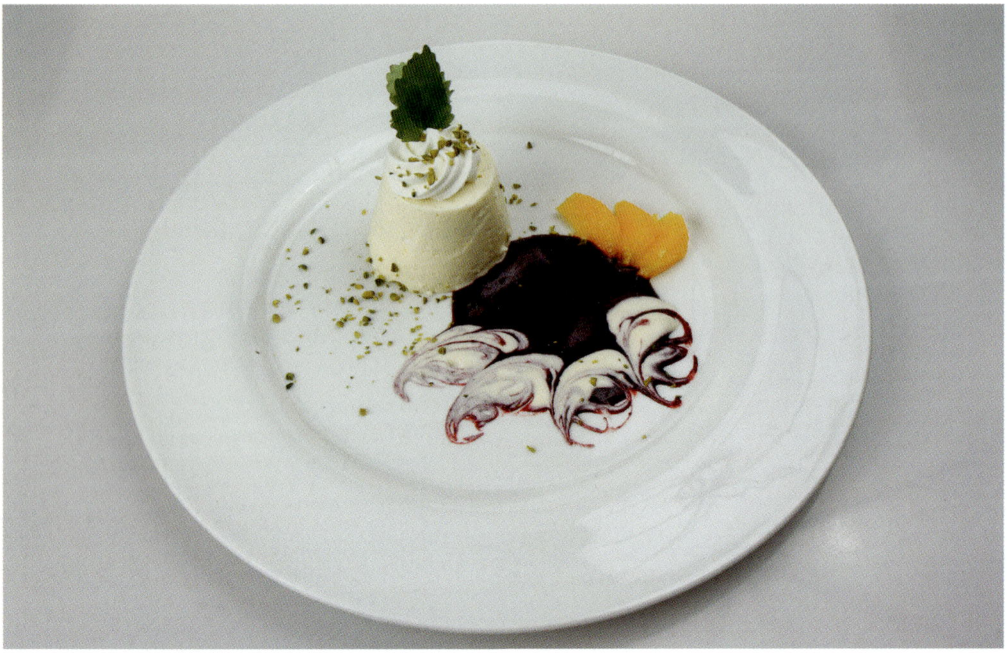

Materialanforderung für 12 Portionen

0,5 l	Milch	125 g	Zucker
1	Vanillestange	6 – 8	Blatt Gelatine
4 Stck.	Eigelb	0,5 l	Sahne

Arbeitsweise

① Milch mit der Vanillestange und der halben Menge Zucker aufkochen.
② Eigelbe mit dem Restzucker schaumig schlagen und die heiße Milch auf die Eigelb-/Zuckermasse passieren.
③ Masse über Wasserdampf bis zur „Rose" kremig abziehen.
④ In kaltem Wasser eingeweichte Gelatine ausdrücken und zugeben (in der heißen Masse löst sich die Gelatine sofort auf).
⑤ Masse in kaltem Wasser kalt schlagen, bis die Masse kremig anzieht.
⑥ Steif geschlagene süße Sahne unter die stockende Masse heben.
⑦ Sofort in entsprechende Füllgefäße (z. B. Timbale, Förmchen, Formen, Glasschalen) abfüllen, nach dem vollständigen Stocken aus der Form nehmen und entsprechend garnieren.

Beachte: Wenn die Krem gestürzt werden soll, muss die Form mit kaltem Wasser ausgespült werden!

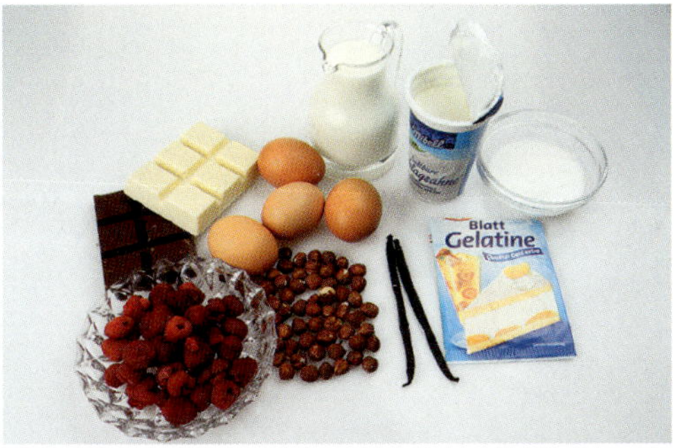

Diverse Zutaten für Bayerische Krem.

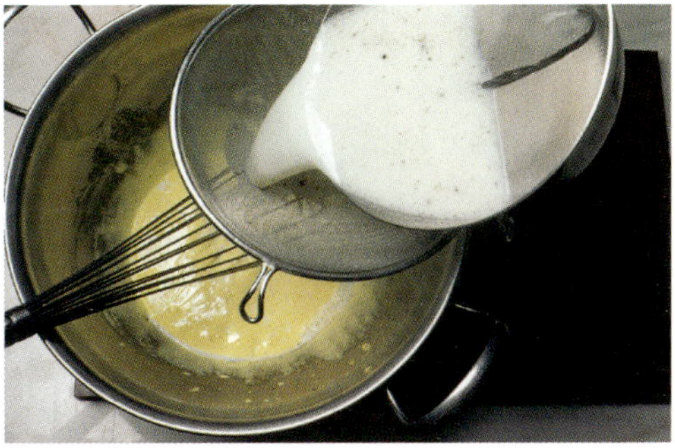

Milch auf die Eigelbmasse passieren.

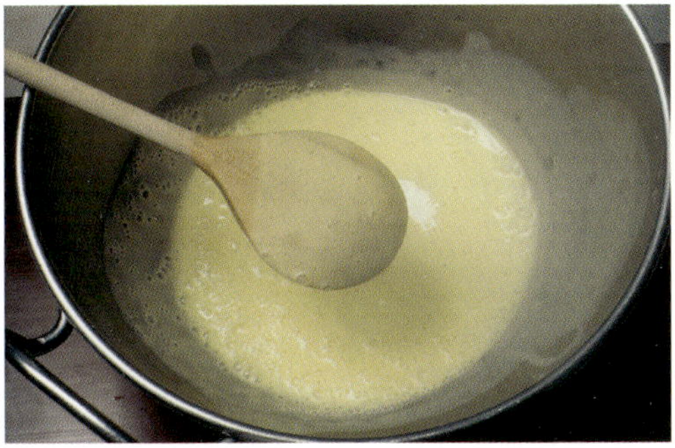

Über Wasserdampf zur Rose abziehen.

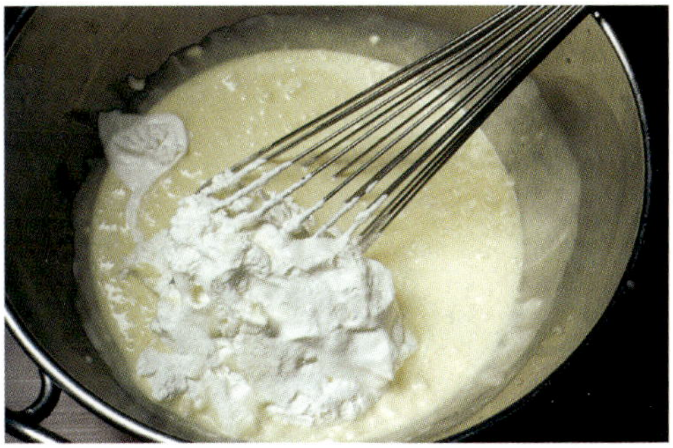

Schlagsahne unter die kalte Masse heben.

Ableitungen

- **Himbeerkrem oder Krem von Früchten** (ohne Vanille)
  Die passierten Himbeeren unter die abgekühlte Eimasse heben (für das Grundrezept 300 g Himbeeren verwenden).
- **Nusskrem**
  Geriebene Haselnüsse in der Pfanne goldgelb rösten, abkühlen und zum Schluss unterheben (für das Grundrezept 100 g geriebene Haselnüsse verwenden).
- **Schokoladenkrem**
  Grob geraspelte Schokolade in der Milch mitkochen, dabei die Zuckermenge um 50 g reduzieren (für das Grundrezept 100 g dunkle Schokolade verwenden).

Weiter auf der nächsten Seite

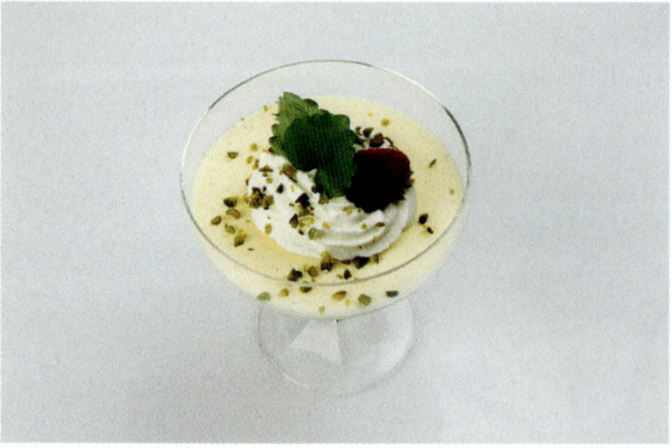

Grundkrem Vanille in der Glasschale.

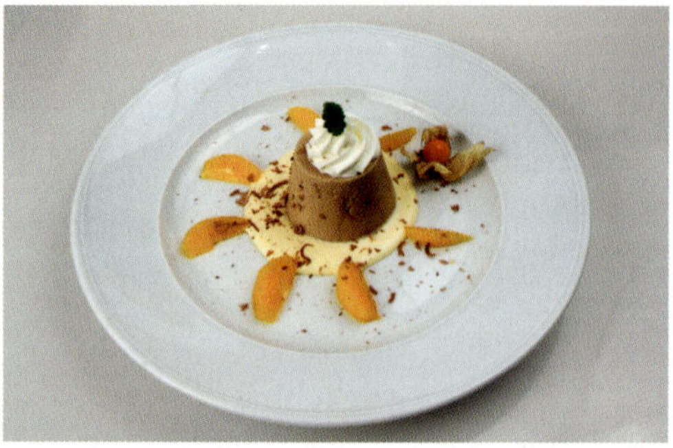

Grundkrem Schokolade.

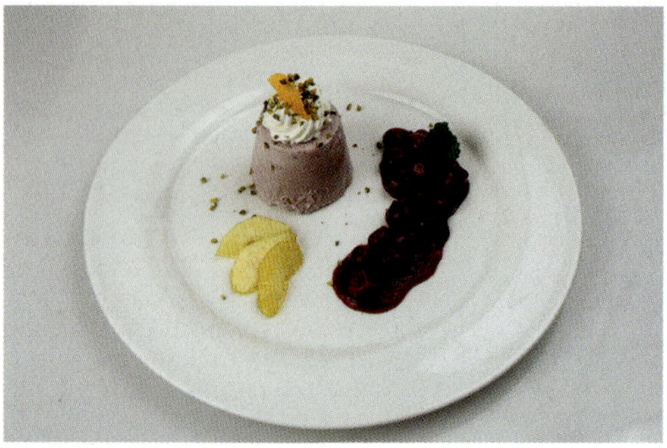

Grundkrem Waldbeeren.

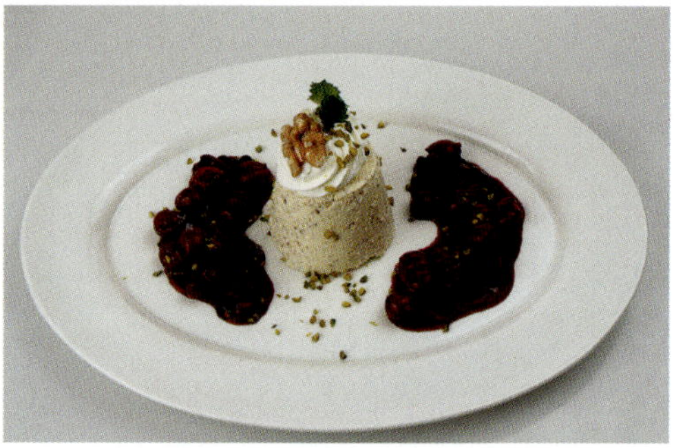

Grundkrem Nuss mit Früchten.

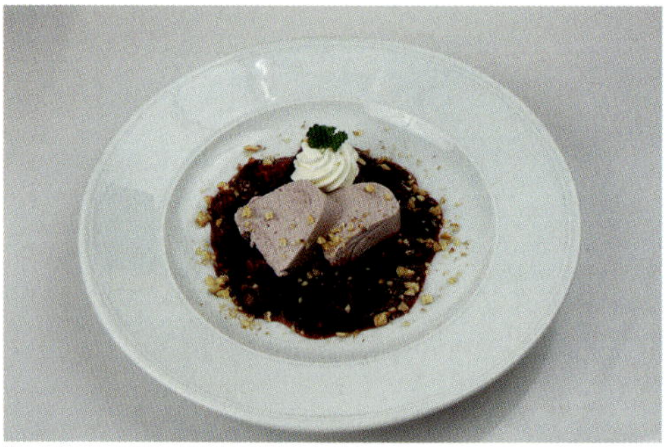

Grundkrem Himbeer (Terrine).

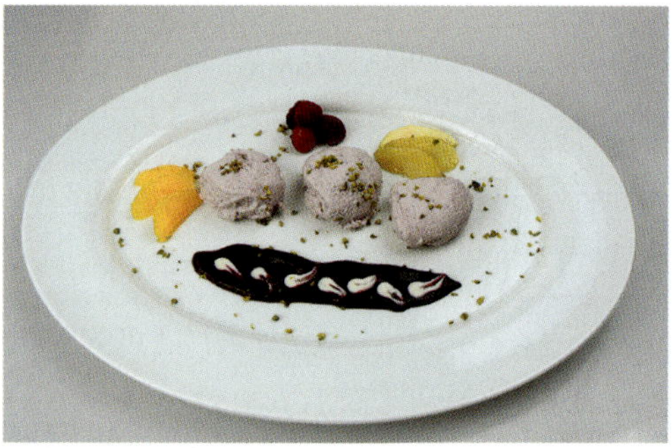

Grundkrem Himbeer (Nocken).

Grießflammeri

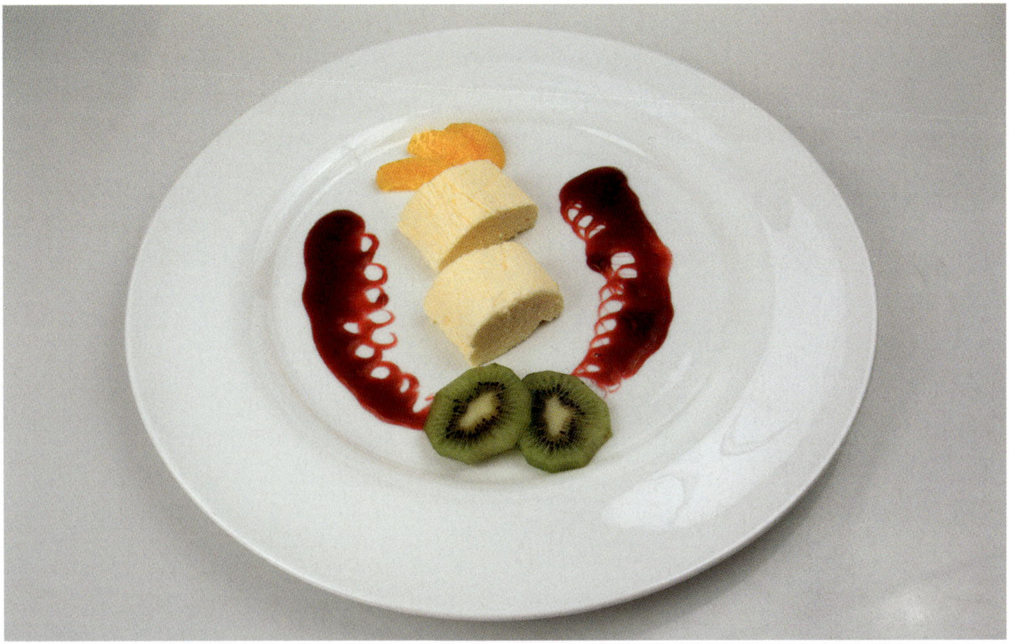

Materialanforderung für 12 Portionen

0,5 l	Milch
1	Vanilleschote
50 g	Grieß
6 Blatt	Gelatine
5 Stck.	Eigelb
125 g	Zucker
$^1/_2$	Zitrone, gerieben
0,5 l	Sahne

Arbeitsweise

① Milch mit Vanilleschote aufkochen, durch ein Haarsieb passieren.
② Grieß zugeben, mit geringer Hitze weichkochen, bis die Masse andickt.
③ Eigelbe und Zucker schaumig schlagen.
④ Heiße Grießmasse in eine kalte Schüssel umfüllen, eingeweichte Gelatine und geschlagene Eigelb einrühren, geriebene Zitronenschale zugeben.
⑤ Masse abkühlen, bis sie zu stocken beginnt, geschlagene Sahne unterheben.
⑥ In kalt ausgespülte Förmchen oder Formen füllen, aufklopfen, glattstreichen, ca. 1 Stunde kühlen.
⑦ Fruchtsoßenspiegel auf Teller geben, Flammeri auf die Soße stürzen oder in Scheiben schneiden, mit Sahne und Früchten garnieren.

Reis Trauttmansdorff

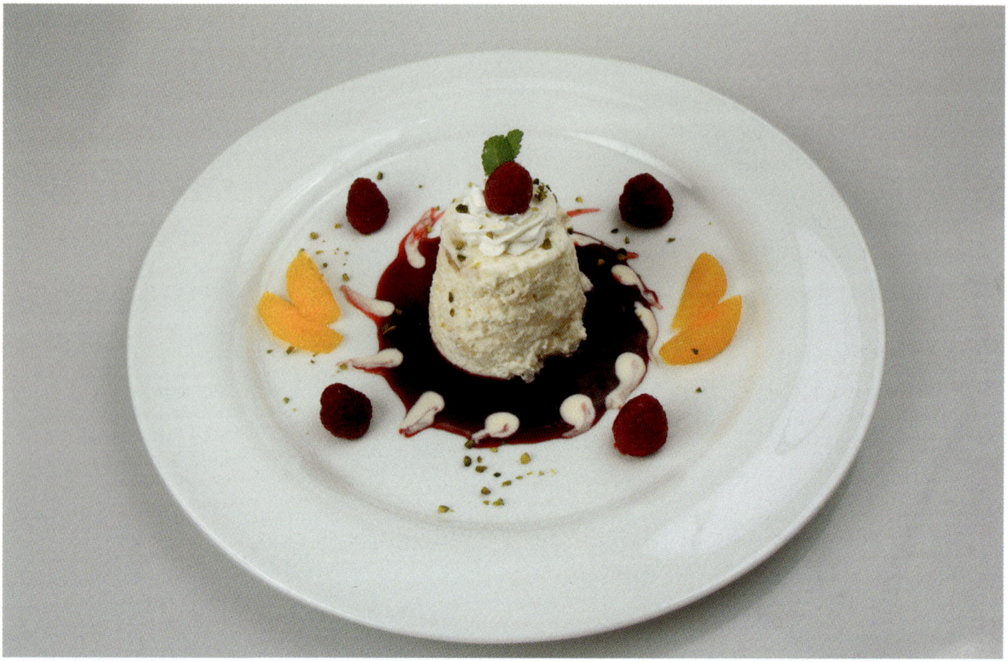

Materialanforderung für 12 Portionen

125 g	Rundkornreis (Milchreis)	½	Vanilleschote
125 g	Zucker	½	Zitrone, gerieben
0,75 l	Milch	evtl. 2 Stck.	Eigelb
0,5 l	Sahne	120 g	Früchte (Salpikon)
6 Blatt	Gelatine		

Arbeitsweise

① Reis ca. 3 – 4 Minuten blanchieren, in der Milch mit Zucker und Vanillemark zugedeckt bei geringer Hitze weichdünsten.

② Reismasse in eine Schüssel umfüllen, eingeweichte Gelatine zugeben, mit wenig Zucker schaumig geschlagene Eigelbe in die noch heiße Reismasse einrühren, mit geriebener Zitronenschale abschmecken.

③ Die Reismasse abkühlen, bis sie zu stocken beginnt.

④ Geschlagene Sahne unter die kalte Masse heben, vorsichtig die marinierten Früchte einziehen.

⑤ In kalt ausgespülte Förmchen füllen, aufklopfen und glattstreichen, ca. 1 Stunde kühlen.

⑥ Fruchtsoßenspiegel auf Teller geben, Reis auf die Soße stürzen, mit Sahne und Früchten garnieren.

Pfirsich Melba

Materialanforderung für 6 Portionen

250 g	Pfirsiche
0,25 l	Läuterzucker
12	Kugeln Vanilleeis
100 g	Himbeeren
100 g	Erdbeeren
50 g	Zucker
0,2 l	Sahne

Arbeitsweise

① Frische Pfirsiche waschen, blanchieren (enthäuten), in Läuterzucker kurz dünsten, im Fond kalt stellen.
② Melbasoße aus Erdbeer- und Himbeermark sowie dem Zucker herstellen.
③ Pro Portion 2 Kugeln Vanilleeis auf kaltem Teller anrichten, $^1/_2$ Pfirsich auf das Eis geben.
④ Den $^1/_2$ Pfirsich mit Melbasoße überziehen und mit geschlagener Sahne verzieren.

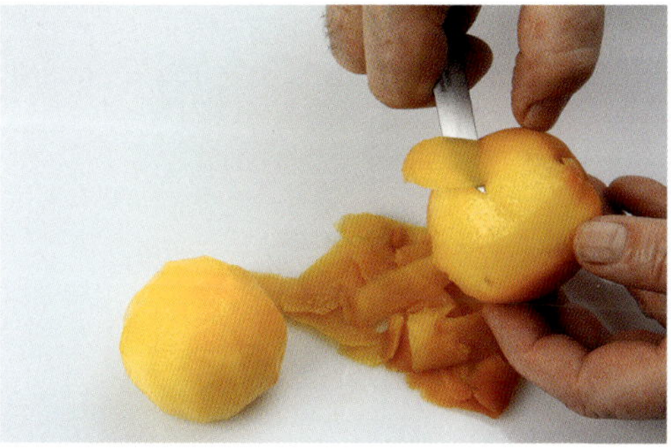

Pfirsiche in kochendem Wasser blanchieren, abschrecken und die Haut entfernen.

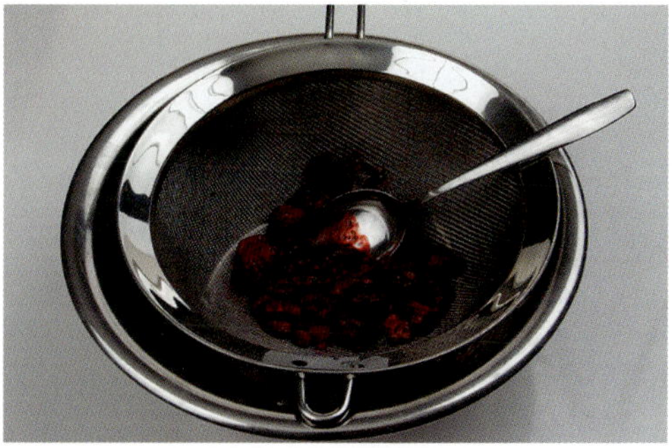

Himbeeren mit Zucker verkochen, passieren und mit wenig Himbeergeist abschmecken.

Omelette en surprise (Überraschungsomelett)

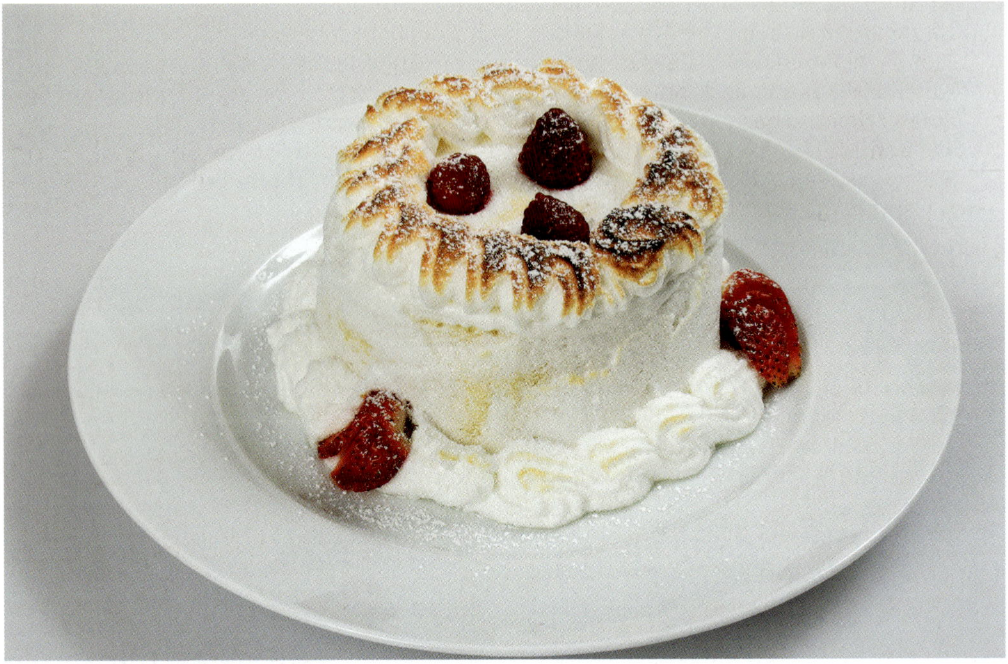

Materialanforderung für 5 Portionen

Biskuit

4 Stck.	Eigelb
75 g	Zucker
50 g	Weizenmehl
50 g	Weizenpuder
4 Stck.	Eiweiß
Gewürze:	geriebene Zitronenschale, Vanillezucker

Soufflèmasse
Auflaufmasse

30 g	Zucker
1 Stck.	Eigelb
7 Stck.	Eiweiß
80 g	Zucker
1 TL	Stärkemehl
Gewürze:	Vanillezucker, geriebene Zitronenschalen

Füllung

pro Portion	ca. 3 Kugeln Eis
pro Portion	60 g Früchte

Arbeitsweise/Soufflémasse

① Eigelb mit Zucker und Aromaten schaumig schlagen.
② Eiweiß mit Zucker zu Schnee schlagen, Stärkemehl unterrühren.
③ Steif geschlagenes Eiweiß vorsichtig unter die Eigelbmasse heben.
④ Auf eine Platte einen dünnen Biskuitboden legen, mit den Eiskugeln und den eingelegten Früchten garnieren, mit Biskuitscheiben abdecken.
⑤ Soufflémasse sofort auf dem Biskuit glattstreichen und mit dem Spritzsack (Sterntülle) garnieren. Mit Puderzucker bestreuen, im Ofen bei mittlerer Hitze (200 °C) ca. 10 Minuten goldgelb backen, sofort servieren.

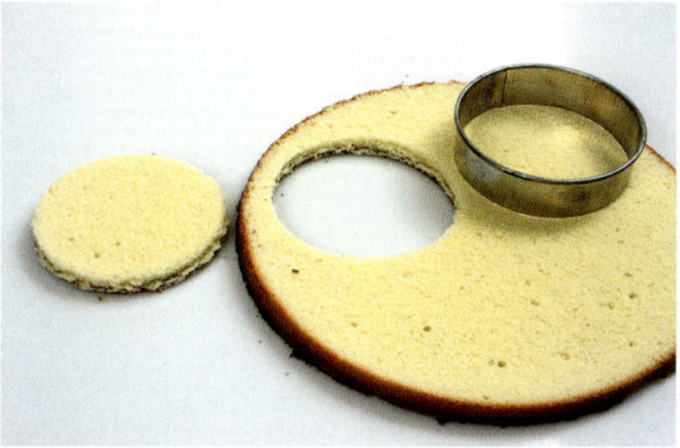

Biskuitboden und Deckel ausschneiden.

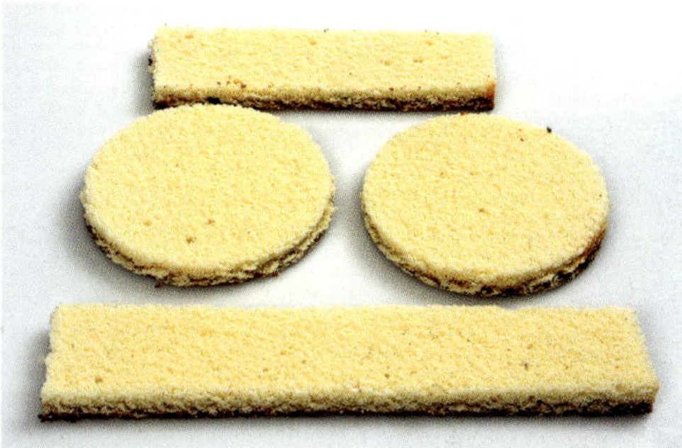

Biskuit mit Maraschinolikör tränken.

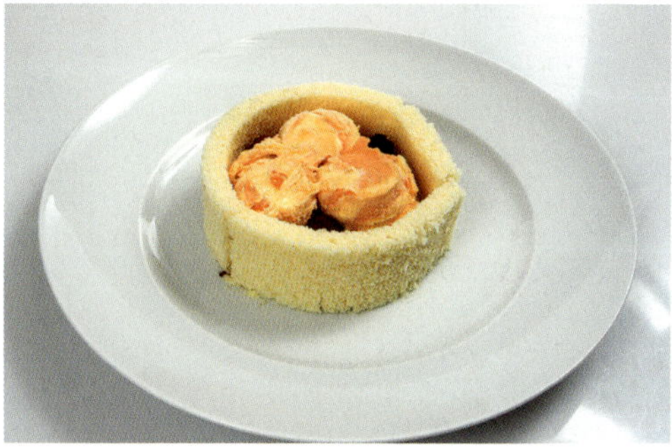

Eissockel mit Biskuit verkleiden.

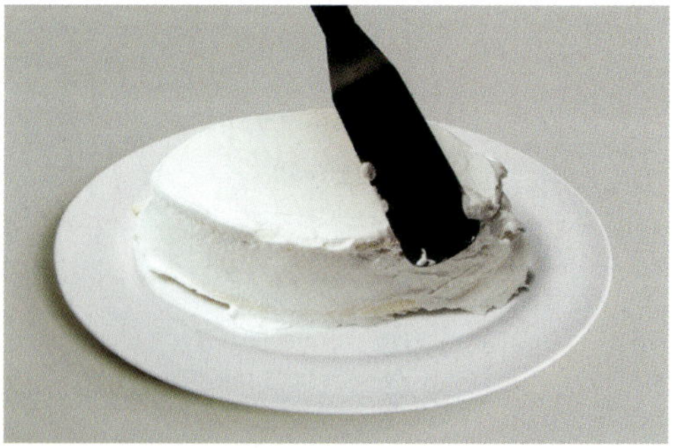

Mit Soufflémasse einstreichen und garnieren, backen.

Apfelbeignets mit Vanillesoße

Materialanforderung für 10 Portionen

Bierteig

250 g	Mehl
0,2 l	Bier (Wein)
3 EL	Öl
20 g	Zucker
2 Stck.	Eigelb
2 Stck.	Eiweiß
	Salz

Apfelbeignets (Apfelkrapfen)

400 g	Äpfel
	Zitronensaft, Puderzucker, Likör
50g	Zucker
	Zimt

Vanillesoße ohne Stärke

6 Stck.	Eigelb
100 g	Zucker
$^1/_2$ l	Milch
$^1/_2$	Vanilleschote

mit Stärke

$^1/_2$ l	Milch
40 g	Zucker
$^1/_2$	Vanilleschote
10 g	Speisestärke
2 Stck.	Eigelb

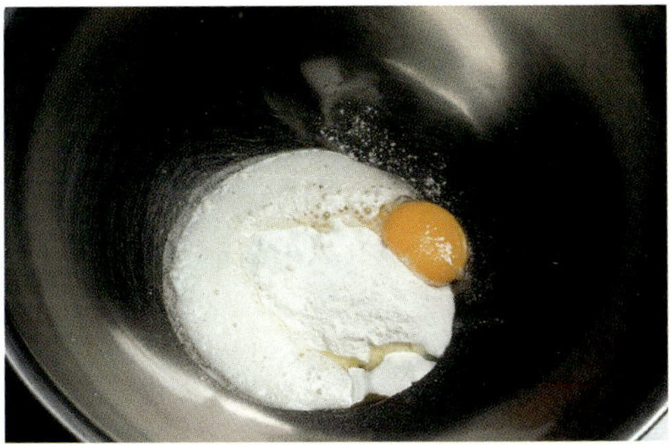

Aus den Zutaten einen kremig-flüssigen Teig herstellen.

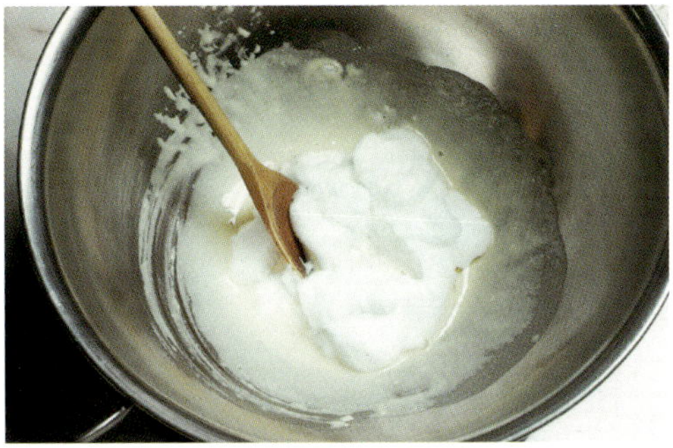

Eischnee vorsichtig unterheben.

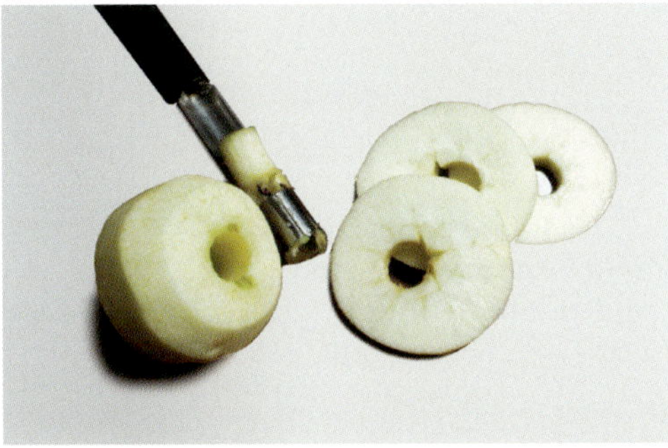

Äpfel ausstechen, in Scheiben schneiden und mit Zitronensaft marinieren.

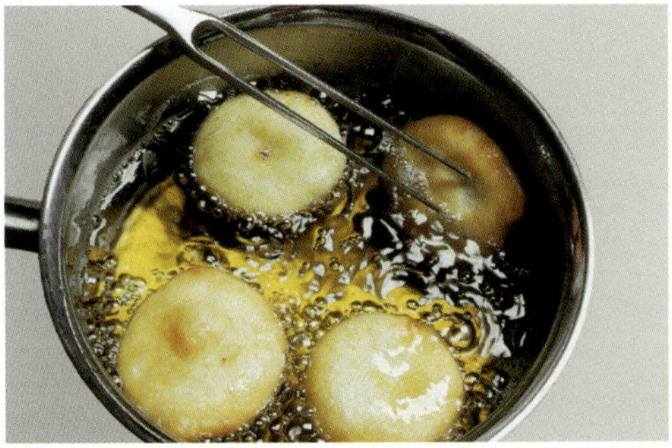

Apfelscheiben in Mehl wenden, in Bierteig tauchen und backen.

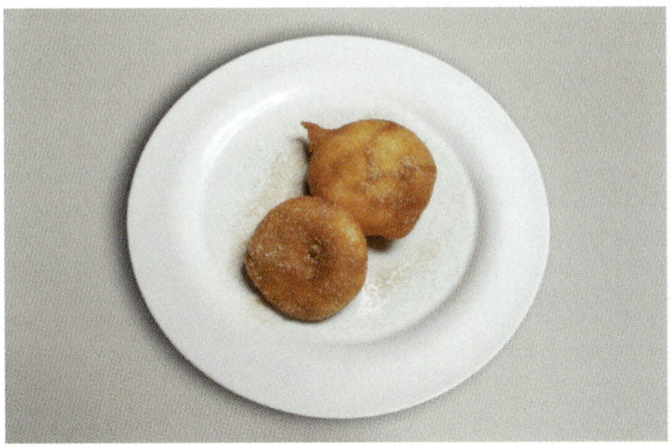

Mit Zimtzucker bestreuen.

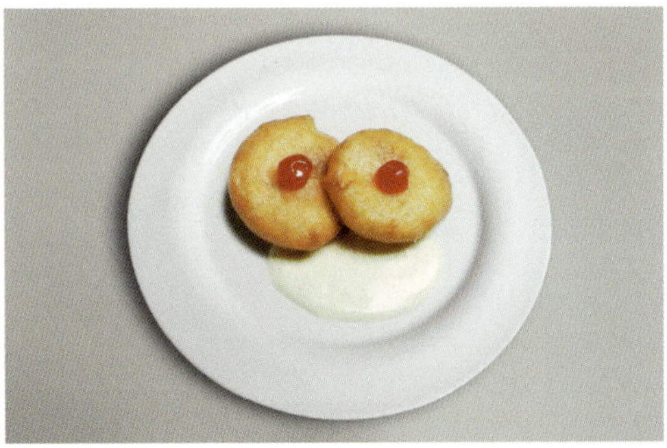

Alternativ auf Vanillesoße anrichten.

Weiter auf der nächsten Seite

Arbeitsweise

Bierteig (Ausbackteig):
① Mehl, Flüssigkeit, Eigelb und Gewürze mischen.
② Eiweiß zu Schnee schlagen und erst zum Schluss unter den Teig heben.
③ Sofort verarbeiten.

Apfelkrapfen (Beignets):
① Geschälte Äpfel entkernen, in Scheiben schneiden, mit Likör und Zitronensaft mazerieren, mit Puderzucker bestäuben.
② Durch den Ausbackteig ziehen, in der Frittüre backen, in Zimtzucker wenden.

Vanillesoße ohne Stärke:
① Eigelb und Zucker kremig schlagen.
② Milch mit Vanilleschote aufkochen.
③ Heiße Milch auf die Eigelbmasse passieren.
④ Soße bis zur „Rose" aufschlagen, sofort servieren.

Vanillesoße mit Stärke:
① Von der Milch 3 EL abnehmen und die Stärke damit anrühren.
② Restliche Milch, Zucker und ausgeschabte Vanilleschote aufkochen.
③ Eigelb und angerührte Stärke vermischen und unter Rühren in die kochende Milch geben.
④ Mehrmals aufwallen lassen, evtl. kaltrühren.

Birne Helene

Materialanforderung für 6 Portionen

300 g	Birnen
0,25 l	Läuterzucker
12	Kugeln Vanilleeis
100 g	Schokolade
0,2 l	Sahne
1/2	Vanillestange
0,2 l	Sahne zum Garnieren

Arbeitsweise

① Frische Birnen waschen, schälen, halbieren und das Kerngehäuse ausstechen.
② In Läuterzucker kurz dünsten und im Fond kalt stellen.
③ Schokolade schmelzen lassen, Sahne mit Vanilleschote aufkochen, heiße Sahne unter die Schokolade rühren.
④ Pro Portion 2 Kugeln Vanilleeis auf kaltem Teller anrichten, 1/2 Birne auf das Eis geben.
⑤ Mit geschlagener Sahne garnieren, warme Schokoladensoße extra servieren.

Apfelstrudel

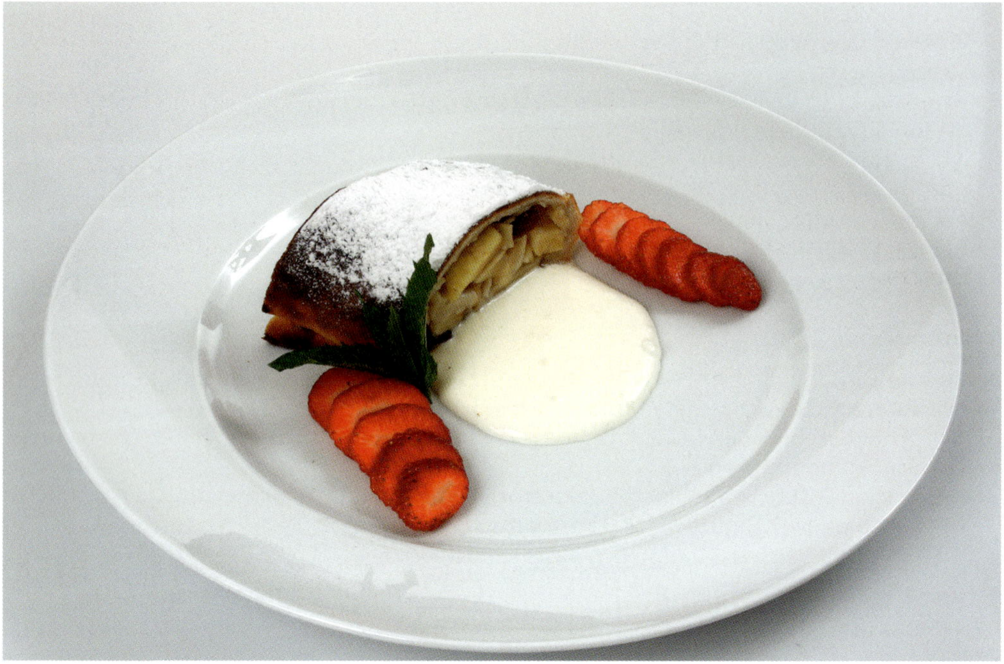

Materialanforderung für 10 Portionen

Ziehteig

250 g	Mehl
2 EL	Öl
1/8 l	lauwarmes Wasser
1 Stck.	Ei
Gewürz:	Salz

Füllung

1.200 g	säuerlicher Apfel
100 g	Zucker
60 g	Rosinen
50 g	geriebene Nüsse
40 g	gehobelte Mandeln
60 g	Semmelbrösel (Paniermehl)
Gewürze:	Zitrone, Rum, Zimt, Sauerrahm oder Sahne
1 Stck.	Eigelb zum Bestreichen
50 g	Butter zum Bestreichen

Apfelstrudel Wiener Art

Arbeitsweise

① Zutaten zu einem festen Teig verkneten, unter einem warmen Topf ca. 15 Minuten ruhen lassen.
② Strudelteig über den Handrücken ausziehen oder ausrollen, Teig darf dabei nicht reißen. Teig auf ein bemehltes Tuch legen.
③ Äpfel schälen, vierteln, entkernen und in Scheiben schneiden, mit den Zutaten mischen, auf den mit Semmelbröseln bestreuten Teig gleichmäßig verteilen.
④ Ränder mit Eigelb bestreichen und mit dem Tuch zusammenrollen.
⑤ Mit Eigelb bestreichen und 30 Minuten bei 200 °C backen, während des Backens mit Butter bestreichen.

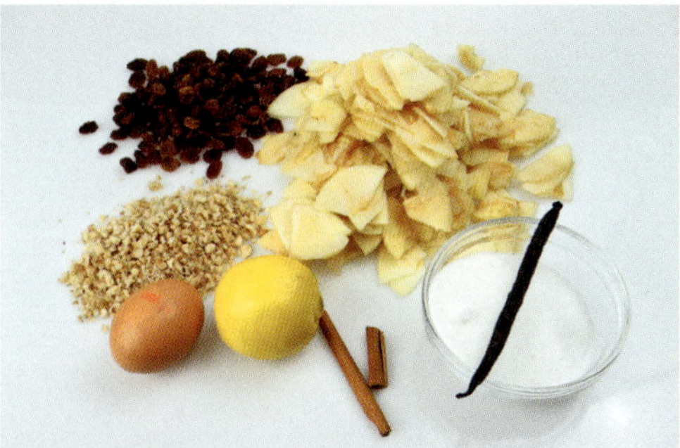

Zutaten bereitstellen.

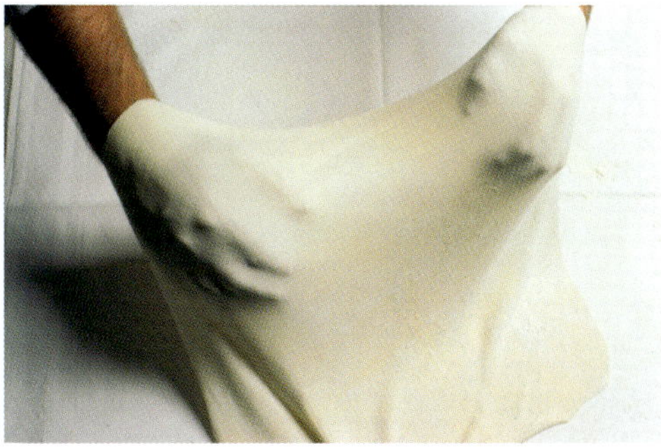

Teig dünn über dem Handrücken ausziehen.

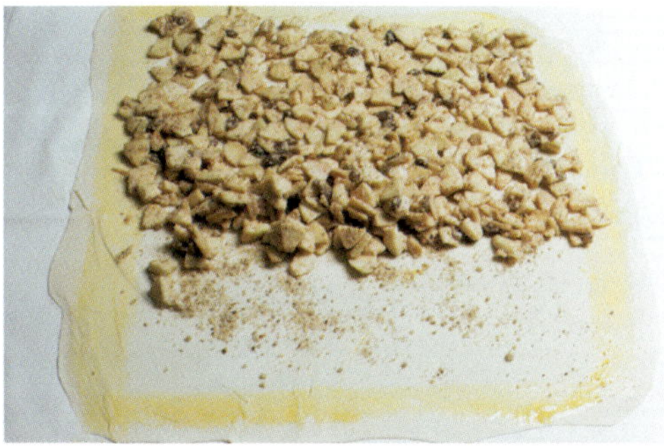

Teigrand mit Eigelb bestreichen, Apfelmasse auflegen.

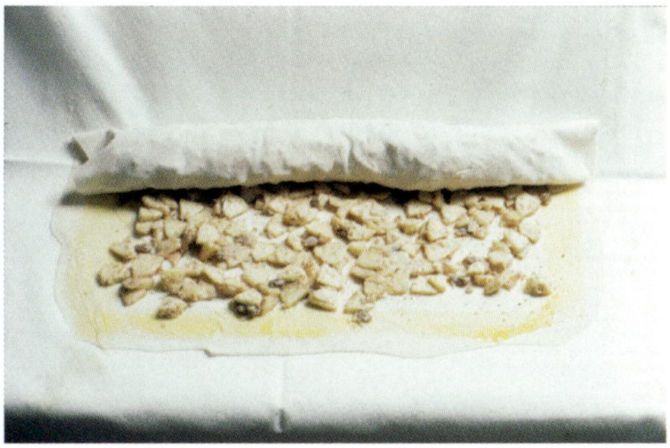

Strudel mithilfe des Tuches einrollen.

Apfelstrudel Bayerische Art

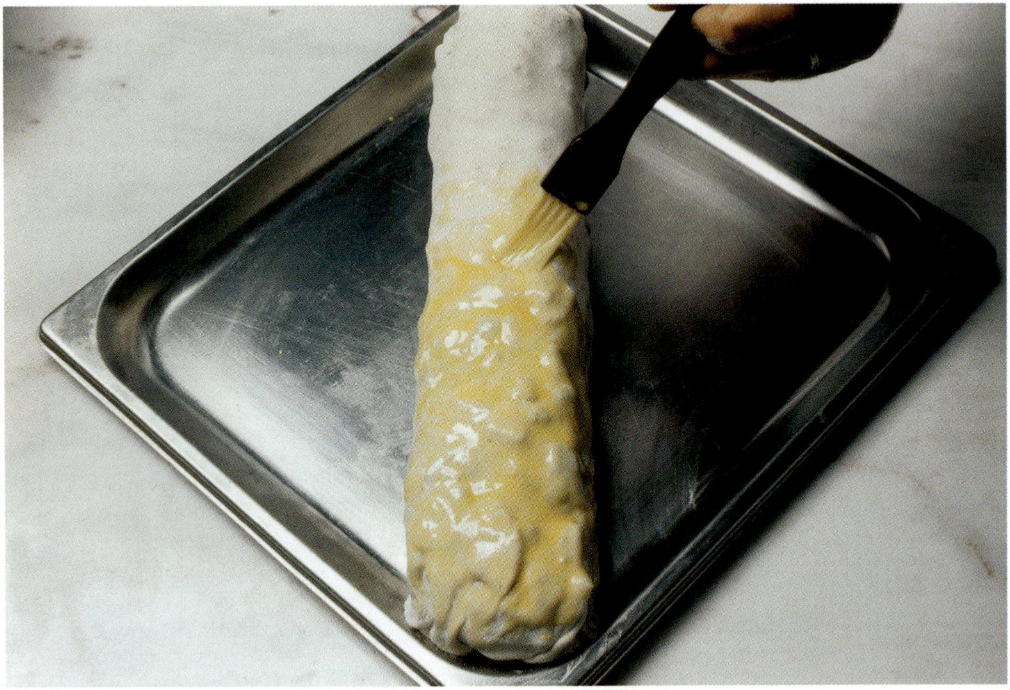

Arbeitsweise

① Strudel in eine gebutterte Bratreine geben und ca. 15 Minuten bei 200 °C anbacken.
② Aus Eigelb, Sahne und Zucker eine Masse herstellen und den Strudel begießen, weitere 15 Minuten bei 180 °C im Ofen backen. Die Masse stockt und karamellisiert beim Backen.
③ Mit einem Spachtel Dessertportionsstücke abstechen.

Dukatenbuchteln

Materialanforderung für 15 Portionen

500 g	Mehl
30 g	Hefe
0,2 l	Milch
70 g	Butter
70 g	Zucker
2 Stck.	Eier
Gewürze:	Salz, geriebene Zitronenschale

Materialanforderung wie für Hefeteig/Rohrnudeln

Arbeitsweise

① Hefeteig (siehe Rohrnudeln) herstellen.
② Hefeteig gleichmäßig dick ausrollen (ca. 1,5 cm) und mit einem Ausstecher (∅ 2 – 3 cm) Teigtaler/Teigscheiben ausstechen.
③ In eine gebutterte und gezuckerte Form setzen, zugedeckt gehen lassen.
④ Die Oberfläche mit Butter bestreichen und ca. 20 Minuten bei 200 °C goldgelb backen, dabei mehrmals mit zerlassener Butter bestreichen.
⑤ Noch warm aus der Form stürzen und mit Vanillesoße servieren.

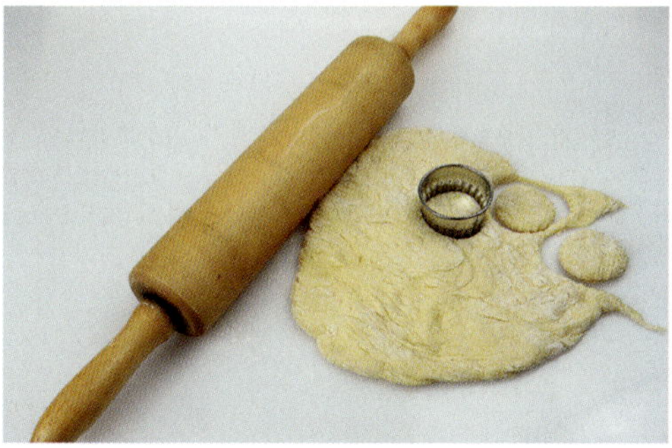

Für Buchteln Teig ausrollen und ausstechen.

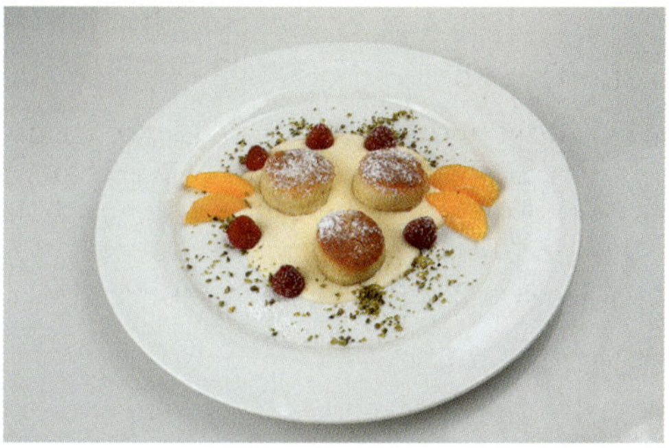

Auf Vanillesoße anrichten und mit Puderzucker bestäuben.

Rohrnudeln

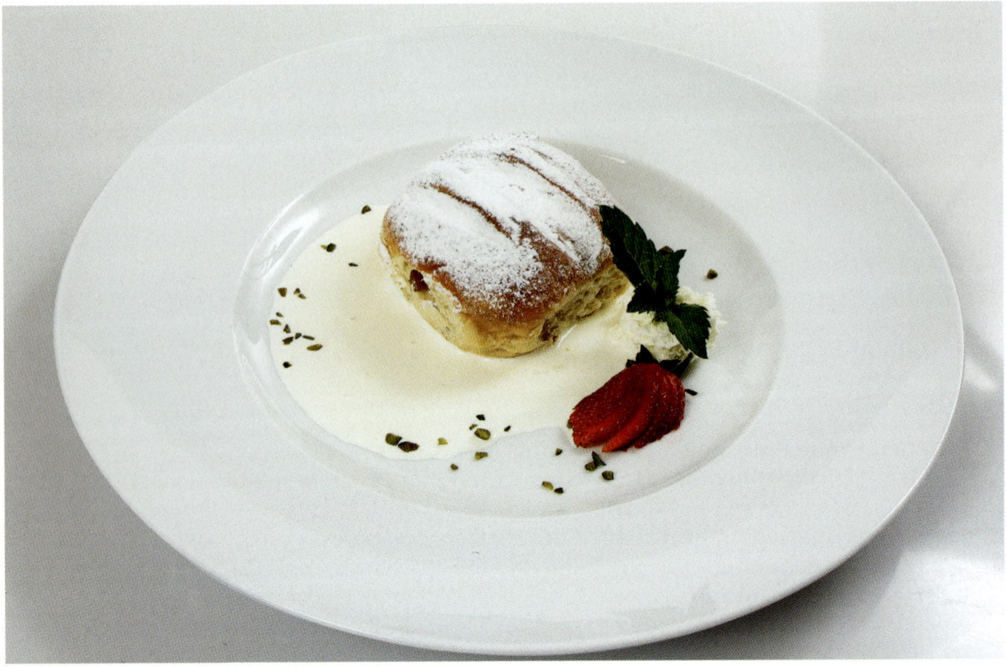

Materialanforderung für 15 Portionen

500 g	Mehl
30 g	Hefe
0,2 l	Milch
70 g	Butter
70 g	Zucker
2 Stck.	Eier
Gewürze:	Salz, geriebene Zitronenschale

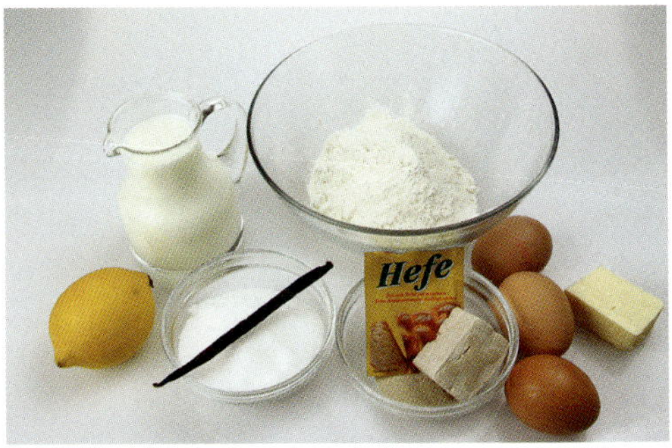

Zutaten bereitstellen. Aus etwas Mehl, Hefe und lauwarmer Milch einen Vorteig herstellen. An warmem Ort ruhen lassen.

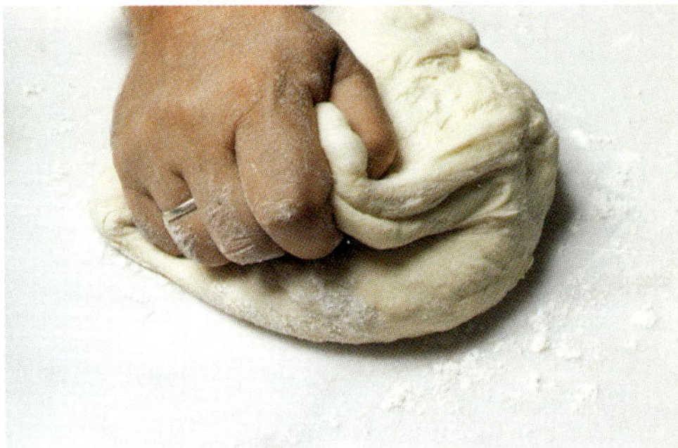

Restliche Zutaten zum Vorteig geben, zu einem trockenen Hefeteig schlagen, zugedeckt ruhen lassen.

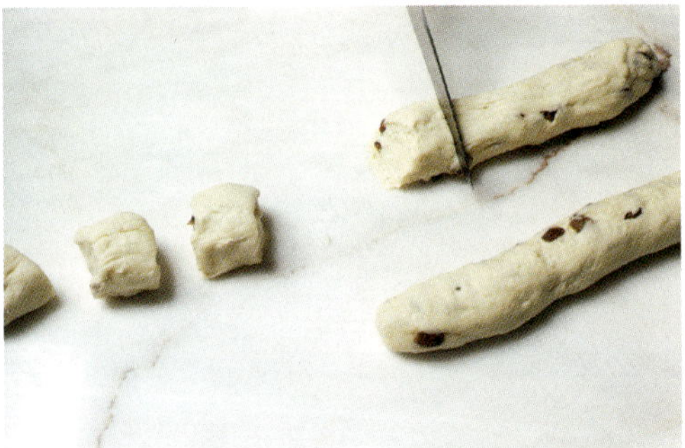

Einen Strang ausrollen und gleichmäßige Portionsstücke schneiden.

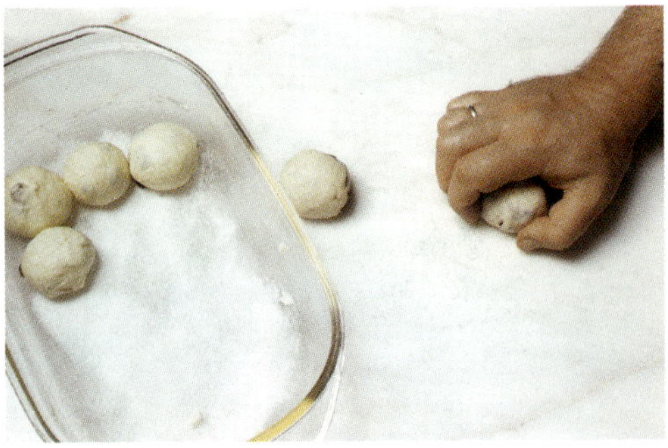

Stücke mit der Hand zu kleinen Kugeln schleifen und in gebutterte, gezuckerte Form setzen.

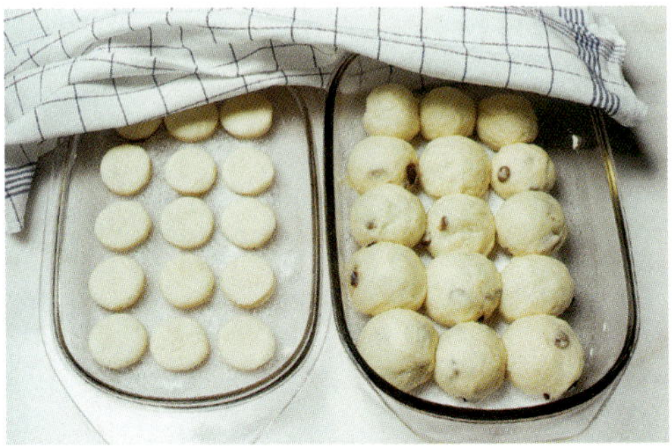

Für Buchteln (links) Teigtaler ausstechen. Zugedeckt gehen lassen.

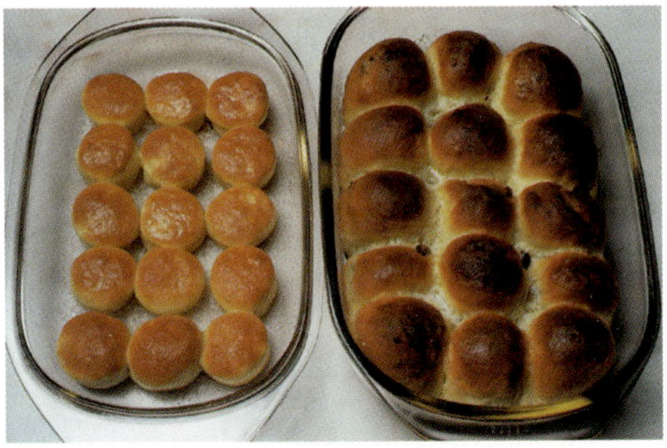

Mit Butter bestreichen und bei 200 °C 20 bis 30 Minuten backen. Noch heiß aus der Form stürzen. Mit Vanillesoße servieren.

Savarin/Baba (Gerührter Hefeteig)

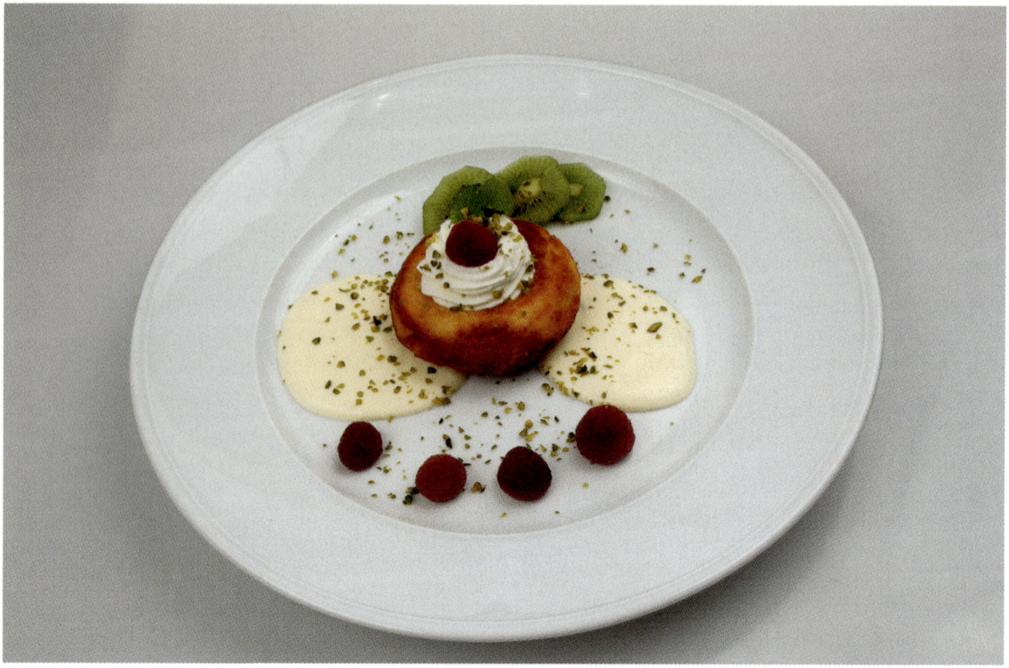

Materialanforderung für 10 Portionen

250 g	Mehl
0,1 l	Milch
30 g	Zucker
20 g	Hefe
2 Stck.	Eier
60 g	Butter
Gewürze:	Salz, geriebene Zitronenschalen

Arbeitsweise

① Alle Zutaten in direkter Teigführung mischen, Teig gut durchschlagen.
② Teig zugedeckt gehen lassen.
③ Teig nochmals durchschlagen, in gut gefettete Förmchen (Ringformen) mit Spritzsack/Lochtülle einspritzen.
④ Nochmals gehen lassen, ca. 20 Minuten bei 200 °C goldgelb backen.
⑤ Aus der Form nehmen, in warmem Läuterzucker mit Rum tränken, mit Früchten und Sahne garnieren.

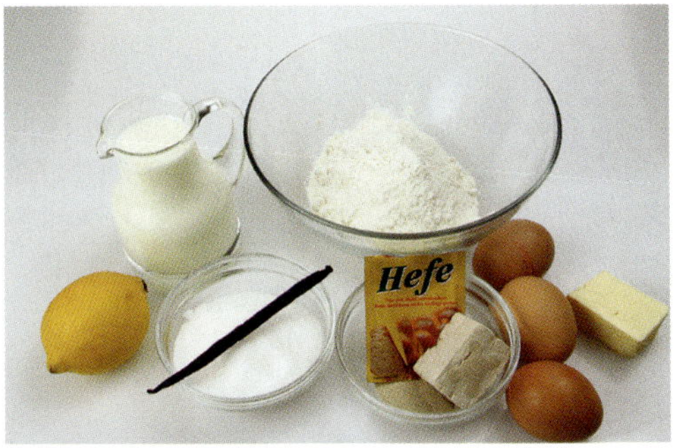

Zutaten bereitstellen.

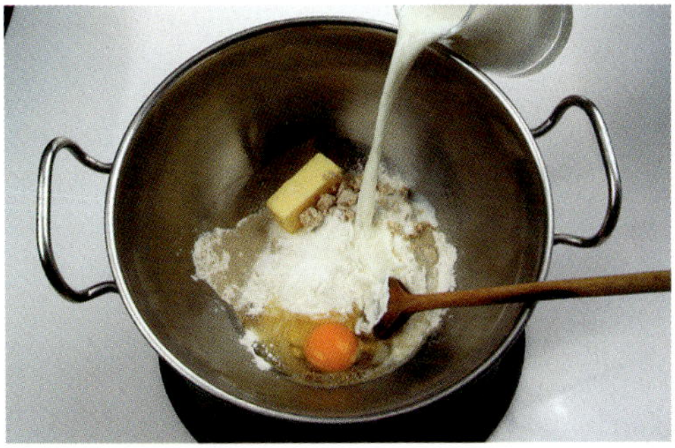

In direkter Teigführung verrühren.

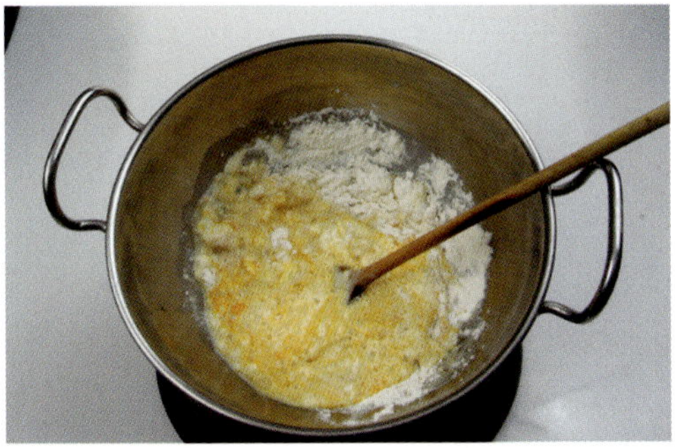

Teig kräftig durchschlagen.

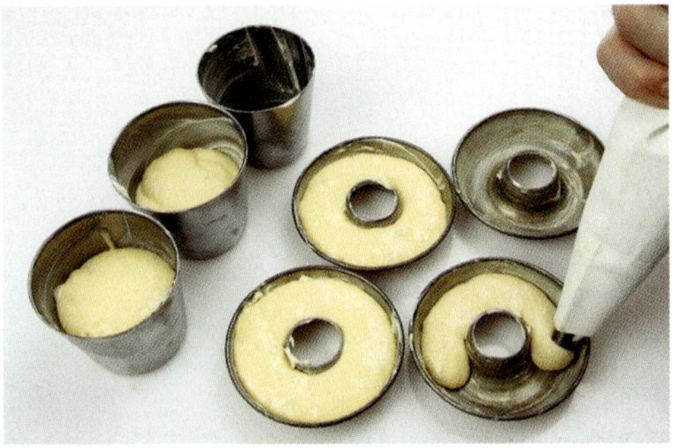

Teig in Timbales oder Ringformen einspritzen.

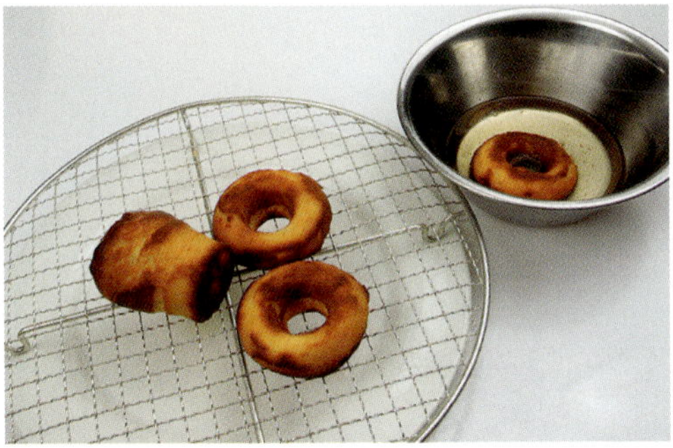

Gebackene Teigstücke in Läuterzucker tränken.

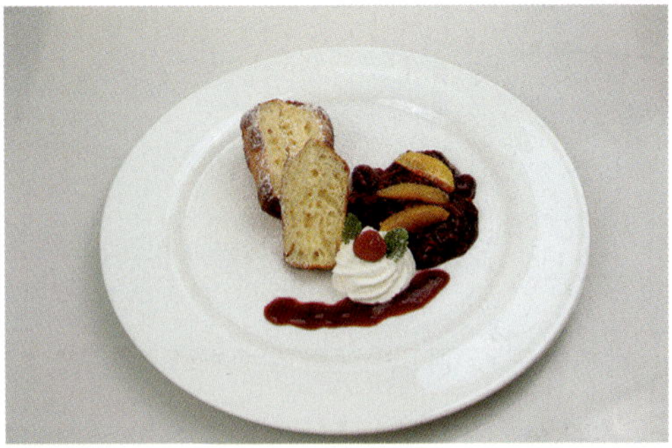

Aufgeschnittener, angerichteter Baba au Rhum.

Biskuitroulade (auf kaltem Wege)

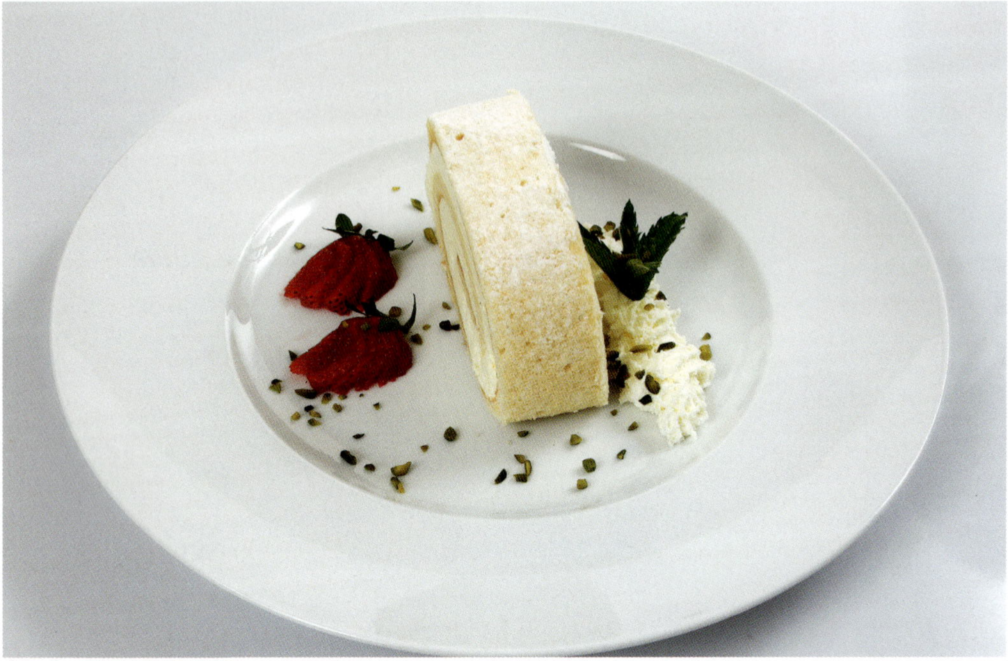

Materialanforderung für 10 Portionen

8 Stck.	Eigelb
150 g	Zucker
100 g	Weizenpuder
100 g	Weizenmehl
8 Stck.	Eiweiß
Gewürze:	Vanillezucker oder das Ausgeschabte einer Vanilleschote, geriebene Zitronenschale

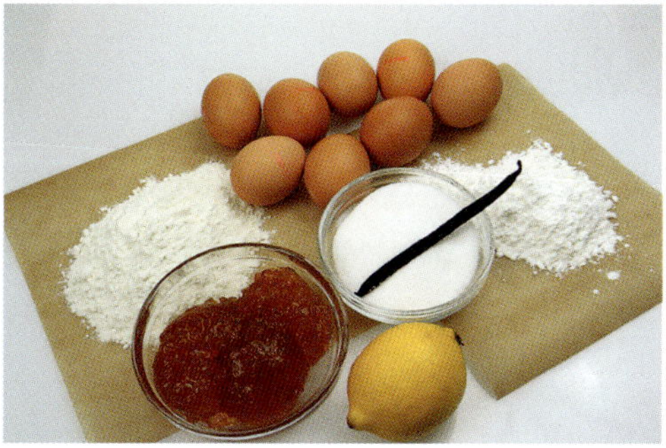

Zutaten bereitstellen. Dann Eigelbe mit Zucker, Zitronenschale und Vanillemark schaumig rühren.

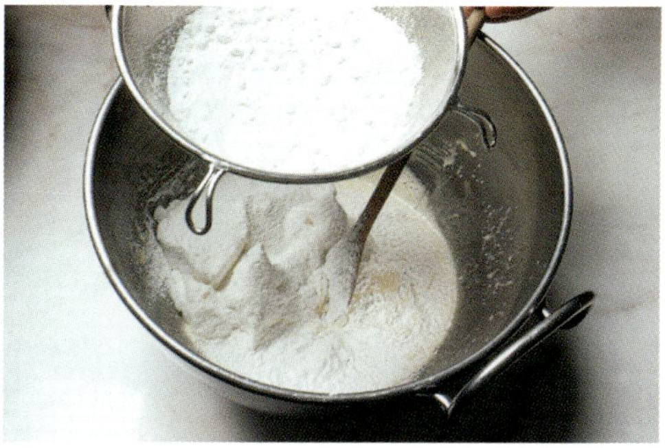

Gesiebtes Mehl und Weizenpuder abwechselnd mit dem steif geschlagenen Eiweiß unter die Masse heben.

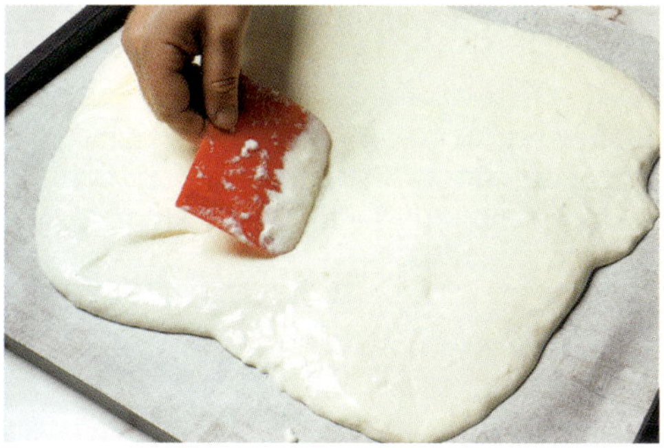

Auf Pergamentpapier streichen und bei 180 °C 10 bis 15 Minuten backen.

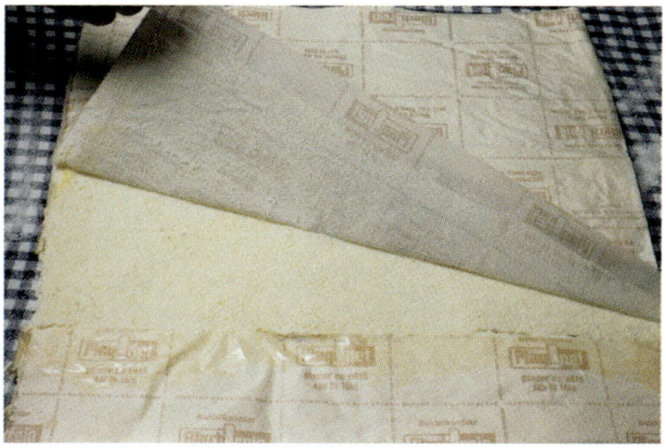

Sofort auf feuchtes, gezuckertes Tuch stürzen und das Papier abziehen.

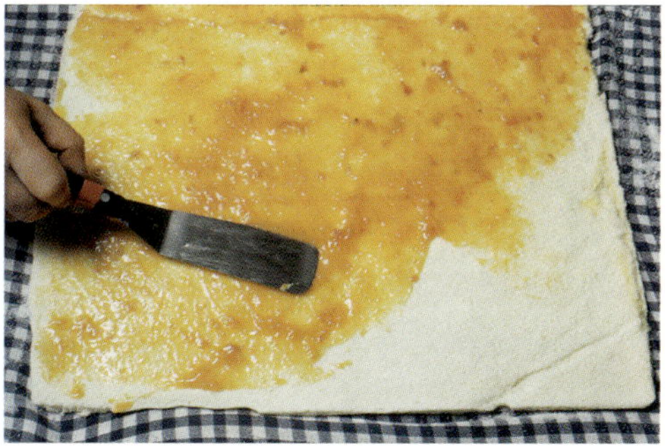

Mit verrührter Aprikosenkonfitüre bestreichen.

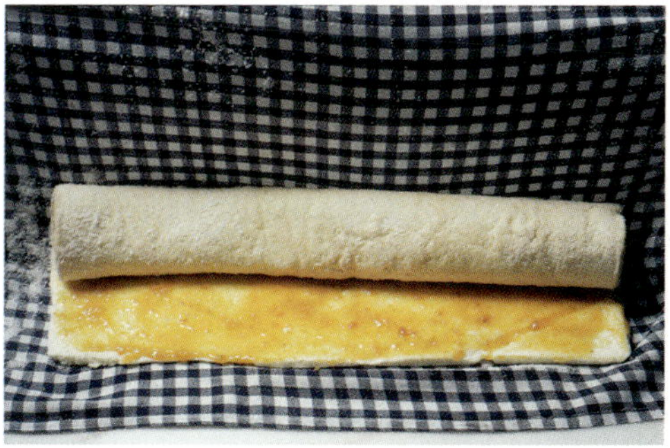

Schnell mithilfe des Tuches einrollen.

Biskuitroulade (Wiener Masse) (auf warmem Wege)

Materialanforderung für 10 Portionen

8 Stck.	Eier
150 g	Zucker
100 g	Weizenpuder
100 g	Weizenmehl
60 g	Butter

Gewürze: Vanillezucker oder das Ausgeschabte einer Vanilleschote, geriebene Zitronenschale

Arbeitsweise

① Die Eier mit dem Zucker sowie den Gewürzen über Wasserdampf bis zur „Rose" kremig aufschlagen.
② Die Masse ausschließlich kalt schlagen.
③ Mehl und Weizenpuder sieben und unter die Eiermasse geben.
④ Zerlassene lauwarme Butter mit einem Holzspachtel unter die Masse ziehen.
⑤ Die weitere Arbeitsweise ist wie bei der auf kaltem Wege hergestellten Biskuitmasse.

Pflaumenkuchen (Zwetschgendatschi)

Arbeitsweise

① Fertigen Hefeteig 5 mm stark ausrollen, auf ein gefettetes Backblech geben.
② Entsteinte Pflaumen/Zwetschgen fächerartig auf den Teig legen.
③ Teig 20 – 30 Minuten an einem warmen Ort gehen lassen.
④ Bei 180 – 200 °C im Backofen backen.
⑤ Erst nach dem Backen mit Zucker oder Zimtzucker bestreuen, evtl. nach dem Erkalten noch mit heißer Aprikosenmarmelade bestreichen.

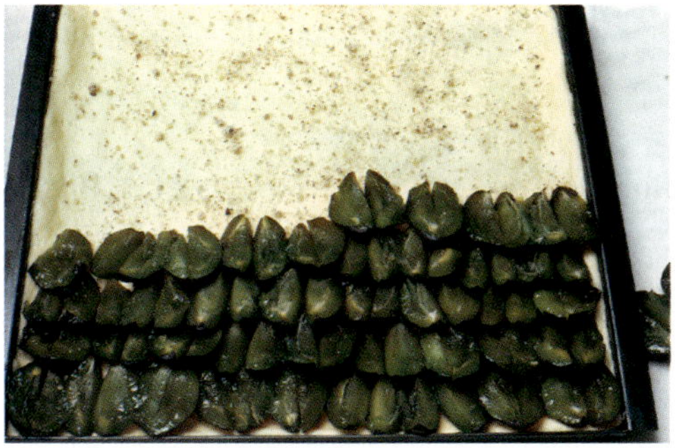

Ausgerollten Hefeteig mit Bröseln bestreuen, mit entsteinten, fächerförmig aufgeschnittenen Zwetschgen belegen.

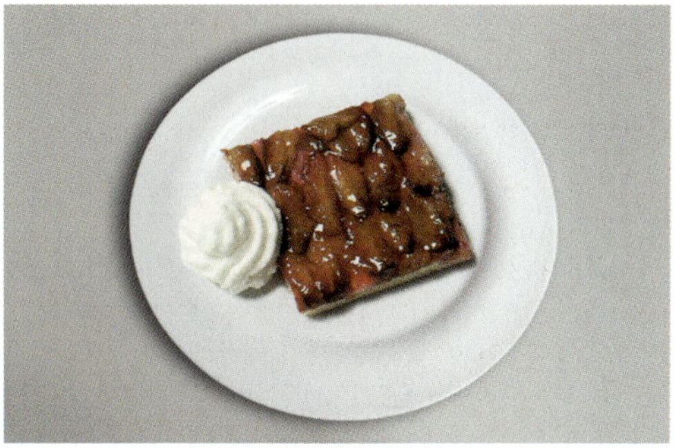

Gebackenen Zwetschgenkuchen mit Zimt-Zucker bestreuen und eventuell mit einer Sahnerosette garnieren.

Windbeutel

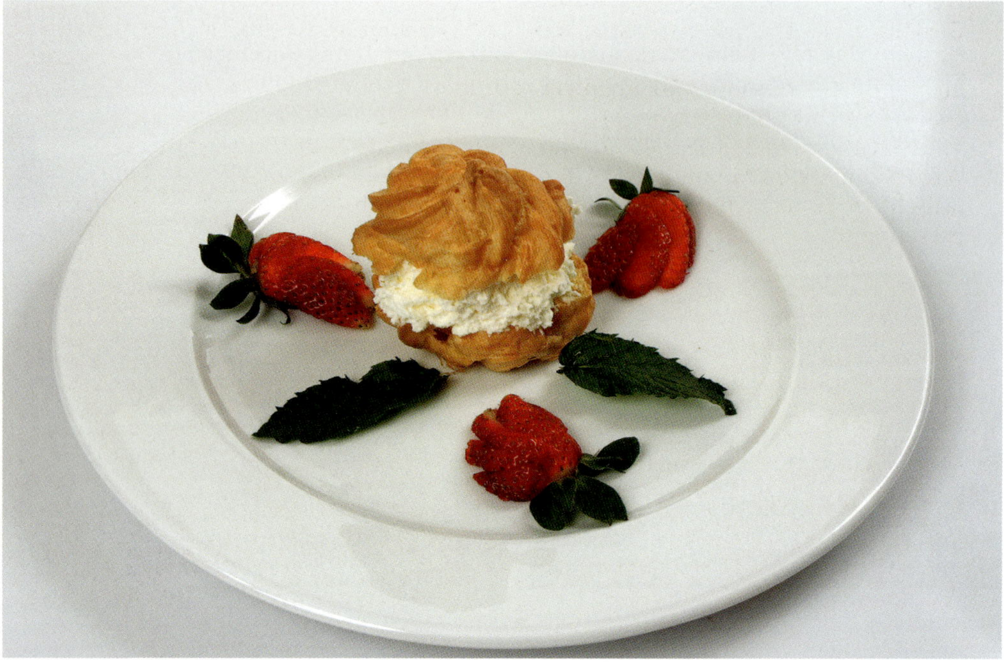

Materialanforderung für 10 Portionen

	Brandteig		Füllung für Windbeutel
0,25 l	Wasser oder Milch	0,4 l	Sahne
70 g	Butter	80 g	Puderzucker zum Bestäuben
150 g	Mehl		
3 Stck.	Eier		
Gewürz:	Salz		

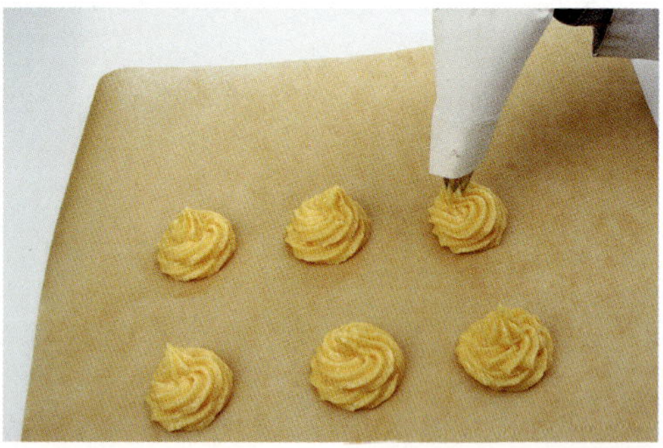

Mit Sterntülle Brandteig aufspritzen.

Arbeitsweise

① Flüssigkeit mit Fett und Salz aufkochen.
② Gesiebtes Mehl im „Sturz" dazugeben und gut abbrennen, bis sich die Masse vom Geschirr löst.
③ In eine kalte Schüssel umfüllen, etwas abkühlen lassen.
④ Ganze Eier einzeln unterarbeiten.
⑤ Mit der Sterntülle eigroße Häufchen auf ein angefeuchtetes Blech spritzen.
⑥ Windbeutel ca. 30 Minuten bei 200 °C goldbraun backen.
⑦ Nach dem Erkalten halbieren, mit geschlagener Sahne füllen und mit Puderzucker bestäuben.

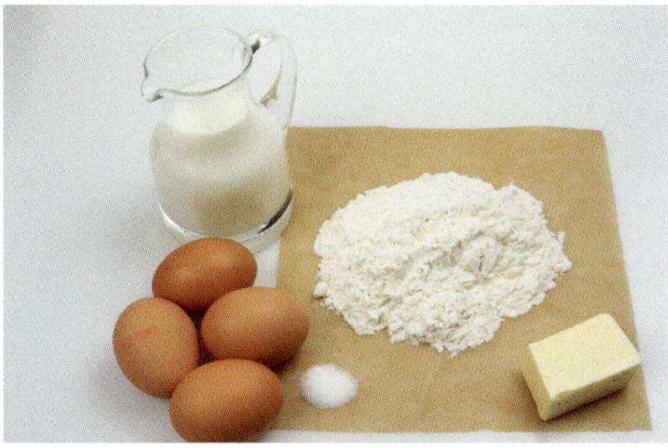

Zutaten für Brandteig bereitstellen.

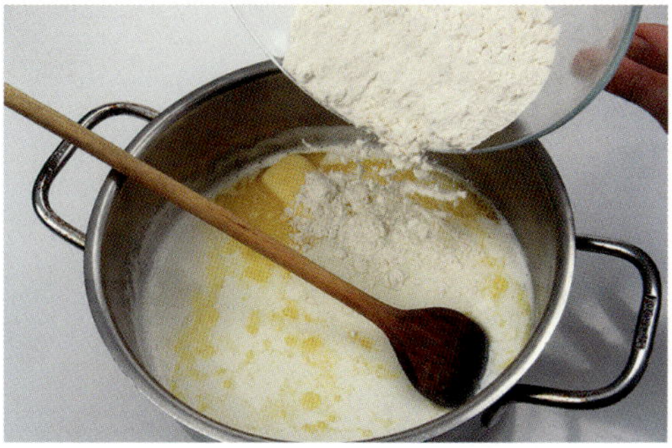

Mehl im Sturz in kochende Flüssigkeit geben.

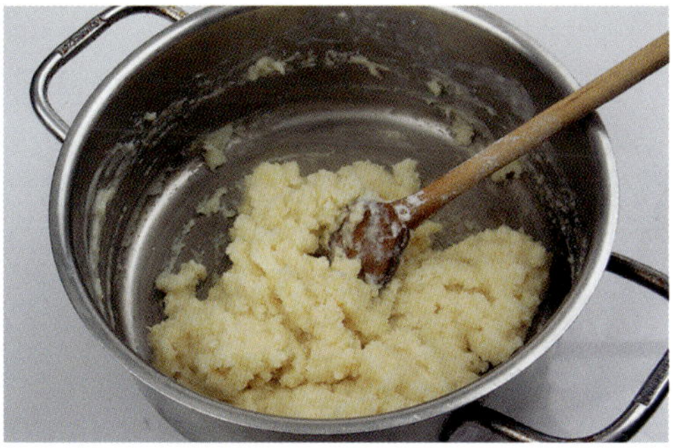

Teig im Topf abbrennen.

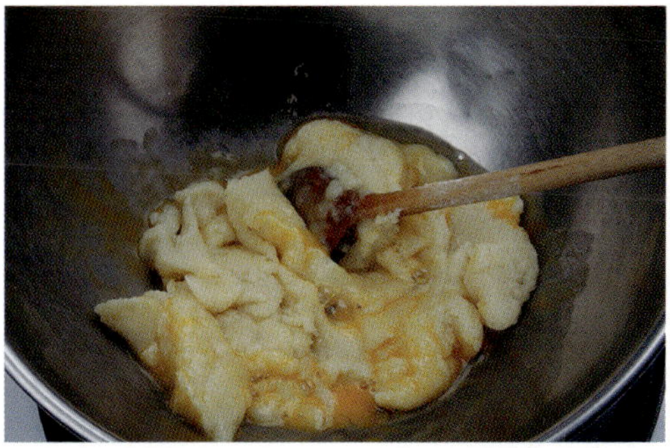

Eier einzeln unter die Masse arbeiten.

Strauben

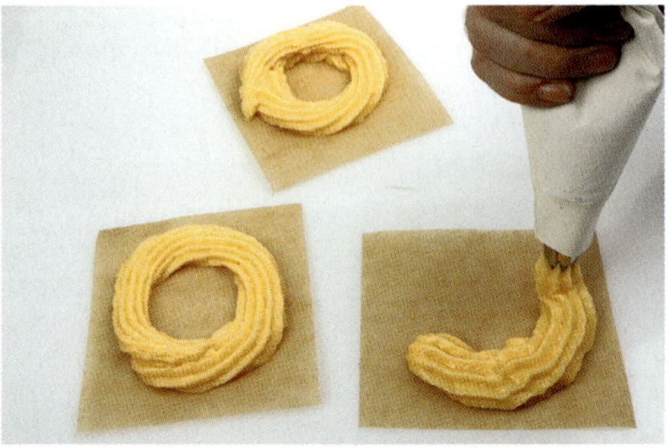

Brandmasse mit der Sterntülle in Ringform auf ein geöltes Pergamentpapier spritzen.

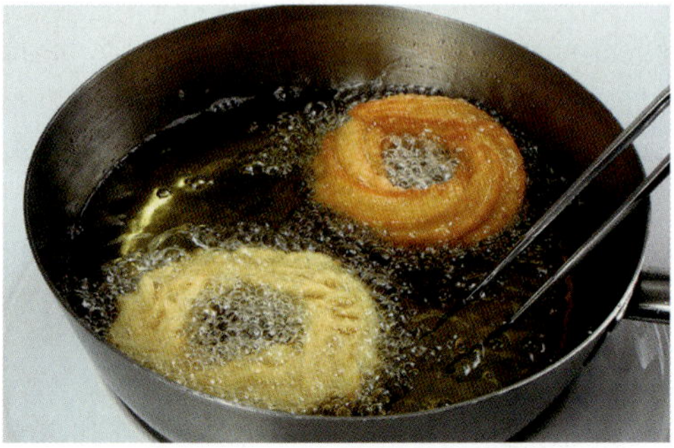

Das Papier mit den Ringen in eine aufgeheizte Frittüre geben und zugedeckt bei 170 °C unter mehrmaligem Wenden goldgelb backen.

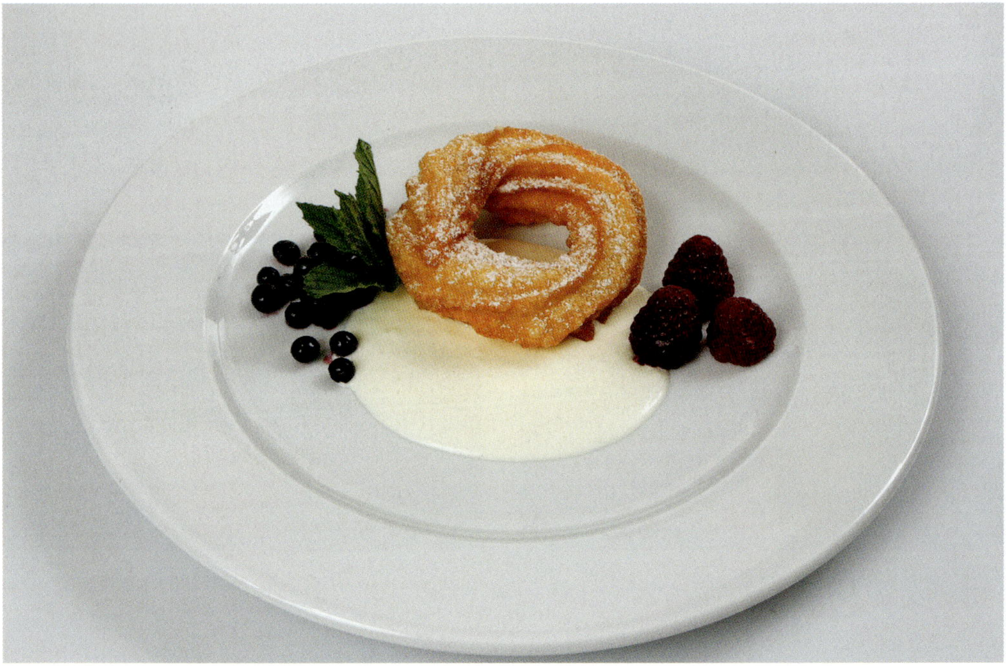

Die warmen Strauben aprikotieren und glasieren oder mit Puderzucker bestäuben, mit Vanillesoße servieren.

Tartelettes (Törtchen)

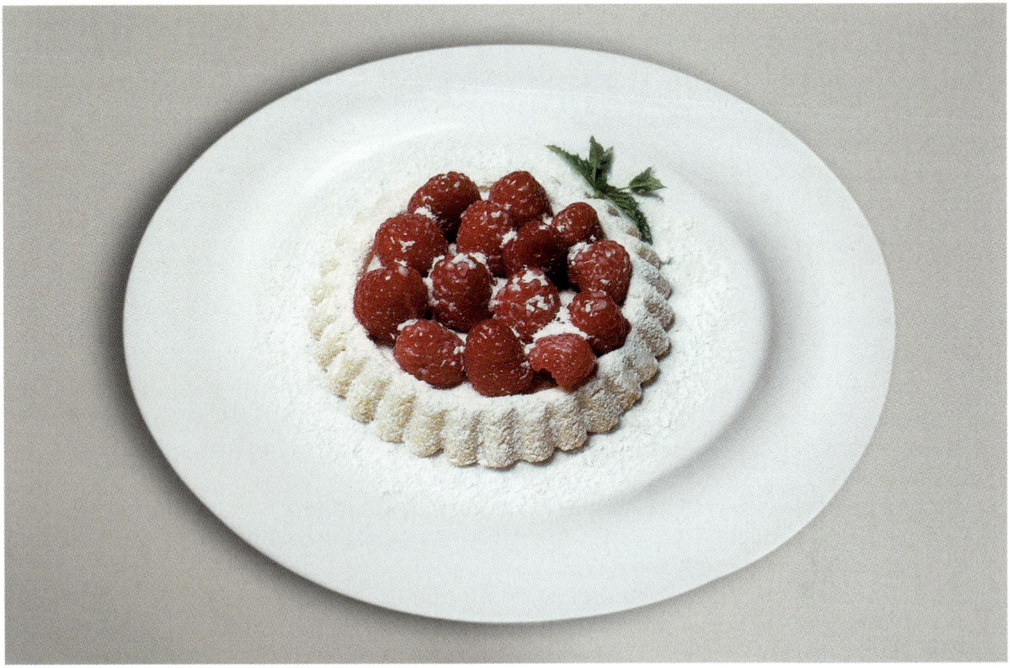

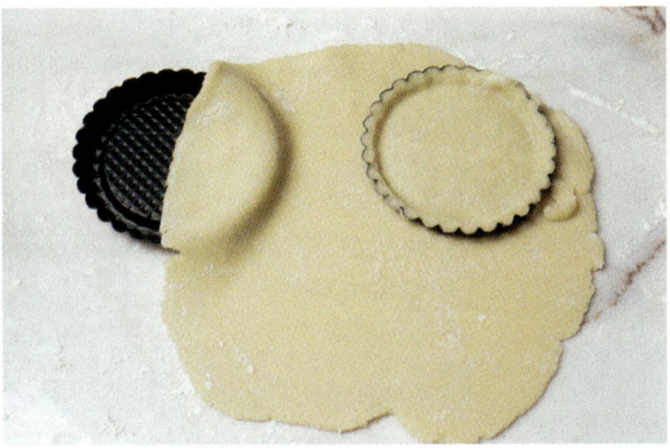

Mürbteig über gebutterte Förmchen legen und andrücken. Mit Gabel einstechen.

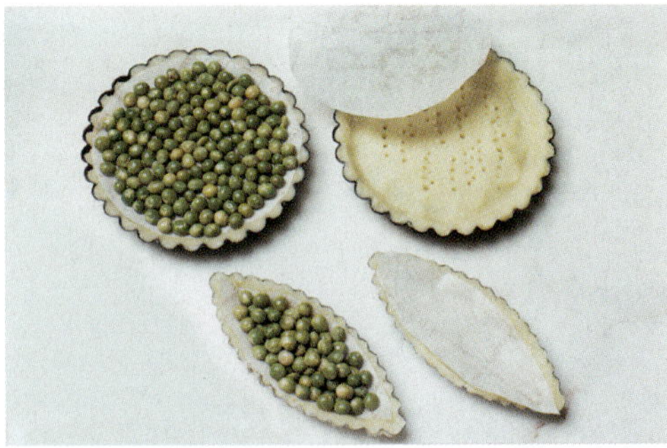

Zum Blindbacken Pergamentpapier einlegen und rohe Erbsen einfüllen. Papier und Erbsen nach dem Backen entfernen.

Deutscher Blätterteig

Materialanforderung für 1.200 g Teig

	Vorteig		**Fettziegel**
500 g	Mehl	500 g	Ziehmargarine (Butter)
ca. 0,2 l	lauwarmes Wasser		
1 EL	Rum oder Essig		
	Salz		

Arbeitsweise

① Mehl, Wasser, Rum oder Essig und Salz zu einem festen Vorteig verkneten.
② Den Teig zu einer Kugel schleifen und zugedeckt ca. $^1/_2$ Stunde ruhen lassen.
③ Ziehmargarine mit wenig Mehl vermengen und zu einem Ziegel formen.
④ Vorteig vierlappig ausrollen, den Fettziegel auflegen und in die Teiglappen fest darüberspannen.
⑤ Teig vorsichtig von der Mitte zum Rand fingerdick ausrollen.
⑥ Dem Teig eine einfache Tour geben (dreiteilig), wieder ausrollen und zu einer doppelten Tour zusammenlegen (vierteilig).
⑦ In ein feuchtes Tuch einwickeln und ca. $^1/_2$ Stunde ruhen lassen.
⑧ Anschließend wieder mit einer einfachen und einer doppelten Tour fertig tournieren, nochmals einwickeln und mindestens 1 Stunde ruhen lassen, danach kann der Teig weiterverarbeitet werden.

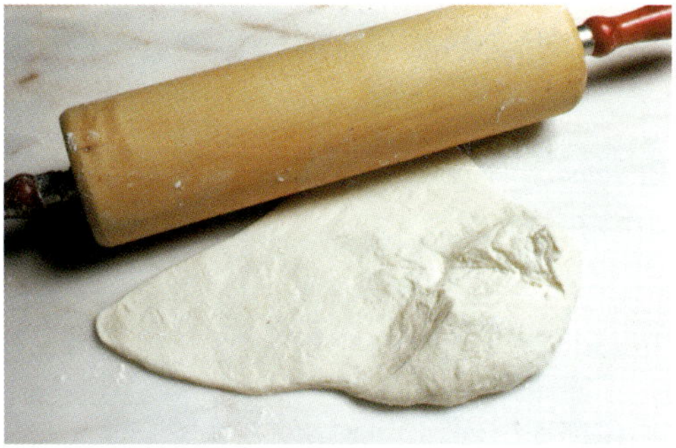

Mehlteig kreuzförmig ausrollen.

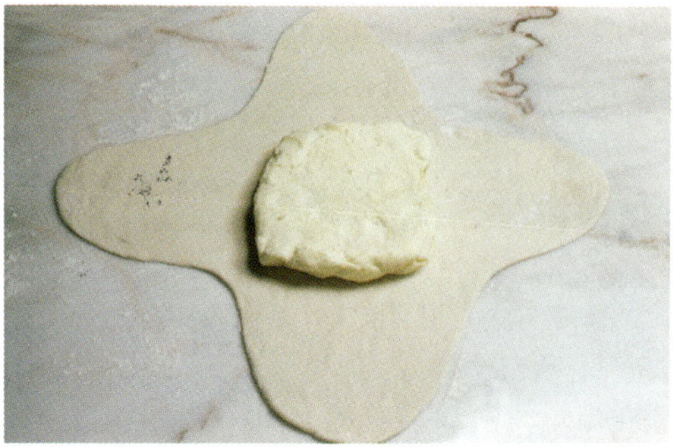

Butterteig auf dickere Mitte des Mehlteiges legen.

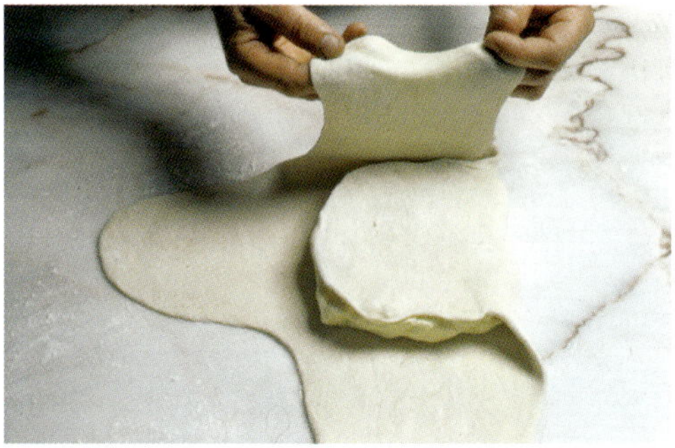

Mehlteig einschlagen, ausrollen.

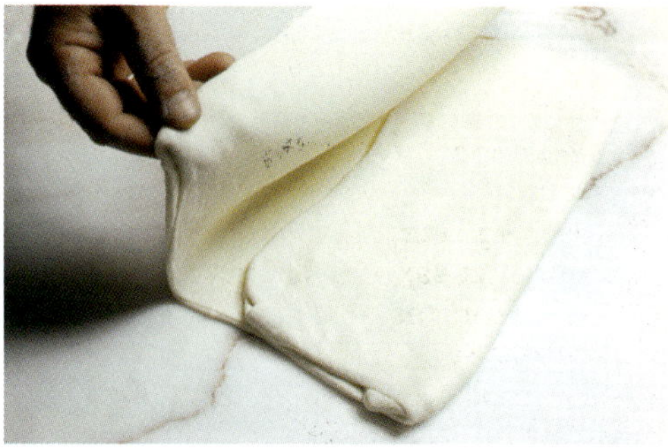

Einfache Tour geben (drei Lagen).

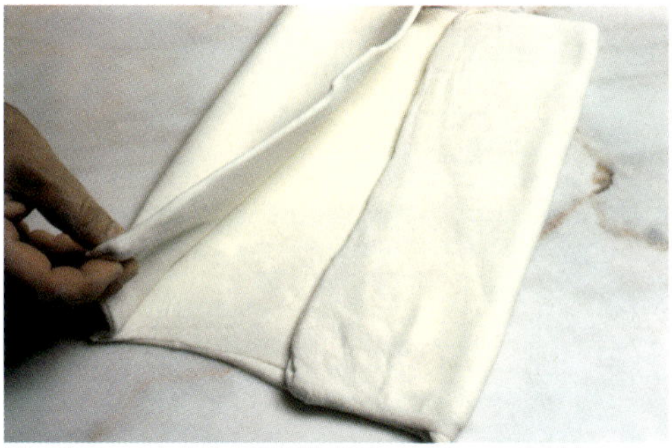

Doppelte Tour geben – zur Mitte einschlagen.

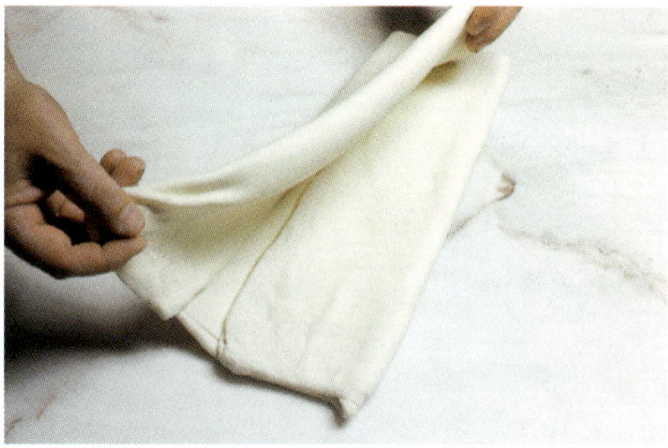

Vier Lagen zur doppelten Tour zusammenlegen.

Gedeckter Apfelstrudel (aus Blätterteig)

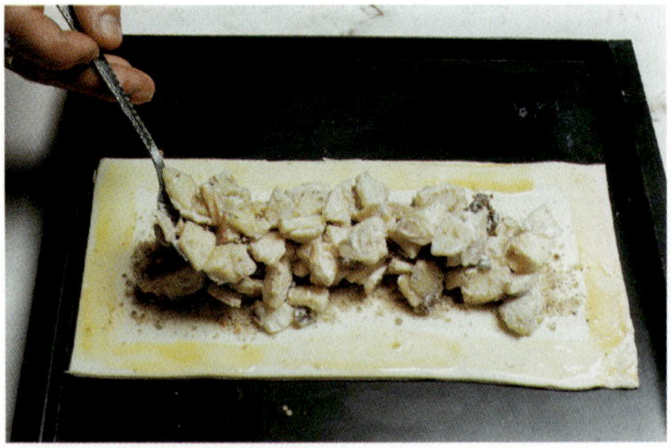

Apfelmasse gleichmäßig auf Teigboden verteilen.

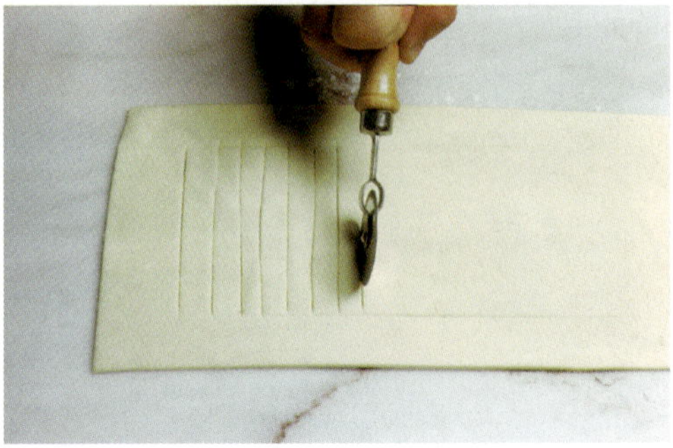

Deckelplatte in gleichmäßigen Abständen einschneiden.

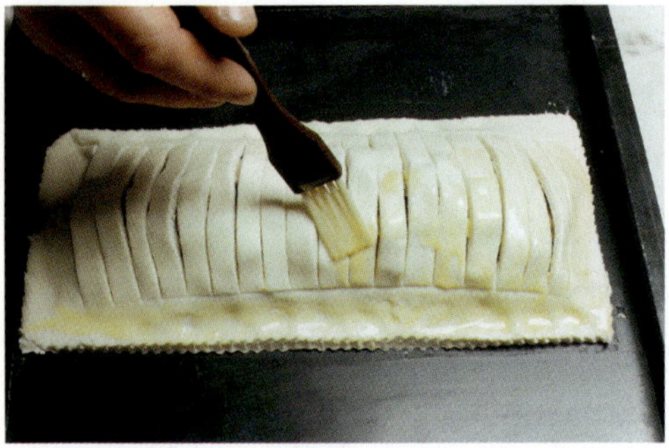

Deckel auflegen, andrücken und mit Eigelb bestreichen.

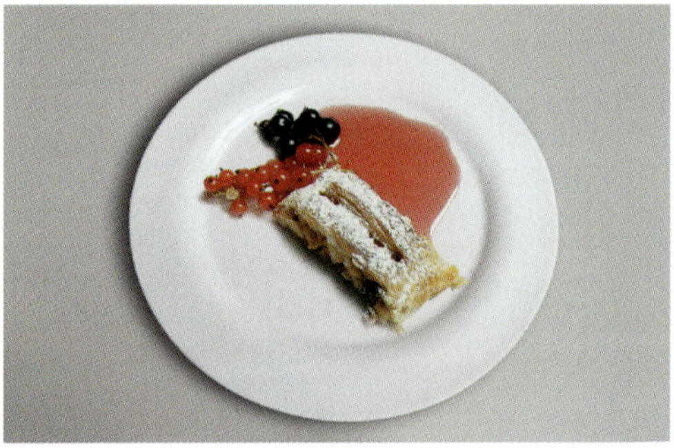

Bei 220 °C backen, portionieren und mit Puderzucker bestreuen. Eventuell mit Fruchtsoße garnieren.

Fleurons (Blätterteighalbmonde)

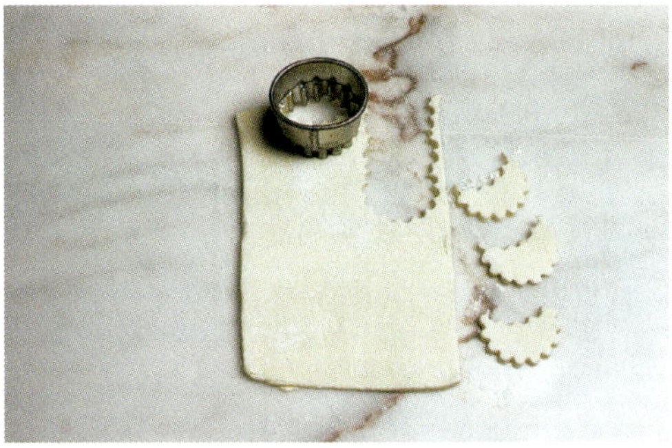

Arbeitsweise

① Blätterteig 5 mm dick ausrollen.
② Teig mit Eigelb bestreichen.
③ Mit geripptem Ausstecher Halbmonde ausstechen, kühl ruhen lassen.
④ Bei 200 °C im Backofen mit Dampfschwaden 10 bis 15 Minuten goldgelb backen.

Käsestangen

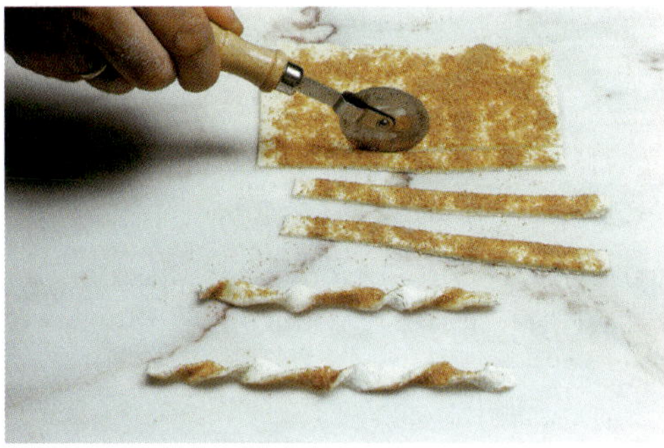

Arbeitsweise

① Blätterteig 5 mm dick ausrollen.
② Teig mit Eigelb bestreichen, Mischung aus geriebenen Käse, Paprika, Kümmel und groben Salz herstellen und auf den Teig streuen, leicht andrücken.
③ Fingerbreite Streifen schneiden und spiralenförmig eindrehen, kühl ruhen lassen.
④ Bei 220 °C im Backofen mit Dampfschwaden ca. 15 Minuten backen.

4 Anhang

Garnituren

Garnituren, die in den Speisekarten angeboten und in den heutigen Küchen zubereitet werden, haben meistens einen historischen Hintergrund. Sie werden in den Küchen einheitlich verwendet.

Die Grundlagen der Garnituren – Zutaten, Zubereitung und Anrichteweise der verschiedenen Speisen – wurden über viele Jahre überliefert. Sie sind in vielen Büchern zum Kochen und zur Kochkunst nachzulesen.

Die Bestandteile der Garnitur für das einzelne Gericht müssen mit dem Hauptbestandteil des Gerichtes harmonieren und sich ergänzen. Die passende Garnitur wird das Gericht optisch hervorheben und in den Mittelpunkt stellen. Mit der entsprechenden Garniturbezeichnung wird auch die Zubereitung herausgestellt.

Beispiel:	Wiener Schnitzel	= in der Pfanne gebacken
	Forelle nach Müllerinart	= gebraten
	Fischfilet Orly	= in Fett gebacken

Ähnlich verhält es sich mit dem Geschmack und den Beilagen.

Geschmack: Für ein ungarisches Saftgulasch werden Paprika, Knoblauch, Kümmel, Zitrone und Majoran verwendet, um einen scharfen, würzigen und frischen Geschmack zu erzielen.

Beilagen: Für ein Gericht nach Gärtnerinart wird eine Gemüsegarnitur Verwendung finden, bei geschmorter Lammkeule auf Bäckerinart wird das Fleisch auf Bäckerinkartoffeln angeboten.

Die wichtigsten klassischen Garnituren sollte jeder Koch/jede Köchin kennen. Hier werden sie mit Bild vorgestellt und ihre Arbeitsweise wird beschrieben.

Orly

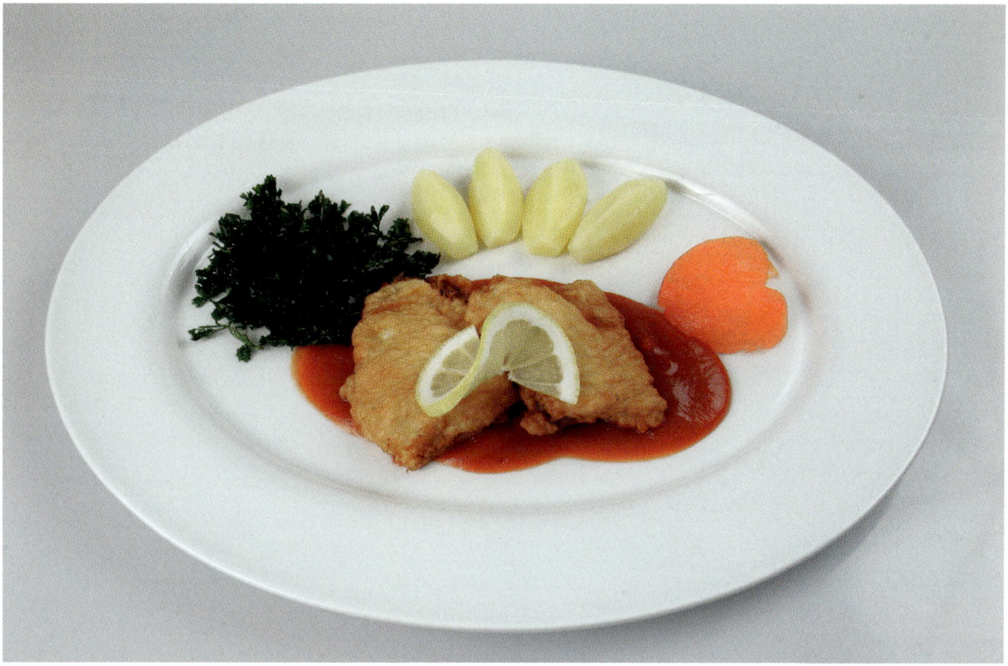

Fischfilet Orly in Bierteig gebacken auf Tomatensoße, Salzkartoffeln

- **Garniturbestandteile:**
  Bierteig, Tomatensoße, Zitronenscheiben oder -ecken, gebackene Petersilie
- **Verwendung:**
  Fischfilets, Garnelen, Gemüse
- **Arbeitsweise:**
  Gargut würzen, in Mehl wenden, durch Bierteig ziehen, schwimmend in Fett ausbacken, Tomatensoße à part servieren.

auf Müllerinart (à la meunière)

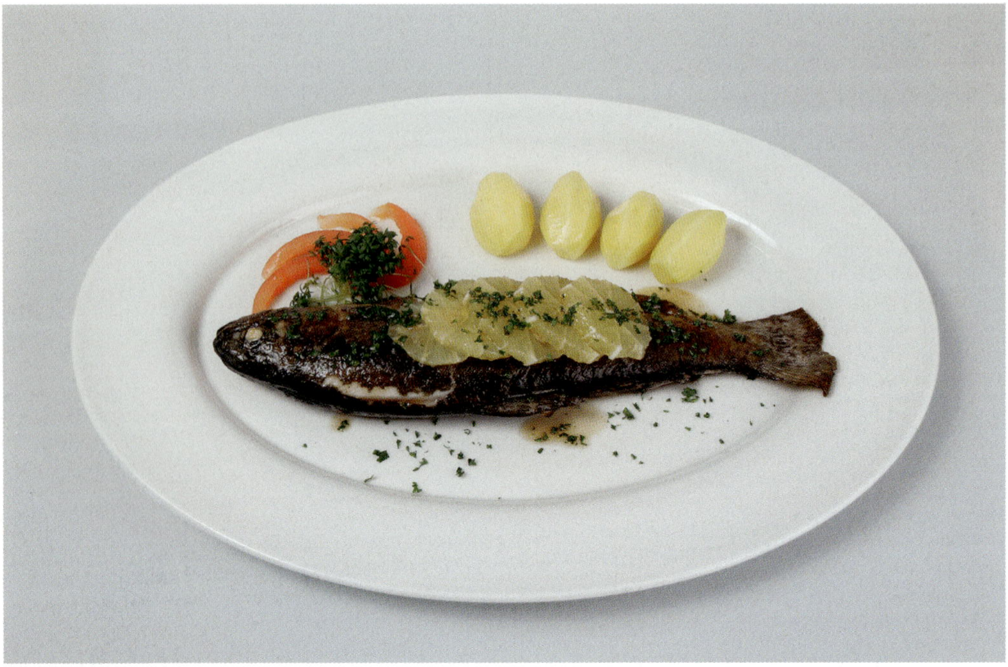

Forelle auf Müllerinart, Salzkartoffeln

- **Garniturbestandteile:**
  Geschälte Zitronenscheiben, gehackte Petersilie, braune Butter.
- **Verwendung:**
  Portionsfische wie Forelle, Renke, Felchen, Fischfilets, Fischtranchen
- **Arbeitsweise:**
  Fisch nach der 3-S-Methode vorbereiten, in Mehl wenden, in Fett braten, in Butter nachbraten, mit Zitronenscheiben belegen, gehackte Petersilie darüberstreuen, mit Butter begießen.

auf Pariser Art (à la parisienne)

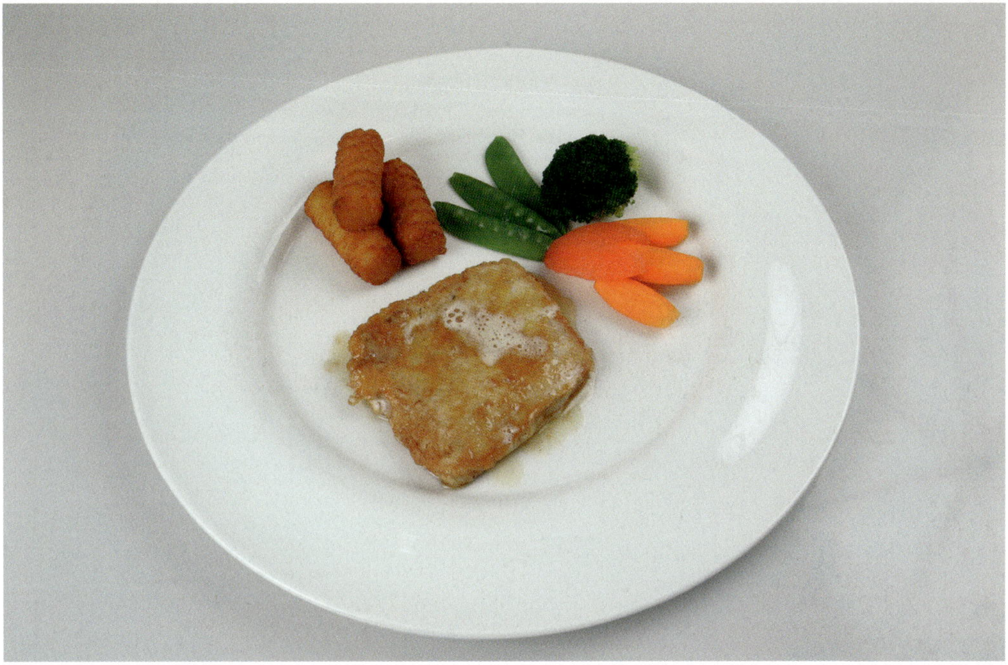

Kalbsschnitzel auf Pariser Art, glasierte Karotten, Brokkoli, Zuckerschoten, Kartoffelkroketten

- **Garniturbestandteile**:
  in Eihülle gebraten.
- **Verwendung**:
  Helles Kurzbratfleisch vom Kalb, Schwein. Portionsgeflügelfleisch von Pute, Poularde.
- **Arbeitsweise:**
  Das portionierte Fleisch würzen, mehlieren und in geschlagenem Ei wenden, in heißer Butter goldgelb braten.

auf Berliner Art (à la berlinoise)

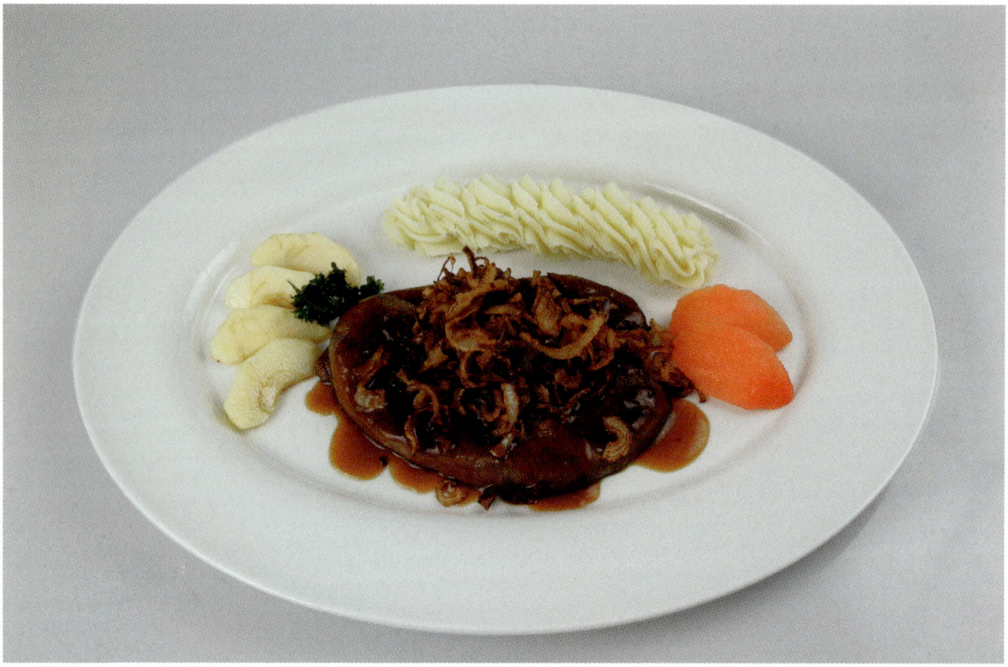

Kalbsleber auf Berliner Art mit Kartoffelpüree

- **Garniturbestandteile:**
  Apfelscheiben, Röstzwiebeln, Bratensoße (Jus).
- **Verwendung:**
  Gebratene Kalbsleberscheiben
- **Arbeitsweise:**
  Kalbsleber abziehen, in dünne Scheiben schneiden, in Butter rosa braten, erst nach dem Braten würzen. Äpfel schälen und entkernen, in gleichmäßige Scheiben schneiden, in Butter braten, Zwiebeln in Streifen schneiden, mit Mehl und Paprika bestäuben, im Fett rösten; Leber mit Apfelscheiben und Röstzwiebeln garnieren, mit Bratbutter begießen, Bratensoße zugeben.

Prinzessinnenart (à la princesse)

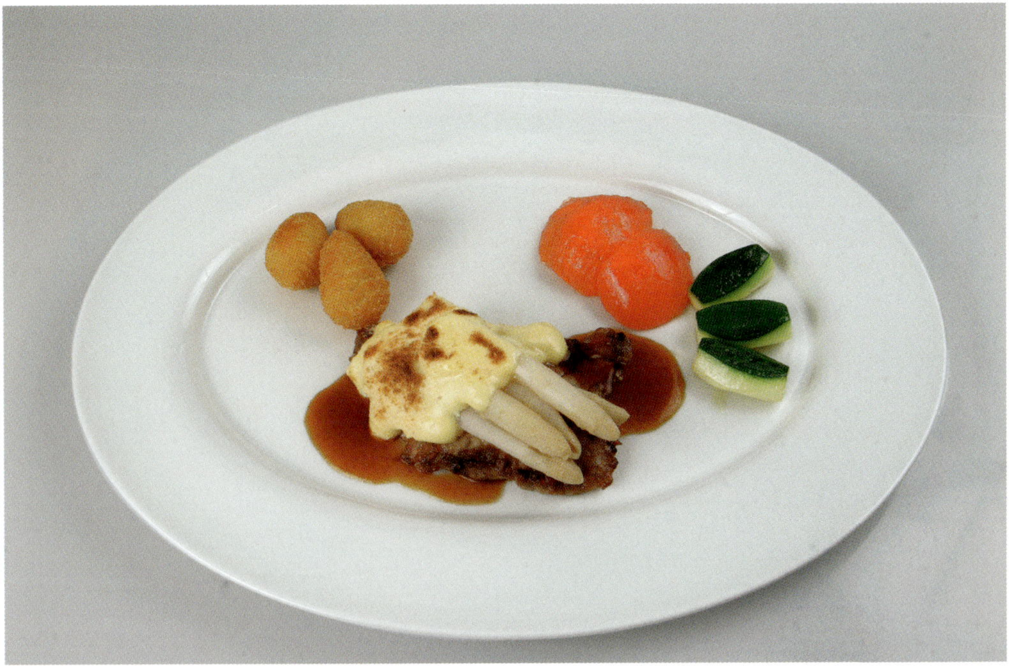

Kalbsschnitzel Prinzessinenart, glasierte Zucchini und Tomaten, Kartoffelkrapfen

- **Garniturbestandteile:**
  Spargel mit holländischer Soße überbacken.
- **Verwendung:**
  Kurzbratfleisch vom Kalb (Schnitzel, Steaks, Medaillons).
- **Arbeitsweise:**
  Auf dem gebratenen Fleisch werden Spargelstücke angerichtet, mit Holländischer Soße überzogen und im Salamander überbacken.

auf Mailänder Art (à la milanaise)

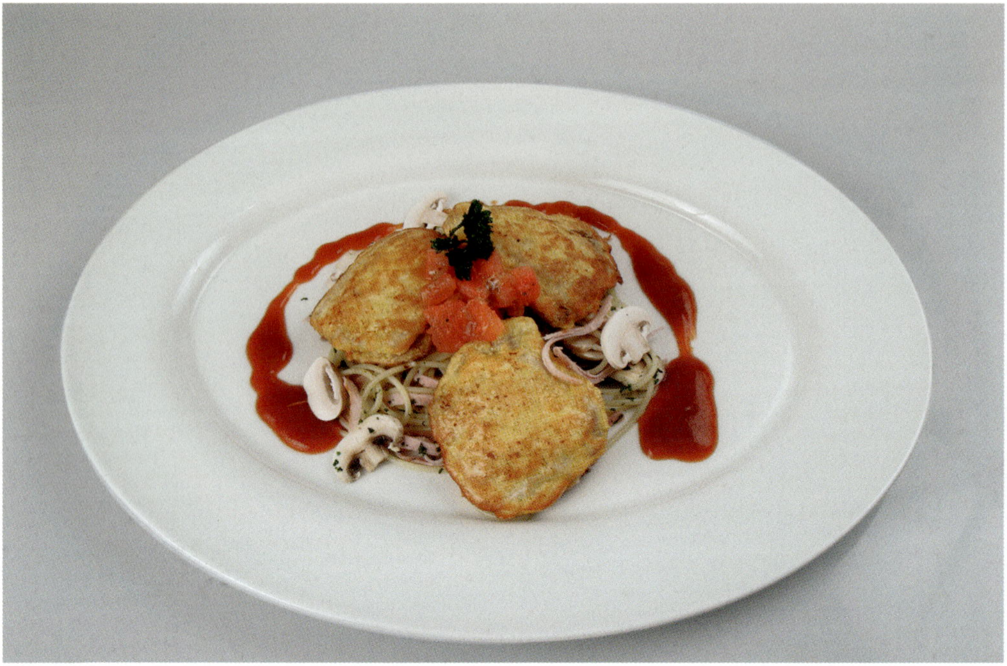

Kalbsschnitzel auf Mailänder Art, auf Spaghetti, Tomatensoße

- **Garniturbestandteile:**
  Streifen von Kochschinken, Pökelzunge, Champignons, Trüffel, Spaghetti, Tomatensoße.
- **Verwendung:**
  Kleine Kalbsschnitzel (2 – 3 Stück pro Portion) in einer Ei-Käsehülle oder in Ei, Mie de pain und Käse panieren.
- **Arbeitsweise:**
  Kleine Kalbsschnitzel mit entsprechender Panierung umhüllen, in Butter langsam braten, Spaghetti mit Schinken-, Pökelzungen- und Champignonstreifen anschwenken, gebratene Kalbsschnitzel auf Spaghetti anrichten, mit Trüffelstreifen bestreuen, Tomatensoße zugeben.

im Ofen überbacken, z. B. mit Ragout (gratiné au four)

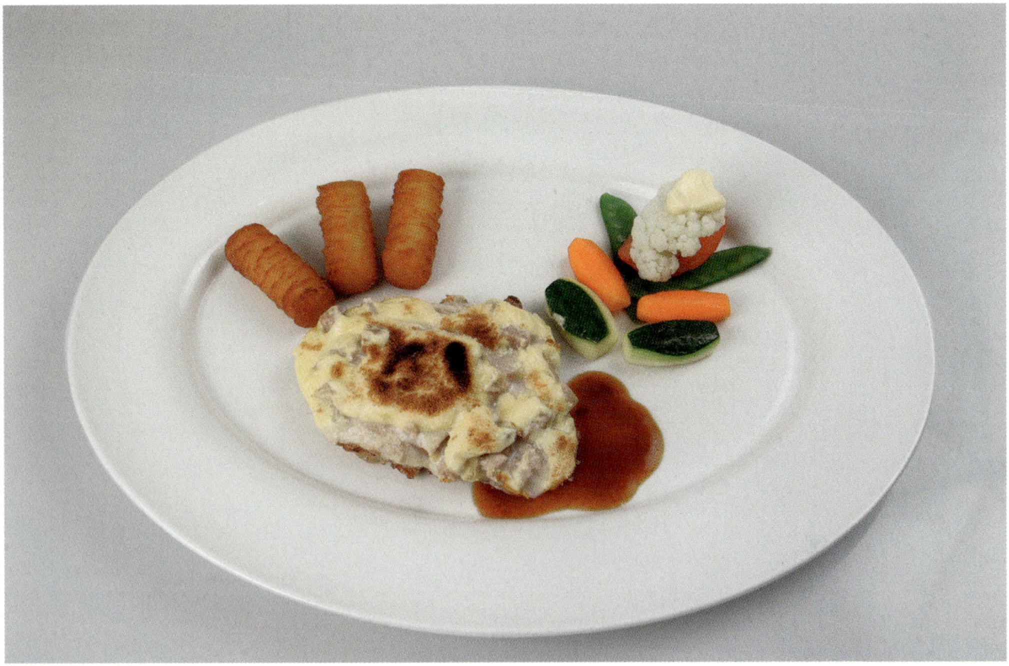

Kalbssteak mit Ragout überbacken, Gemüsevariation, Kartoffelkroketten

- **Garniturbestandteile:**
  Feines Ragout mit holländischer Soße überbacken.
- **Verwendung:**
  Kurzbratfleisch vom Kalb (Schnitzel, Steaks, Medaillons).
- **Arbeitsweise:**
  Gekochtes Kalbfleisch in kleine Würfel (Salpikon) schneiden, frische Champignons in Würfel schneiden, zusammen anschwitzen, aus dem Kalbsfond eine Velouté herstellen, damit die Kalbfleisch- und Champignonwürfel binden, kurz durchkochen lassen, mit Eigelb und Sahne legieren, auf das gebratene Fleisch geben, mit holländischer Soße überziehen und gratinieren.

Esterhazy

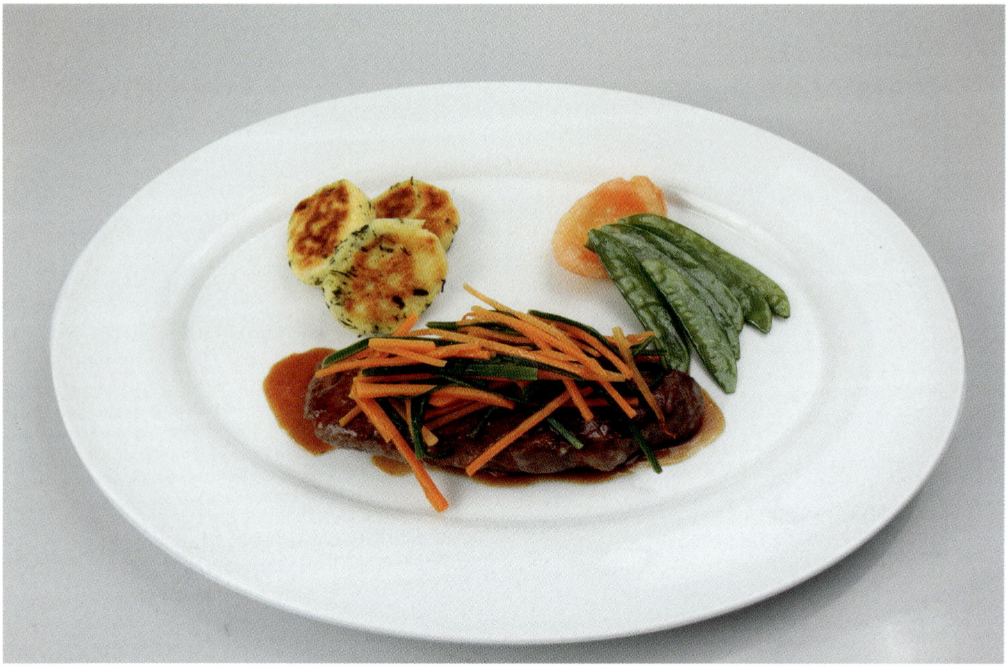

Schmorsteak Esterhazy, mit Gemüsestreifen, Zuckerschoten, Macairekartoffeln

- **Garniturbestandteile:**
  Gedünstete Gemüsestreifen von Karotten, Lauch und Sellerie.
- **Verwendung:**
  Geschmorte Portionsgerichte vom Rind.
- **Arbeitsweise:**
  Feine Gemüsestreifen in Butter anschwitzen, mit wenig Flüssigkeit auffüllen und kurz dünsten; das Gemüse muss al dente sein und wird ohne Flüssigkeit auf das geschmorte Portionsgericht gegeben.

Dubarry

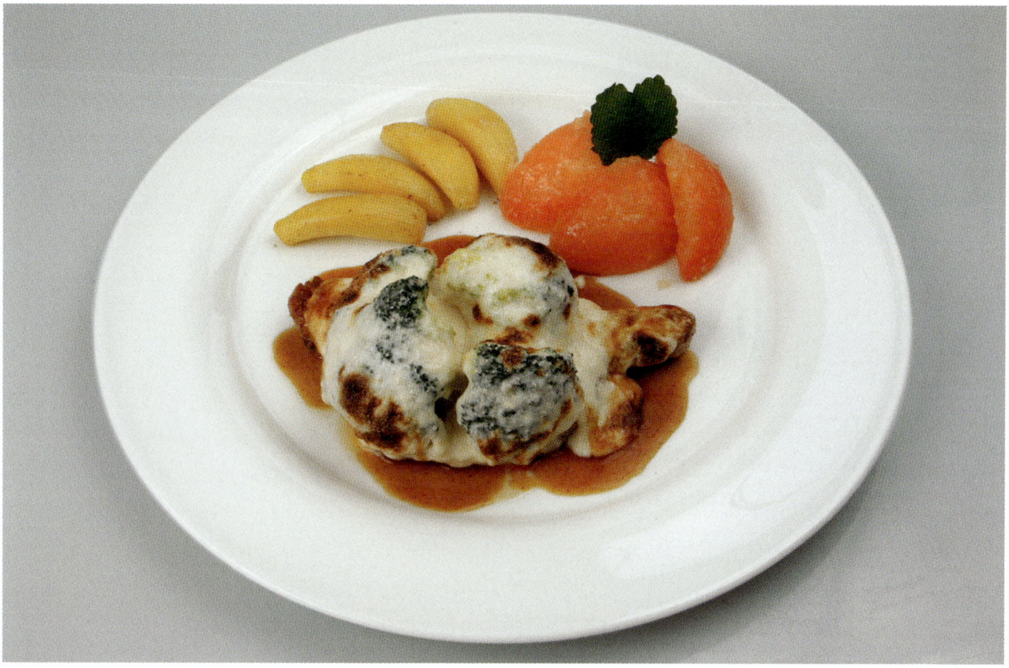

Kalbsschnitzel Dubarry, mit Blumenkohl-/Brokkoliröschen überbacken, glasierte Tomaten, Schlosskartoffeln

- **Garniturbestandteile:**
  Blumenkohlröschen mit Mornaysoße überbacken.
- **Verwendung:**
  Kurzbratgerichte von hellem Fleisch.
- **Arbeitsweise:**
  Gekochte Blumenkohlröschen werden auf dem gebratenen Fleisch angerichtet, mit Mornaysoße überzogen, mit Parmesankäse und Butterflocken bestreut überbacken.

auf Bordeauxer Art (à la bordelaise)

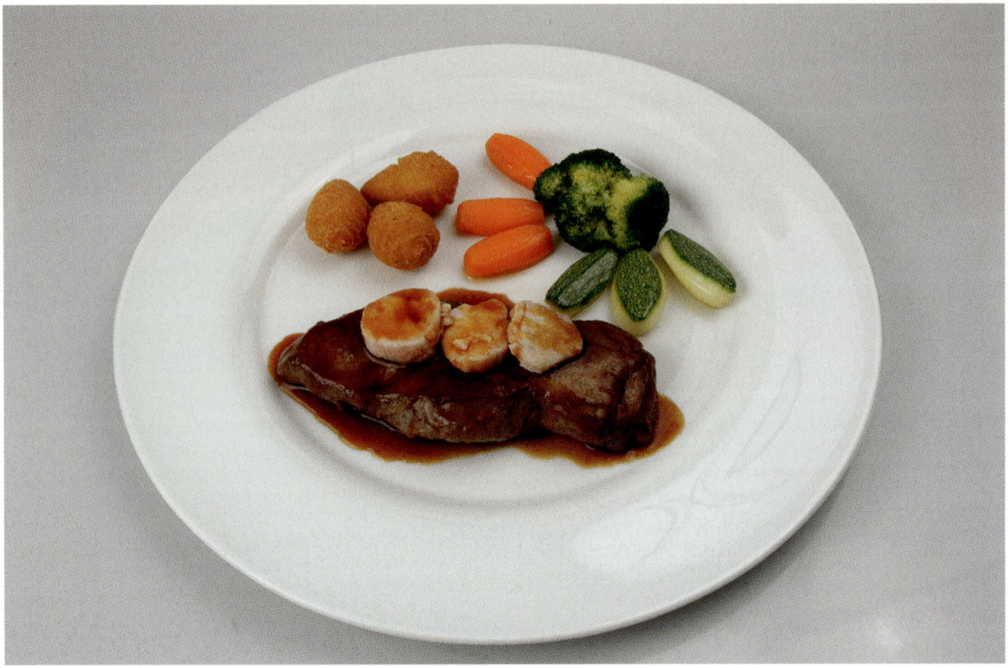

Rumpsteak mit Rotweinsoße, Gemüsevariation, Kartoffelbällchen

- **Garniturbestandteile:**
  Bordeauxer Soße, blanchiertes Rindermark.
- **Verwendung:**
  Kurzbratgerichte vom Rind, z. B. Rumpsteak, Entrecôte.
- **Arbeitsweise:**
  Zwiebelbrunoise in Butter anschwitzen, Pfefferkörner zugeben, mit Rotwein ablöschen und Sauce Demiglace auffüllen, durchkochen, passieren, gehackte Petersilie zugeben, Rindermark wässern, blanchieren, in Scheiben schneiden, auf das gebratene Fleisch geben, mit Soße überziehen.

Robert

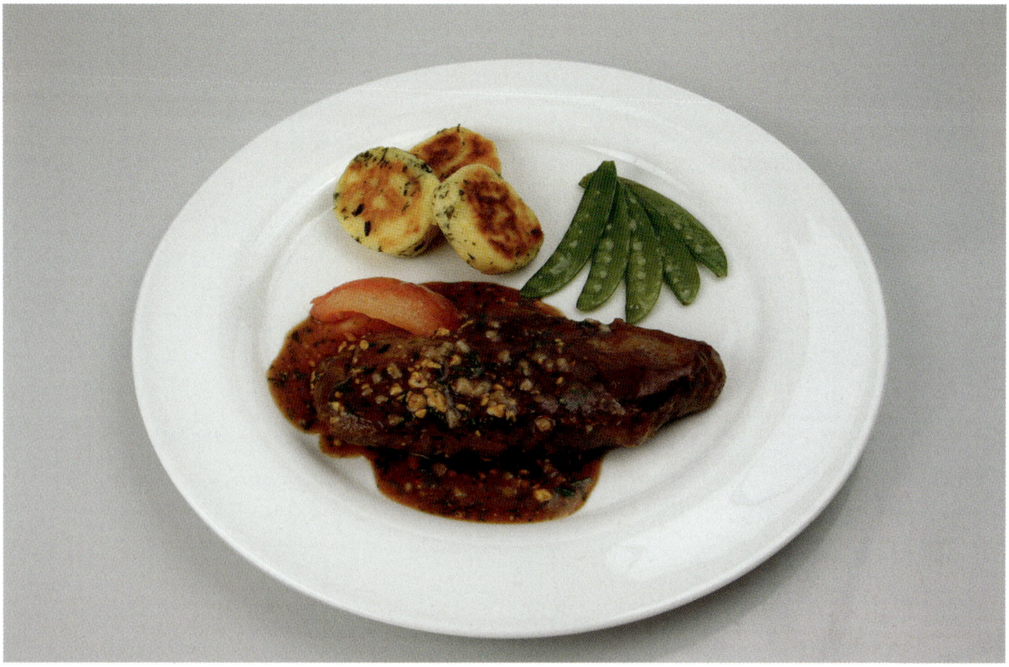

Rumpsteak Robert, Zuckerschoten, Macairekartoffeln

- **Garniturbestandteile:**
  Robertsoße.
- **Verwendung:**
  Koteletts, Steaks und Medaillons vom Schwein, Steaks vom Rind.
- **Arbeitsweise:**
  Glasierte Zwiebelbrunoise mit Senf anschwitzen, Weißwein ablöschen, mit Sauce Demiglace auffüllen, über das kurzgebratene Fleisch geben.

auf Gärtnerinart (à la jardinière)

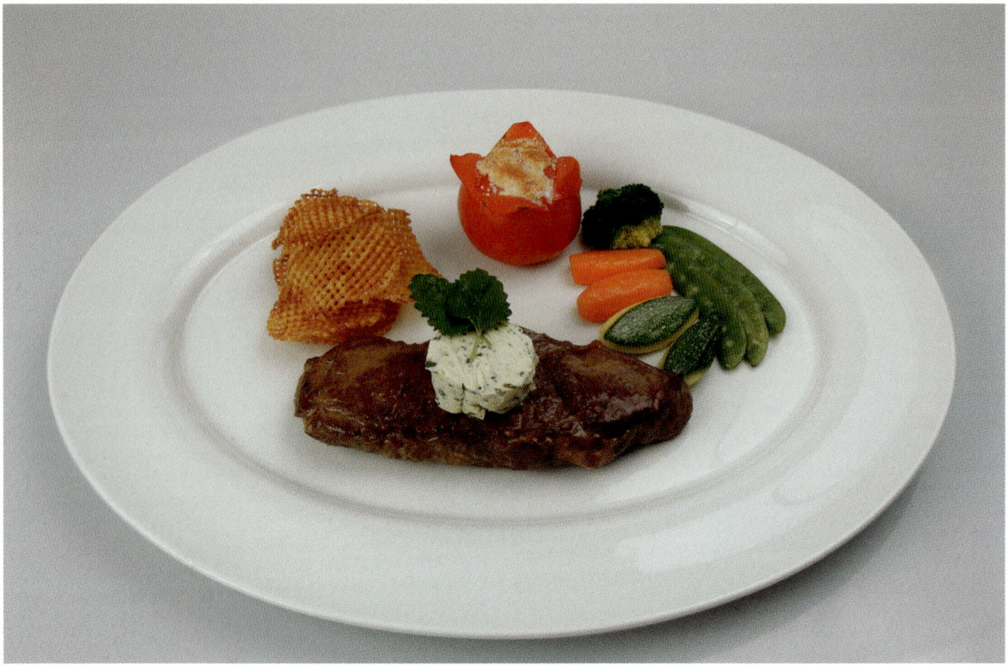

Rumpsteak auf Gärtnerinart mit Kräuterbutter, Gemüsevariation, Waffelkartoffeln

- **Garniturbestandteile:**
  Verschiedene frische Gemüse in einzelnen Bouquets angerichtet.
- **Verwendung:**
  Glasierte Schlachtfleischstücke, Kurzbratgerichte vom Schlachtfleisch.
- **Arbeitsweise:**
  Frisches Gemüse säubern, putzen, vorbereiten (evtl. blanchieren), in verschiedenen Garmethoden wie Dünsten, Glasieren, Schmoren, Dämpfen zubereiten, evtl. durch Gratinieren oder Überglänzen fertigstellen.

auf provenzalische Art (à la provençale)

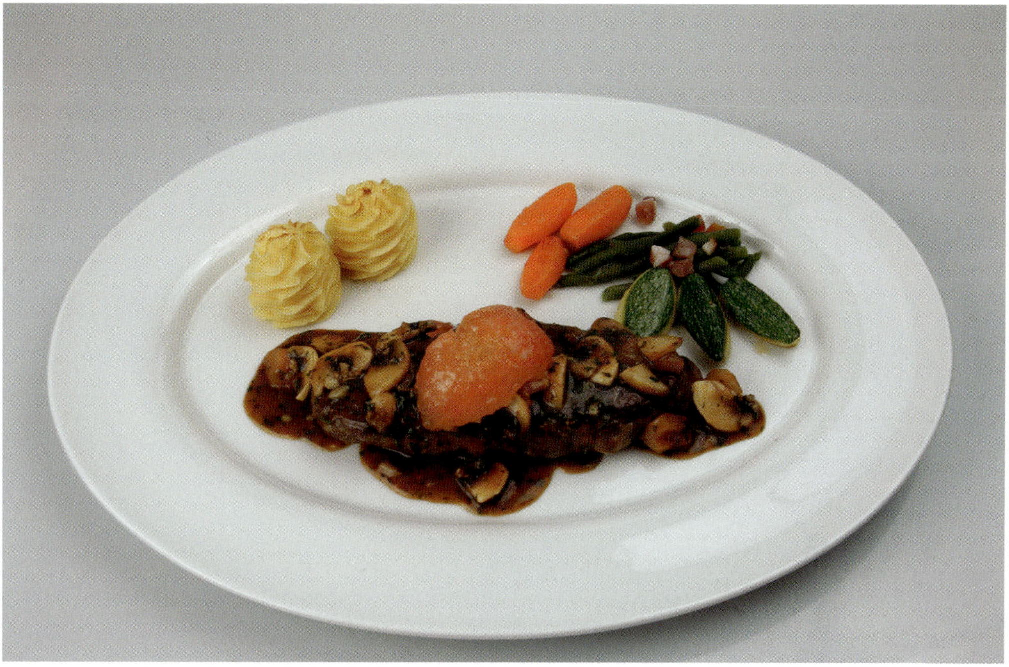

Rumpsteak auf provenzalische Art, Gemüsevariation, Herzoginkartoffeln

- **Garniturbestandteile:**
  Provenzalische Soße, tomates concassées, Champignons, Kräuter, Knoblauch.
- **Verwendung:**
  Hammelkotelett, Lammnüsschen, Schweinesteak, Riesengarnelenschwänze, Rumpsteak.
- **Arbeitsweise:**
  Glasierte Zwiebelbrunoise und Champignonscheiben mit Rotwein und Sauce Demiglace ablöschen und auffüllen, fein gehackten Knoblauch und Kräuter zufügen, tomates concassées beigeben, über das kurzgebratene Fleisch geben.

amerikanische Art (à l'américaine)

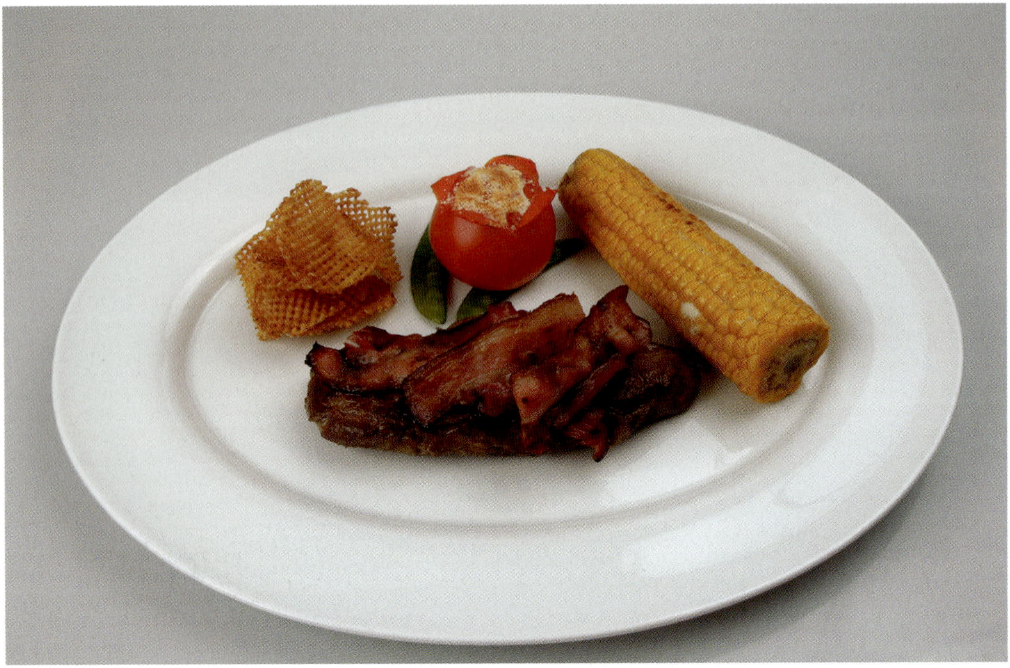

Rumpsteak amerikanische Art, gebratener Maiskolben, Grilltomate, Waffelkartoffeln

- **Garniturbestandteile:**
  Gebratene Speckscheiben, Grilltomate.
- **Verwendung:**
  Glasierte Bratenstücke vom Rind, Schwein. Kurzbratgerichte vom Rind, Schwein.
- **Arbeitsweise:**
  Das gegarte Fleisch wird mit gebratenen Speckscheiben belegt und einer Grilltomate garniert.

auf Haushofmeisterart (à la maître d'hôtel)

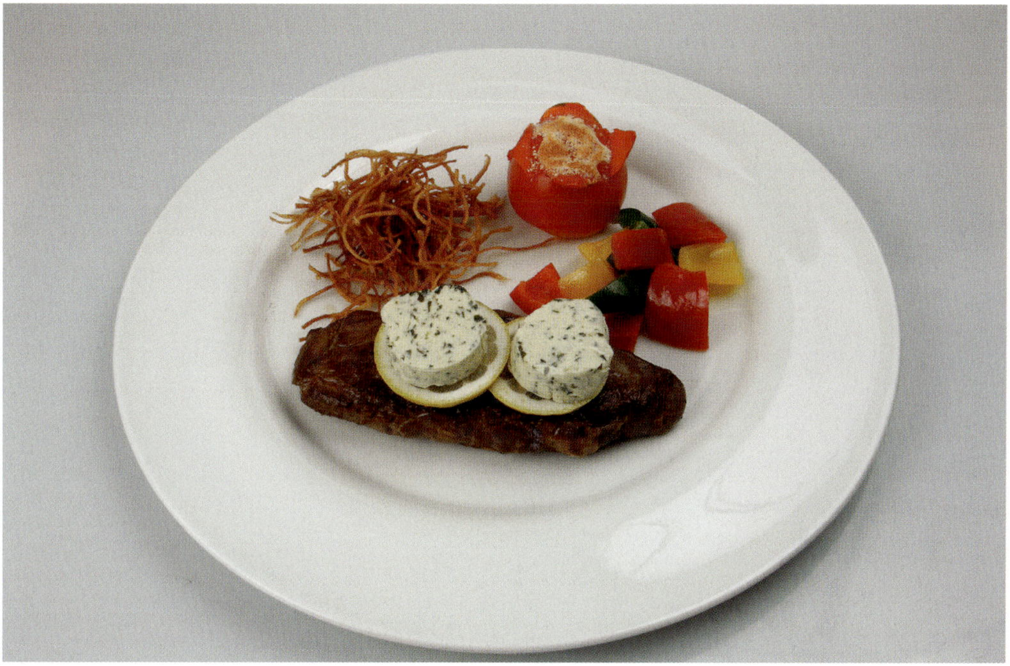

Rumpsteak auf Haushofmeisterart, Kräuterbutter, glasierter Paprika, Grilltomate, Strohkartoffeln

- **Garniturbestandteile:**
  Kräuterbutter auf Zitronenscheiben.
- **Verwendung:**
  Kurzbratgerichte vom Schlachtfleisch, Grillgerichte vom Schlachtfleisch, Portionsfische, Fischfilets, Fischtranchen.
- **Arbeitsweise:**
  Schaumig geschlagene Butter mit gehacktem Estragon, Kerbel, Petersilie, Schnittlauch, Kresse und Schalotten vermischen, mit Zitronensaft, Salz und Pfeffer abschmecken, in Pergamentpapier einrollen oder mit einer Sterntülle in Rosettenform aufspritzen, kalt stellen, Kräuterbutter auf einer geschälten Zitronenscheibe anrichten.

Mutton chops – Hammelrückenscheibe

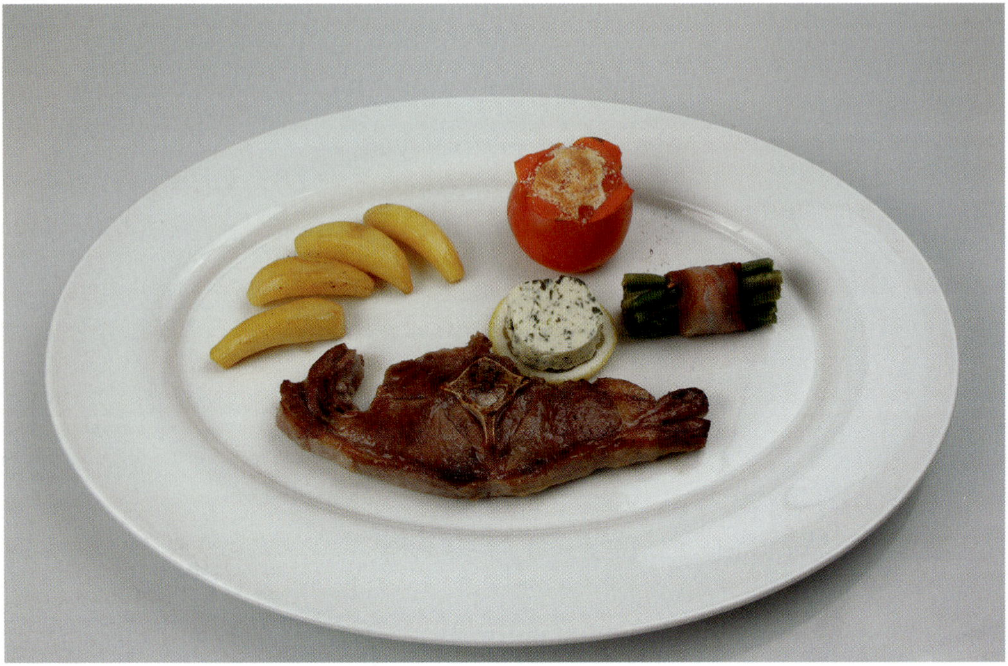

Hammelrückenscheibe vom Grill, Kräuterbutter, Bohnenbündel, Grilltomate, Schlosskartoffeln

- **Garniturbestandteile:**
  Kräuterbutter mit Zitronenscheibe.
- **Verwendung:**
  Kurzbratgericht vom Lamm- und Hammelrücken.
- **Arbeitsweise:**
  Kräuterbutterherstellung, geformte Butter auf geschälter Zitronenscheibe anrichten.

Westmoreland

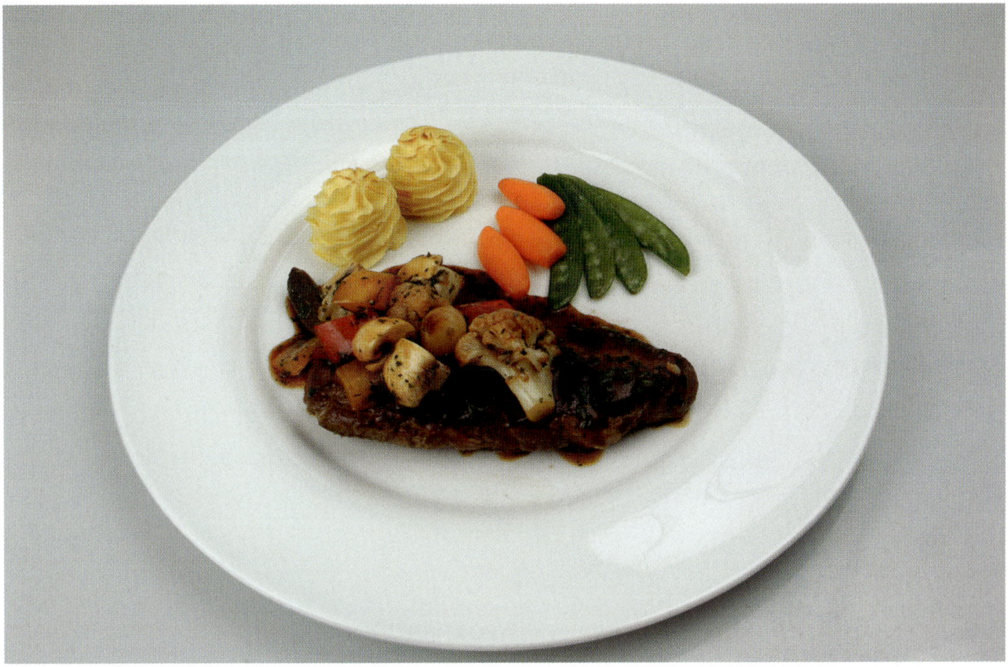

Rumpsteak Westmoreland, glasierte Zuckerschoten und Karotten, Herzoginkartoffeln

- **Garniturbestandteile:**
  Essiggemüse (Mixed pickles), Kapern, Sauce Demiglace.
- **Verwendung:**
  Kurzbratfleisch vom Schwein, Rind.
- **Arbeitsweise:**
  Essiggemüse wird in Butter angeschwitzt, mit Sauce Demiglace aufgefüllt. Die Soße lässt man kurz einkochen. Zum Schluss werden Kapern untergehoben und über das Fleisch gegeben.

Burgunder Art (à la bourguignonne)

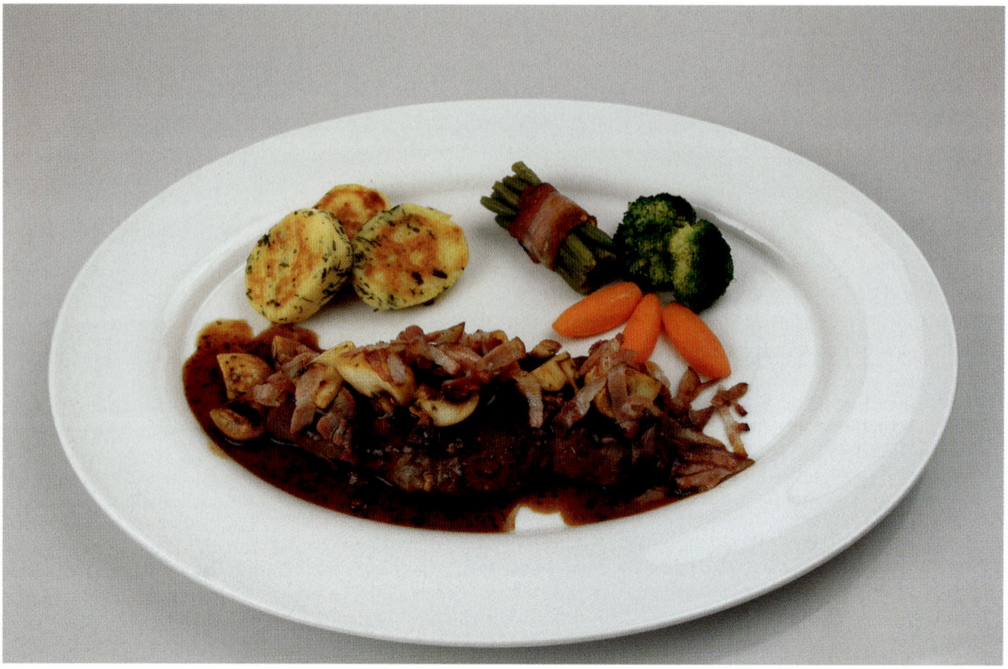

Rumpsteak mit Burgundersoße, Brokkoli, Bohnenbündel, Macairekartoffeln

- **Garniturbestandteile:**
  Burgundersoße mit Schalotten, Champignons und Speckstreifen.
- **Verwendung:**
  Geschmortes Rindfleisch, gekochte Kalbs- und Rinderzunge, glasierter Schinken.
- **Arbeitsweise:**
  Herstellung der Burgundersoße als Ableitung der Sauce Demiglace oder als Ansatz zum geschmorten Rindfleischgericht, als Einlage werden angeschwitzte Champignons und Schalotten verwendet, gebratene Speckstreifen werden darübergestreut.

Strindberg

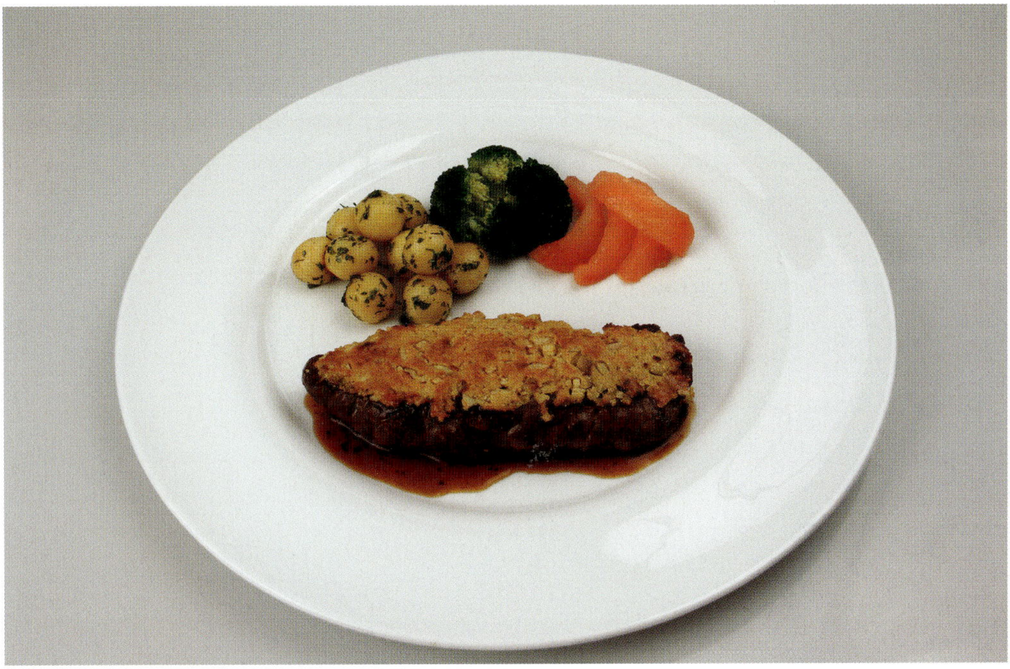

Rumpsteak Strindberg, glasierte Tomatenspalten, Brokkoliröschen, Pariser Kartoffeln

- **Garniturbestandteile:**
  Glasierte Zwiebelbrunoise, Senf.
- **Verwendung:**
  Rostbraten, Rumpsteak.
- **Arbeitsweise:**
  Zwiebelbrunoise in Butter glasig dünsten, Fleischscheibe mit Senf bestreichen, glasierte Zwiebelwürfel auf die bestrichene Seite geben, fest andrücken, mit Mehl bestäuben, die bestrichene Seite zuerst anbraten, vorsichtig umdrehen und langsam fertigbraten.

Mirabeau

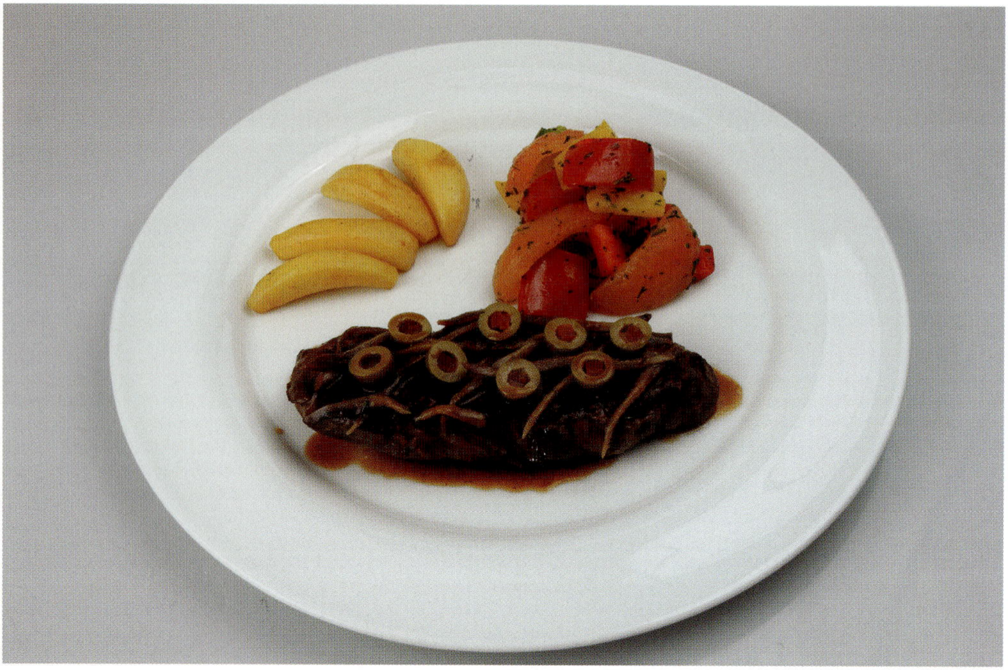

Rumpsteak Mirabeau, Ratatouille, Schlosskartoffeln

- **Garniturbestandteile:**
  Sardellenstreifen oder Sardellenbutter, Olivenscheiben.
- **Verwendung:**
  Kurzbratgericht vom Rind, z. B. Rumpsteak, Entrecôte.
- **Arbeitsweise:**
  Dünne Sardellenfiletstreifen werden gitterförmig auf das gebratene Fleisch gelegt. Gefüllte Oliven in Scheiben schneiden und über das Fleisch streuen.

auf Tiroler Art (à la tyrolienne)

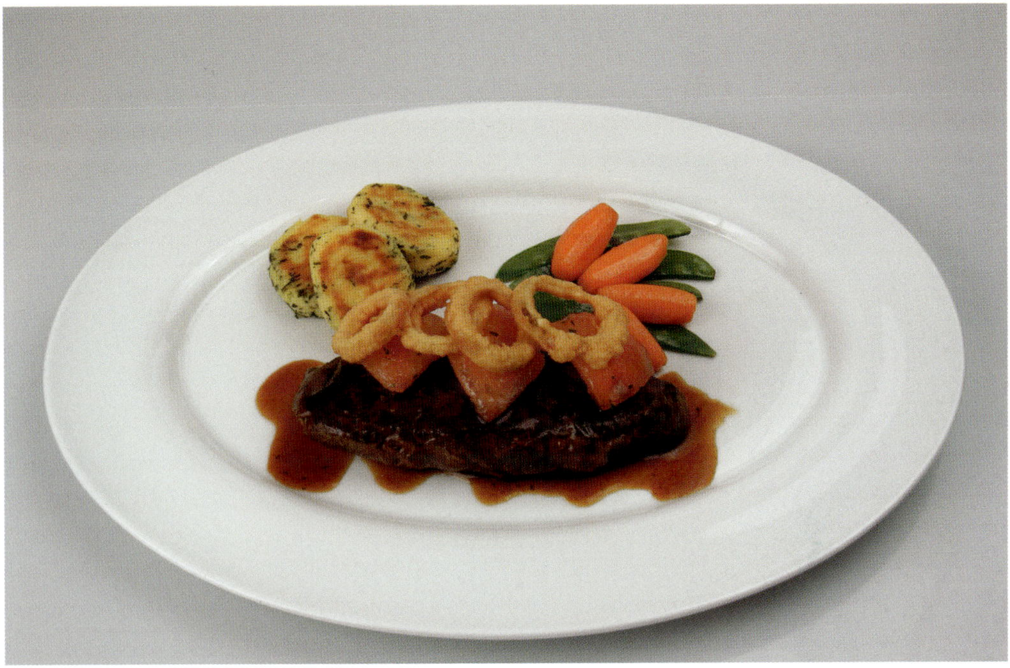

Rumpsteak auf Tiroler Art, glasierte Karotten, Zuckerschoten, Macairekartoffeln

- **Garniturbestandteile:**
  Gebackene Zwiebelringe, tomates concassées, Bratensoße (Jus).
- **Verwendung:**
  Schweinemedaillons, Rumpsteaks, Rinderfiletschnitten.
- **Arbeitsweise:**
  Dünne Zwiebelscheiben in einzelne Ringe zerdrücken, in Mehl wenden, durch Bierteig ziehen, in heißem Fett schwimmend goldbraun ausbacken, Tomatenfleischstücke auflegen.

auf Bäckerinart (à la boulangère)

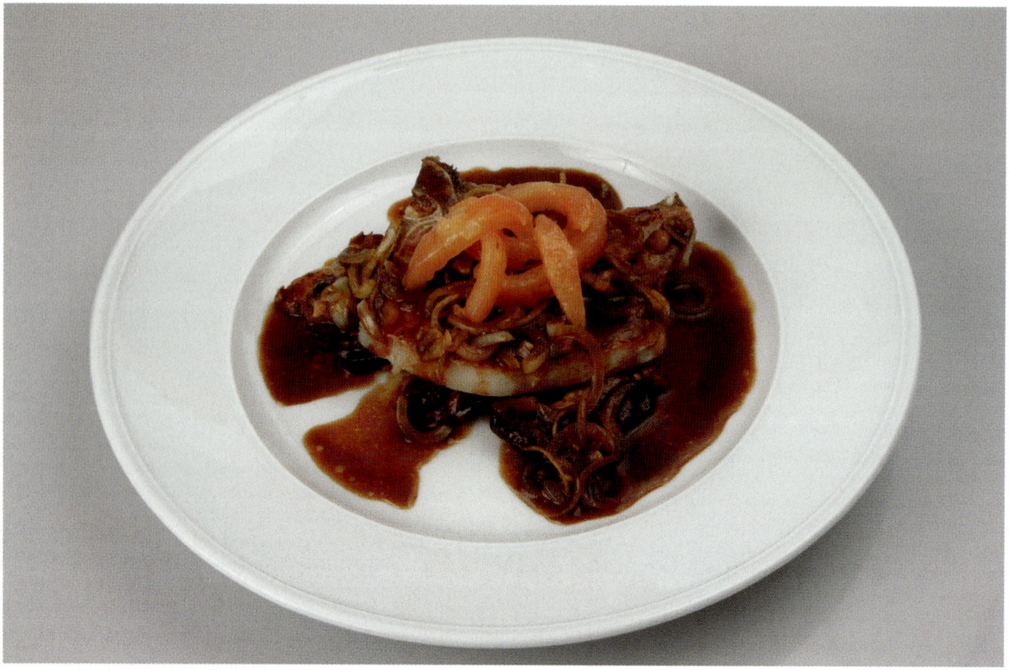

Schweinekotelett auf Bäckerinart, Bäckerinkartoffeln

- **Garniturbestandteile:**
  Bäckerinkartoffeln, Bratensoße.
- **Verwendung:**
  Schmor- und Bratengerichte vom Lamm, Hammel und Schwein, Kurzbratgerichte vom Lamm und Schwein.
- **Arbeitsweise:**
  Rohe Kartoffeln in gleichmäßige Scheiben und Zwiebeln in Streifen schneiden, in eine gefettete Form geben, würzen, mit Jus übergießen, in der Röhre ohne Deckel schmoren. Das gegarte Fleisch wird auf den Kartoffeln angerichtet.

auf bürgerliche Art (à la bourgeoise)

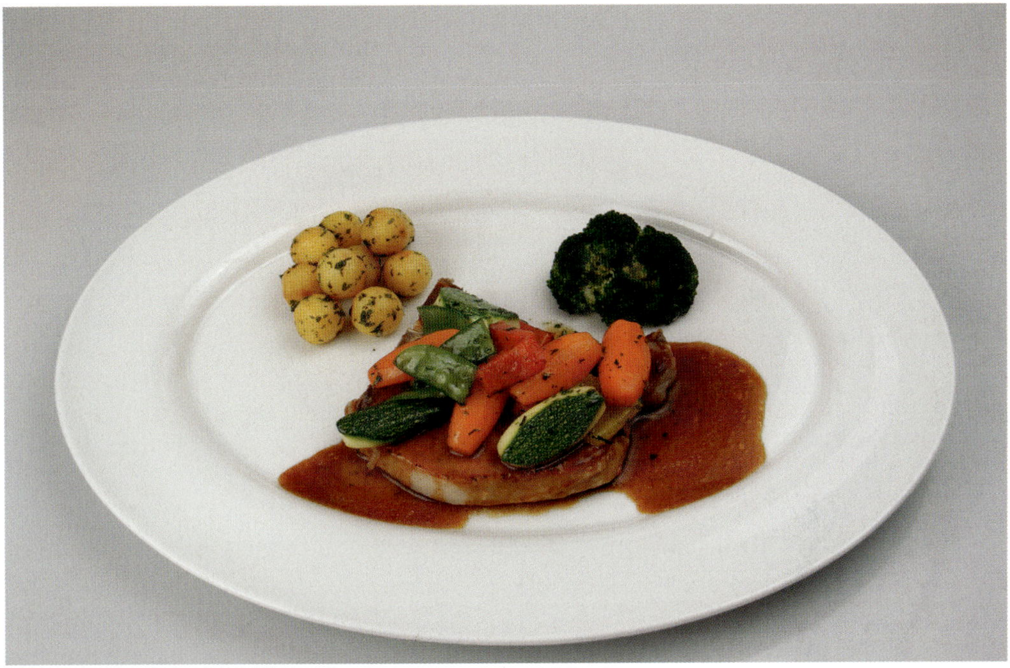

Schweinekotelett auf bürgerliche Art, Brokkoliröschen, Pariser Kartoffeln

- **Garniturbestandteile:**
  Tournierte, glasierte Gemüse wie Karotten, Rübchen, Sellerie.
- **Verwendung:**
  Glasierte Fleisch- und Bratenstücke, Schmorgerichte, Kurzbratgerichte vom Rind, Kalb und Schwein.
- **Arbeitsweise:**
  Zuckerhaltige Gemüse werden geformt (tourniert), mit Butter und Zucker angeschwitzt, mit Flüssigkeit knapp bedeckt und zugedeckt gedünstet. Vor Ende der Garzeit wird die Dünstflüssigkeit sirupartig eingekocht und durch das Schwenken der Sauteuse überzogen. Das glasierte Gemüse wird als Garnitur um das Fleisch gelegt.

Lammkoteletts vom Grill

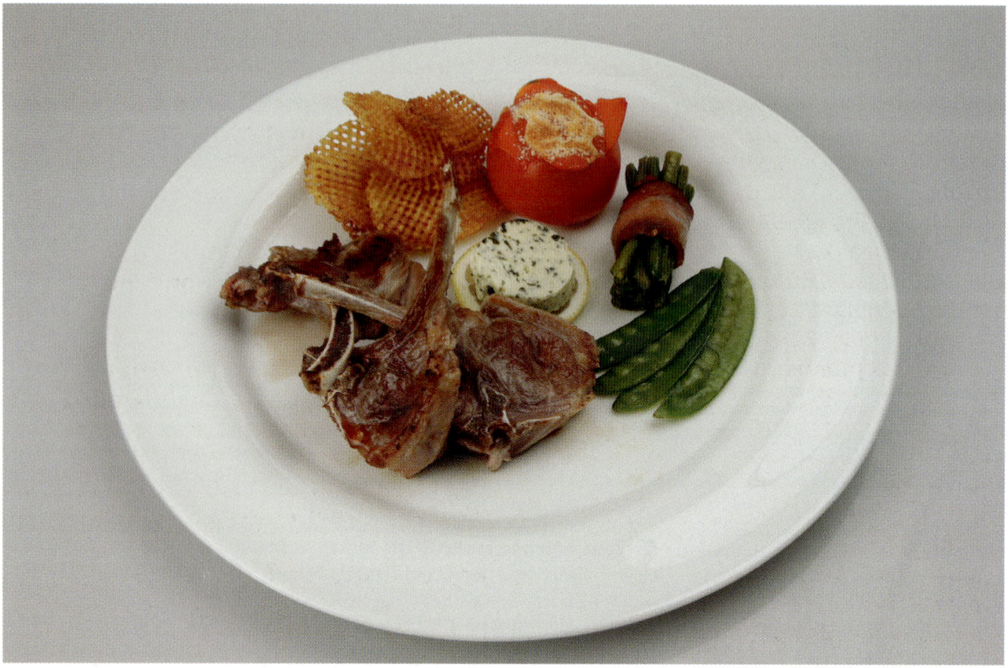

Lammkoteletts, Kräuterbutter, Zuckerschoten, Bohnenbündel, Grilltomate, Waffelkartoffeln

- **Garniturbestandteile:**
  Kräuterbutter mit Zitronenscheibe.
- **Verwendung:**
  Kurzbratgericht vom Lammrücken/Lammkarree.
- **Arbeitsweise:**
  Kotelettknochen putzen, würzen, eventuell in Öl-Kräuter Marinade einlegen. Auf Grill rosa garen.

L

M

N

O

P

R

S